Espero que estés teniendo un día excelente, ¡porque yo sí! Mi nivel de energía es alto y siento que puedo lograr cualquier cosa que me proponga. ¡He bajado diez libras en los últimos diez días!

—Helen Allen

Cuando comencé la desintoxicación, me sentía desesperada y pesaba más que nunca, 270 libras. Esta mañana, el Día 10, ¡pesé menos de 253 libras! Me siento excelente. Estoy durmiendo profundamente, tengo menos ansiedad, me siento llena de esperanza y la rodilla me duele mucho menos. Me emociona seguir adelante. Haber obtenido resultados tan rápidos, aprender a cocinar comida de verdad y sentirme alerta me han dado la confianza que necesitaba para avanzar y mantener este estilo de alimentación y de vida.

—Patricia Swanson

¡Esto me cambió la vida por completo! No puedo creer lo mucho que he bajado de peso en tan poco tiempo. Pero, lo más importante, es que me siento mucho mejor. Durante años, he padecido insomnio… ser capaz por fin de poner la cabeza en la almohada y quedarme dormida… ¡no tiene precio!

—Lauren Creekmur

Realmente funcionó. Bajé once libras y mi nivel de azúcar en la sangre bajó más de cuarenta puntos. Ni siquiera sabía que lo tenía alto. Mi presión, que tampoco sabía que era alta, ha vuelto a la normalidad. Creo que éste fue un regalo que llegó en un momento en el que realmente lo necesitaba y no sabía hasta qué punto.

—Martha Broyles

Probablemente la mejor parte para mí como exadicta al azúcar: ¡nada de azúcar durante doce días! Ahora estoy convencida de que éste y aún mayores cambios de salud son posibles para cualquiera cuando tomamos las decisiones poderosas que favorecen el bienestar de nuestro cuerpo, mente y espíritu.

—Jodi Briden

Durante el último año he estado luchando con el acné y, de manera sorprendente, durante los últimos diez días, mi piel casi se ha limpiado por completo. No podría estar más feliz respecto a cómo me veo y me siento.

—Sara Fleischhauer

Aunque antes de empezar el programa sabía que padecía hipertensión, no fue hasta el Día 4 que obtuve los resultados de mis análisis de sangre y fue cuando descubrí que tengo diabetes tipo 2. Mi nivel de glucosa en ayunas era de 152. ¡Desde que hice esta dieta, mis niveles de glucosa en ayunas están entre 98 y 110! Estoy totalmente convencido de que esta dieta me va a ayudar a recuperar mi salud, mi energía y la pasión por la vida que sentía que se me estaban escapando de las manos.

—David Swan

Estoy más calmado y más delgado. Todavía me falta bajar otras treinta y cinco libras y ahora tengo la confianza de que lo puedo lograr. Yo solía ser una persona que estaba en mejor forma que el promedio… Estaba muy renuente al respecto. Ya no. No puedo agradecérselo lo suficiente.

—Jim Portz

Tengo la mente más clara de lo que la he tenido en mucho tiempo. Sí perdí peso, pero estoy más emocionada por lo bien que me siento.

—Jennifer Lawrence

En el Día 6 un compañero de trabajo me comentó que me veía diferente. Le pregunté a qué se refería con "diferente" y contestó: "Estás radiante". Eso era justo lo que necesitaba escuchar para saber que la dieta realmente estaba haciendo una diferencia.

—Fay Switsky

Durante años he estado luchando con la depresión. Yo solía ser la que siempre tenía una energía inagotable y una sonrisa en el rostro, pero, a medida que pasó el tiempo, vi cada vez menos a esa persona. Cuando tuve la oportunidad de probar la *Desintoxicación en 10 días*, supe que era mi oportunidad. El resultado final fue que bajé diez libras, pero lo más importante es que comencé a reencontrarme con mi viejo yo. La persona con la actitud ganadora volvió a aparecer y la niebla comenzó a disiparse. El Dr. Hyman usó la palabra "vitalidad"… es una excelente palabra para explicar lo que se me devolvió a través de esta oportunidad.

—Charlene Wynant

LA

SOLUCIÓN DEL

AZÚCAR

EN LA SANGRE

·······································

LA DIETA *DETOX* EN

10 DÍAS

Activa la habilidad natural de tu cuerpo
de quemar grasa y perder peso rápidamente

Dr. Mark Hyman

AGUILAR

AGUILAR

Título original: *The Blood Sugar Solution 10-Day Detox Diet*
Traducción: María Andrea Giovine
Diseño de cubierta: Lindsey Andrews
Fotografía del autor: Deborah Feingold
Montaje: Grafi(k)a

La solución del azúcar en la sangre la dieta *detox* en 10 días
Primera edición: noviembre de 2014
D. R. © 2014, Hyman Enterprises, LLC
Publicado por acuerdo con Little, Brown, and Company, New York, New York, USA
D. R. © 2014, derechos de la presente edición en lengua castellana:
Penguin Random House Grupo Editorial USA, LLC., una empresa de
Penguin Random House Grupo Editorial, S.A. de C.V.
2023 N.W. 84th Ave.
Doral, FL, 33122

Comentarios sobre la edición y el contenido de este libro a:
megustaleer@penguinrandomhouse.com

ISBN: 978-1-63113-057-1

La editorial no se responsabiliza por los sitios Web (o su contenido) que no son propiedad de la misma.

Este libro fue concebido como un complemento, no como un reemplazo, de la asesoría de un profesional de la salud. Si sabes o sospechas que tienes algún problema de salud, debes consultar un médico. El autor y el editor desconocen explícitamente cualquier responsabilidad, pérdida o riesgo, personal o de cualquier otro tipo, al que se incurra como consecuencia, directa o indirecta, del uso y aplicación de cualquiera de los contenidos de este libro.

Printed in USA by HCI Printing

Para mis hijos, Rachel y Misha

Contenido

PARTE IV

LA DESINTOXICACIÓN EN 10 DÍAS

PARTE V

LA FASE DE TRANSICIÓN

PARTE VI

ES MÁS GRANDE QUE NOSOTROS

PARTE VII

EL PLAN DE COMIDA Y LAS RECETAS DE LA DESINTOXICACIÓN EN 10 DÍAS

Una invitación

Janet, una mujer de cuarenta y ocho años, vino a verme después de haber luchado con su peso y su salud la mitad de su vida. Siempre estaba ocupada cuidando de todo, excepto de sí misma. Janet había subido cien libras desde la preparatoria y, a pesar de haber probado muchas dietas y de haber consultado a numerosos nutriólogos a lo largo de los años, no podía controlar sus hábitos alimenticios. Más bien, ellos la controlaban a ella. Su padre padecía diabetes tipo 2 y ella había experimentado diabetes gestacional durante sus embarazos, así es que sabía que corría el riesgo de padecer la enfermedad. A pesar de ser muy inteligente y exitosa en todas las áreas de su vida, Janet estaba fracasando terriblemente en su salud. Sabía que tenía que hacer algo al respecto... y pronto.

Janet comía bien... o eso creía. En el desayuno, solía comer pan tostado integral y café con leche descremada y, sin saberlo, estaba comenzando su día con dos de los alimentos que más inflamación pueden causar: el gluten y los lácteos. En el almuerzo, comía lo que hubiera ordenado su personal: comida tailandesa, china, "cosas sanas" como arroz y noodles (es decir, azúcar en otra presentación). En la tarde, se le antojaba algo dulce y, como su oficina estaba llena de golosinas y comida chatarra, se las comía... por lo general, a lo largo de toda la tarde. Las cenas comúnmente eran buenas, según ella, con pescado, brócoli, elote y papas. Por desgracia, los pescados "grandes" que estaba eligiendo, como el atún y el pez espada, están cargados de mercurio, que genera toxicidad e inflamación en el cuerpo, lo cual conduce a un mayor aumento de peso. Disfrutaba un par de copas de vino junto con la cena porque había escuchado que el vino es bueno para la salud. Después de cenar, se le antojaba algo dulce y, como muchas personas, comía pastel y galletas aparentemente sin que ningún interruptor le dijera que era momento de detenerse. Luego se sentía culpable y se regañaba por haber "arruinado" su dieta con dulces y golosinas. Era prisionera de una adicción a la comida.

Janet hacía ejercicio durante cuarenta minutos diarios en la elíptica y hacía entrenamiento de fuerza dos veces a la semana. Eso estaba bien, pero yo estaba preocupado por ella. Sus análisis de laboratorio mostraban un perfil de colesterol terrible, con triglicéridos altos, HDL bajo (colesterol bueno) y LDL alto (colesterol malo); tenía un nivel de glucosa en ayunas en 107 (prediabetes) y un nivel alto de inflamación con un rango de proteína C reactiva de 8.8 (lo normal es menos de 1).

Todo esto no era un buen presagio para ella. Al realizar más análisis, descubrimos que tenía niveles de insulina superelevados. Un nivel normal en ayunas es de 5 a 10; el suyo era de 27. Después de tomar una bebida azucarada, un nivel normal es de 20 a 30, ¡el suyo era de 231! El componente clave de los problemas de peso de Janet era el siguiente: **La insulina te hace sentir hambre y ocasiona que almacenes más grasa abdominal.** El cuerpo de Janet no estaba sufriendo a causa de demasiada comida y muy poco ejercicio, sino porque lo que estaba comiendo y la forma como estaba viviendo estaban alterando sus niveles de insulina. Sus hormonas estaban al mando de todo.

Realizamos el análisis que mide el nivel de azúcar promedio en la sangre durante seis semanas, llamado hemoglobina A1c, y resultó que tenía diabetes tipo 2 y no lo sabía (cualquier número superior a 5.9 significa diabetes y más de 5.5 se considera en riesgo; el puntaje de Janet era de 6.5). Además, su nivel de mercurio en la sangre era muy alto, de 23 (lo normal es menos de 3), debido a los pescados grandes que estaba comiendo.

Le mandamos la Dieta de desintoxicación en 10 días de la solución del azúcar en la sangre y al cabo de los primeros días sus antojos desaparecieron y su peso comenzó a bajar. En tan sólo diez días, bajó once libras. Le pedimos que dejara los pescados grandes y comiera los pequeños, hicimos que dejara de lado el pan, los noodles y el arroz procesados y optara por alimentos integrales, verdaderos y frescos e hicimos que se consintiera un poco más. Para su sorpresa, el poderoso motor de consumir azúcar se desvaneció y fácilmente pudo prescindir de las golosinas que solían llamar su atención en la oficina. Sus tardes ahora consistían en relajarse y disfrutar tiempo con su familia, en vez de comer y sentirse culpable.

Después de tres meses de desintoxicación, había bajado en total cuarenta y cuatro libras (y seguía bajando de peso). Los rangos de sus análisis se normalizaron y mostraron una hemoglobina A1c normal (5.3). Ya no tenía diabetes. Sus niveles de inflamación y de colesterol también disminuyeron sin ningún medicamento. Los números de la báscula siguieron disminuyendo a medida que aumentó su salud.

Janet me dice que usa las herramientas que aprendió en la Dieta de *detox* de 10 días de la solución del azúcar en la sangre para escuchar a su cuerpo y darle el cuidado que necesita. Sus antojos son cosa del pasado. Aunque sigue sorprendida de haber podido hacerlo con tanta facilidad, Janet por fin se siente en paz con respecto a su relación con la comida y con su cuerpo, que ahora es saludable.

Quiero invitarte a hacer un viaje conmigo hacia la salud, pero primero déjame decirte por qué.

Tengo un trabajo extraordinario. Tengo el privilegio de cuidar a la gente, de estar en servicio todos los días, de usar mi mente, mi experiencia y mis conocimientos para guiar a mis pacientes hacia un mayor bienestar. La ciencia médica ha avanzado más rápido que la práctica médica, la cual, a menudo, tiene veinte o treinta años de retraso. No obstante, hay un movimiento para cambiarlo. Como presidente de la junta directiva del Instituto de Medicina Funcional, formo parte de la transformación de la educación y la práctica médicas que cambiarán por completo nuestras ideas y nuestra forma de tratar la enfermedad. De hecho, la mayor parte de la medicina del futuro no consistirá en tratar la enfermedad de manera directa, sino que girará en torno a crear salud. La enfermedad simplemente desaparece como efecto secundario de generar salud.

Y hay otro efecto secundario: *la pérdida de peso automática*. De hecho, yo nunca les digo a mis pacientes que bajen de peso. Simplemente les devuelvo la salud y la magia de la biología hace el resto. Tal vez tu meta al elegir este libro sea bajar de peso; mi meta es que estés saludable. De ambas maneras, los dos ganamos.

Trato a los pacientes uno por uno en mi consultorio y en un año puedo ver a muchas personas, no obstante, millones y millones sufren innecesariamente, razón por la cual doy clases, escribo libros y doy conferencias por todo el mundo. Quiero proporcionar una solución clara para que las personas se cuiden a sí mismas. Quiero enseñar los sencillos principios y proponer los pasos "a prueba de tontos" hacia una salud óptima y una pérdida de peso sostenible.

La dieta detox *de 10 días de la solución del azúcar en la sangre* es una oportunidad de vivir una experiencia de transformación que te mostrará el poder que tienes de sentirte mejor… no en semanas ni meses, sino *ahora*. Se trata de reiniciar tu sistema completo en diez días. Esto restaurará tu biología y tu metabolismo, permitiéndote revertir síntomas crónicos, liberarte sin ningún esfuerzo de tus antojos y bajar de peso. Es una forma de cambiar tu vida de manera rápida y profunda con sólo cambiar unas cuantas cosas básicas: lo que comes, cómo te mueves, cómo descansas, cómo recargas y cómo conectas.

La mayoría de los médicos (y muchas personas más) no creen que puedas lograr en unos cuantos días la transformación radical de salud y de peso que estás buscando. Pero yo sí. Por eso, a comienzos de 2013, creé un programa de prueba de la Dieta de desintoxicación en 10 días de la solución del azúcar en la sangre. Quería demostrar a la gente lo fácil y rápido que podían eliminar el peso que los ha acosado y lo cerca que estaban de sentirse mejor de lo que se habían sentido en años.

Más de seiscientas personas de nuestra comunidad de Internet se registraron en el programa. Mi meta era ayudarles a experimentar de primera mano la magia restaurativa de su propia biología y a volver a conectarse con su estado natural de vitalidad. Una cosa es ver en el resumen que algo como esto es posible y otra es ver y sentir los resultados por ti mismo. Entendí que, al principio, muchos fueran escépticos, así que les hice una firme promesa: *Sólo dame diez días y tu vida nunca volverá a ser la misma.*

Los participantes de la prueba no sólo perdieron cantidades drásticas de peso (4,089 libras en total) y pulgadas de sus cinturas, sino que su nivel promedio de azúcar en la sangre bajó veinte puntos y su presión disminuyó casi diez puntos. La niebla de su cerebro se evaporó y los síntomas crónicos desaparecieron. Muchos escribieron para decirme que se veían y se sentían mejor de lo que hubieran podido imaginar (te contaré mucho más sobre estos participantes a lo largo del libro). Lo mejor de todo, salieron de la prisión de la adicción a los antojos, recuperaron el control de su apetito, su estado de ánimo y su química cerebral. ¡Y todo esto sucedió en tan sólo diez días!

Si esas seiscientas personas pudieron tener esos resultados, tú también puedes. Te haré la misma promesa que les hice a ellos, con la misma meta de permitirte ser testigo del asombroso potencial de curación que tiene tu cuerpo. Si sigues el programa, experimentarás en carne propia lo fácil y accesible que es esto. Y está bien porque, en realidad, éste es un mapa de la vida, que podrás usar cada vez que necesites encontrar el camino de regreso a tu estado natural de salud, energía y bienestar.

Naturalmente, espero que logres progresar en este camino. Sin embargo, si la Dieta de desintoxicación en 10 días de la solución del azúcar en la sangre no hace otra cosa que demostrarte que PUEDES cambiar tu vida… que PUEDES comer de una manera que genera un control del apetito sin ningún esfuerzo y pone freno a los antojos… que PUEDES bajar de peso y mantenerte así… que PUEDES controlar tu diabetes y tu presión, entonces habré logrado lo que me propuse.

Introducción

¿Estás listo para una revolución corporal total?

¡Bienvenido a la Dieta de *detox* de 10 días de la solución del azúcar en la sangre!

En mi libro *La solución del azúcar en la sangre*, compartí mi plan corroborado de seis semanas para prevenir, tratar e incluso revertir la diabetes y la prediabetes. Millones de personas se sorprendieron cuando resolvieron sus problemas del azúcar en la sangre que estaban poniendo en riesgo su vida. Al mismo tiempo, el programa puso en marcha acelerada su metabolismo y perdieron fácilmente su obstinada grasa abdominal.

Ahora, por primera vez, he creado un plan de "pista rápida" que te permitirá bajar más de diez libras y reiniciar radicalmente todo tu sistema *en tan sólo diez días*. Con la combinación correcta de prácticas y alimentos poderosos, vamos a detener la hormona que almacena grasa, a poner un alto a la inflamación que contribuye al aumento de peso y a mejorar tu camino hacia la desintoxicación. Bajarás de peso con asombrosa velocidad y facilidad… y no lo recuperarás al usar estas herramientas y estrategias para toda la vida con el fin de obtener el máximo éxito.

Con la Dieta de *detox* de 10 días, vamos a deshacernos de algo más que unas cuantas libras indeseables. Ésta es tu oportunidad para curar tu cuerpo *en todos los niveles*. Sí, bajarás de peso, pero también descubrirás que tu energía, tu sueño y tu humor mejoran, que problemas crónicos incluyendo dolor de las articulaciones, problemas digestivos, enfermedades autoinmunes, dolores de cabeza, problemas de memoria y confusión mental, problemas de alergias y sinusitis y hasta el acné, el eczema y la soriasis van a mejorar o a desaparecer por completo. Incluso, es probable que mejore tu deseo y función sexuales.

¿Por qué pasa esto? Porque **lo que hace que estés enfermo también hace que estés gordo y lo que hace que estés gordo también hace que estés enfermo**. Permíteme explicarte. La salud es un estado de equilibrio y la enfermedad es un estado de desequilibrio. Cuando comienzas a aumentar de peso, en especial la letal grasa abdominal, tu biología cambia de equilibrio, virando hacia el inestable y nada saludable territorio de la enfermedad, lo cual, a su vez te hace más gordo.

Un punto en el que están de acuerdo cada vez más médicos como yo es que toda la idea de "enfermedad" está mal. Reconocemos la enfermedad sólo cuando alcanzamos cierto nivel de síntomas o resultados en nuestros análisis de sangre. Por ejemplo, si tu nivel de azúcar en la sangre es 98 mg/dl, es normal, pero si es 101 mg/dl, tienes prediabetes. Si tu azúcar en la sangre es 124 mg/dl, padeces prediabetes, pero si es 127 mg/dl, tienes diabetes tipo 2. Esto es absurdo.

El desequilibrio ocurre en un continuo y cuanto más lejos estés en ese continuo, más problemas tienes. Muchas personas tienen toda una serie de síntomas, afecciones y enfermedades: obesidad, diabetes, presión alta, colesterol alto, artritis, depresión, reflujo, intestino irritable, enfermedades autoinmunes, asma y más.

Yo me denomino a mí mismo un médico holístico, porque atiendo a los pacientes con "toda una lista" de síntomas. Al tratar a esos pacientes, a menudo he descubierto que sus quejas de salud en realidad no son problemas aislados. Todos están relacionados y generados por unas cuantas causas comunes: lo que comen, qué tanto se mueven, descansan, se conectan y qué tan tóxicos son.

En la medicina funcional hemos descubierto que todo está conectado. Esto se llama *medicina de sistemas*. Tu cuerpo es un sistema integrado, interdependiente. Por esa razón, cuando llegas a la raíz de una causa o causas, desaparecen muchos síntomas más que con frecuencia están relacionados, sin tener que atenderlos individualmente. Es medicina basada en causas, no en síntomas. Es medicina para todo tu sistema, no basada en geografía ni en qué parte de tu cuerpo están ubicados los síntomas. Al unir los puntos, podemos descubrir un camino claro hacia la salud y el bienestar.

La relación que todo esto tiene con el peso es la siguiente: Los factores que ocasionan tus síntomas son los mismos factores que ocasionan aumento de peso, prediabetes y diabetes. Esos factores incluyen inflamación, desequilibrio hormonal, toxicidad y más. Pero recuerda, todo está conectado, así es que es muy probable que tus problemas de exceso de peso compartan muchas causas de raíz con tus demás problemas de salud. A medida que sigas el programa, llegarás a entender cómo tu manera de comer, moverte, relajarte, vivir y pensar rápidamente puede crear un medio ambiente de curación o un medio ambiente de toxicidad en tu cuerpo y preparar el escenario para subir de peso o bajar de peso.

Todo se reduce a lo siguiente: Ser tóxico genera enfermedad y obesidad. Por eso, quiero que llenes el Cuestionario de toxicidad que se encuentra a continuación antes de comenzar la Dieta de desintoxicación en 10 días y otra vez después de terminar los diez días. Te dará un parámetro de los síntomas que tienes, que son indicadores de ser tóxico y estar inflamado. Pero lo mejor es que te ayudará a unir los puntos, a notar las interconexiones de tu cuerpo y a ver por ti mismo de qué manera, después de tan sólo diez días, puedes disfrutar de una reducción tan drástica de síntomas y problemas.

Quienes hicieron la Dieta de *detox* de 10 días experimentaron una reducción del 62 por ciento de sus síntomas. Piensa en esto: ¡No hay ningún medicamento en el planeta que pueda reducir todos esos síntomas en tan sólo diez días! Pero si tratas tu sistema completo, en vez de síntomas individuales, pueden tener lugar una curación y una pérdida de peso extraordinarias.

¿ESTÁS ENFERMO? EL CUESTIONARIO DE TOXICIDAD

Para la parte del "antes" de nuestro cuestionario, evalúa cada uno de los siguientes síntomas de acuerdo a tu perfil de salud durante los últimos treinta días. Volverás a llenar el cuestionario después del Día 10 de desintoxicación, pero es especialmente importante que te tomes el tiempo necesario para llenarlo y obtener tu puntaje en este momento, antes de embarcarte en el programa. Sin el puntaje de base, puede que en diez días te resulte difícil creer lo diferentes que realmente son tus resultados de "después".

- Escala de puntaje
  0 = Nunca o casi nunca tengo el síntoma.
  1 = En ocasiones lo tengo, el efecto no es severo.
  2 = En ocasiones lo tengo, el efecto es severo.
  3 = Con frecuencia lo tengo, el efecto no es severo.
  4 = Con frecuencia lo tengo, el efecto es severo.

- *Tracto digestivo*
  _____ Náusea o vómito
  _____ Diarrea
  _____ Estreñimiento
  _____ Sensación de inflamación
  _____ Eructos o gases
  _____ Acidez
  _____ Dolor de estómago, dolor intestinal
  Total antes _____
  Total después _____

- *Oídos*

    ____ Comezón en las orejas

    ____ Erupciones en las orejas, infecciones en el oído

    ____ Zumbido de los oídos, pérdida de la audición

    Total antes _____

    Total después _____

- *Emociones*

    ____ Cambios de humor

    ____ Ansiedad, miedo o nerviosismo

    ____ Enojo, irritabilidad o agresividad

    ____ Depresión

    Total antes _____

    Total después _____

- *Energía/Actividad*

    ____ Fatiga, somnolencia

    ____ Apatía, letargo

    ____ Hiperactividad

    ____ Agitación

    Total antes _____

    Total después _____

- *Ojos*

    ____ Ojos acuosos o con comezón

    ____ Párpados hinchados, enrojecidos o pegados

    ____ Bolsas u ojeras debajo de los ojos

    ____ Visión borrosa o de túnel (sin incluir astigmatismo ni miopía)

    Total antes _____

    Total después _____

■ *Cabeza*

____ Dolores de cabeza

____ Desmayo

____ Mareo

____ Insomnio

Total antes _____

Total después _____

■ *Corazón*

____ Latidos irregulares o con saltos

____ Latidos rápidos o fuertes

____ Dolor en el pecho

Total antes _____

Total después _____

■ *Articulaciones/Músculos*

____ Dolor o molestias en las articulaciones

____ Artritis

____ Rigidez o limitación de los movimientos

____ Dolor o molestias en los músculos

____ Sensación de debilidad o cansancio

Total antes _____

Total después _____

■ *Pulmones*

____ Congestión en el pecho

____ Asma, bronquitis

____ Falta del aliento

____ Dificultad para respirar

Total antes _____

Total después _____

- *Mente*
  _____ Mala memoria
  _____ Confusión, problemas de comprensión
  _____ Mala concentración
  _____ Mala coordinación física
  _____ Dificultad para tomar decisiones
  _____ Tartamudeo
  _____ Mala articulación al hablar
  _____ Discapacidad para aprender
  Total antes _____
  Total después _____

- *Boca/Garganta*
  _____ Tos crónica
  _____ Carraspeo, necesidad frecuente de aclarar la garganta
  _____ Inflamación de garganta, ronquera, pérdida de la voz
  _____ Lengua, encías o labios hinchados o descoloridos
  _____ Úlceras
  Total antes _____
  Total después _____

- *Nariz*
  _____ Nariz tapada
  _____ Problemas de los senos nasales
  _____ Fiebre del heno
  _____ Formación excesiva de mucosa
  _____ Ataques de estornudos
  Total antes _____
  Total después _____

- *Piel*

    _____ Acné

    _____ Urticaria

    _____ Pérdida del cabello

    _____ Rubor o enrojecimientos

    _____ Sudoración excesiva

    Total antes _____

    Total después _____

- *Peso*

    _____ Comer o beber en exceso

    _____ Antojos por ciertos alimentos

    _____ Exceso de peso

    _____ Comer compulsivamente

    _____ Retención de agua

    _____ Estar bajo de peso

    Total antes _____

    Total después _____

- *Otros*

    _____ Enfermarse con frecuencia

    _____ Orinar con frecuencia o de manera urgente

    _____ Comezón o flujo genital

    Total antes _____

    Total después _____

GRAN TOTAL ANTES _____

GRAN TOTAL DESPUÉS _____

Clave del cuestionario:
Salud óptima: menos de 10
Toxicidad leve: 10 a 15
Toxicidad moderada: 50 a 100
Toxicidad severa: más de 100

¿POR QUÉ DESINTOXICARSE?

Si tienes sobrepeso, hay muchas probabilidades de que seas adicto a la comida. Pero déjame detenerme justo aquí y decirte que no te culpo. No eres glotón, no tienes poca voluntad ni es cierta ninguna otra creencia incriminatoria que puedas tener sobre ti y sobre tu relación con la comida. Tus hormonas, tus papilas gustativas y tu química cerebral han sido secuestradas por la industria alimenticia. No de una manera metafórica, sino biológica. Estás enganchado, eres adicto a algunas de las peores y más letales drogas del planeta: el azúcar y todo lo que se convierte en azúcar en tu cuerpo. Por eso estás aquí para desintoxicarte.

El sistema de la industria alimenticia de un billón de dólares es el traficante de drogas más grande que existe, responsable de contribuir a decenas de millones de muertes cada año y de desviar billones de dólares de nuestra economía global a través de la pérdida de capital humano y natural. Una vez que entiendas las fuerzas que operan en la adicción a la comida, nunca volverás a pensar igual sobre el Snapple, la Coca-Cola de dieta y los pasteles, las galletas y las botanas procesadas.

Necesitamos reconocer nuestra adicción, enfrentarla y atenderla sin rodeos, como individuos y como sociedad. Necesitamos una solución grande que llegue al fondo de lo que se ofrece en nuestros supermercados, restaurantes, escuelas y lugares de trabajo. Necesitamos una solución que atienda las raíces de las políticas de la agricultura, la mercadotecnia de los alimentos, las recomendaciones nutricionales y la forma en que se entrena a los médicos para diagnosticar y tratar pacientes.

Pero primero, necesitas recuperar tu propia salud. Y estoy aquí para ayudarte a hacer exactamente eso.

Para liberarte de esas sustancias adictivas y reprogramar tu biología, necesitas desintoxicarte de bebidas y alimentos que son similares a drogas y con los cuales te has enganchado. Ahora sabemos, porque ha sido demostrado científicamente, que el azúcar es más poderoso en términos de adicción que el alcohol, la cocaína e incluso la heroína (y si estás pensando en mejor beber refrescos de dieta, toma nota: Los endulzantes artificiales pueden ser más adictivos que el azúcar normal). Cuando tratamos a alcohólicos o adictos a la cocaína, no les decimos que "practiquen la moderación" ni les aconsejamos que limiten su consumo a una bebida o una línea de cocaína al día. Sabemos que deben limpiar por completo el cerebro y el cuerpo de esas potentes drogas, idealmente, a través de un programa bien diseñado que apoye los procesos de desintoxicación.

Eso es precisamente lo que vamos a hacer aquí. En tan sólo diez días, tendrás un nivel nuevo de claridad, tanto física como mental. Sabrás con certeza que *puedes* recuperar el control, sentirte bien y cambiar tu vida para siempre.

Pero, ¿qué tal si estás probando esta dieta sólo para bajar de peso y cumplir tu propósito de Año Nuevo? Está bien. ¡Todos queremos vernos bien! La magia de la Dieta de *detox* de 10 días es que no sólo terminarás luciendo fantástico, sino también sintiéndote fantástico, probablemente mejor de lo que hayas imaginado nunca.

No obstante, sólo para dejarlo claro, la Dieta de detox de 10 días de la solución del azúcar en la sangre, no es una cura mágica ni una nueva moda para bajar de peso. Es una estrategia integral, basada en la ciencia, para terminar con la adicción a la comida y generar una pérdida de peso rápida y segura, así como una salud óptima a largo plazo. Es para cualquiera que desee experimentar el verdadero bienestar y, para la mayoría de las personas, darse cuenta de que eso está a tan sólo diez días.

Sé que probablemente pienses que esto no es posible. Y no tienes por qué pensarlo. Lo único que tienes que hacer es darle una oportunidad y ver por ti mismo lo rápido que el cuerpo sana y pierde libras cuando obtiene lo que en realidad necesita.

La mayoría de mis pacientes me dicen: "Dr. Hyman, no sabía que me sentía tan mal hasta que comencé a sentirme tan bien". Después de hacer la Dieta de *detox* de 10 días de la solución del azúcar en la sangre, es probable que digas lo mismo.

Cómo usar este libro

Déjame hacerte un resumen rápido del libro.

En la **Parte I** explico la naturaleza de la adicción a la comida y de qué manera nuestra biología ha sido secuestrada por la industria alimenticia. Esto te ayudará a corregir "tu manera de pensar basada en la gordura", desvaneciendo los mitos que hacen que sigas estando gordo y enfermo, y ayudándote a encontrar un camino hacia la libertad de la comida.

En la **Parte II** explico cómo funciona el programa, incluyendo lo que vas a hacer, lo que vas a comer, a quién tendrás a tu lado, de qué manera vas a llevar registro de tus resultados y cómo te puedes deshacer de las cosas malas y sumar cosas buenas para sanar y bajar de peso sin esfuerzo.

En la **Parte III** te llevaré a lo largo de la Fase de Preparación, durante la cual harás seis cosas sencillas para estar listo: desintoxicar tu cocina, reunir tus provisiones, disminuir la cafeína, el alcohol y el azúcar, alinear tu mente y tus intenciones, tomar tus medidas y conectarte con la comunidad de Internet de la Dieta de detox de 10 días de la solución del azúcar en la sangre para obtener el apoyo que necesitas.

En la **Parte IV** te daré un plan paso a paso, a prueba de tontos, para cada uno de los diez días. Recibirás tu horario para cada día y aprenderás sobre cada uno de los componentes de tu rutina diaria, que cuando se sigue con sinergia, generará una cura y una pérdida de peso poderosas. Cada día tiene un enfoque único e implica realizar el ejercicio de escribir en un diario sobre los cambios que estarás experimentando. Estos elementos están diseñados para llevarte más a fondo en el proceso de desintoxicación y ayudarte a transformar los malos hábitos de toda la vida en las condiciones para un éxito permanente.

En la **Parte V** aprenderás cómo llevar a cabo con suavidad y seguridad la transición hacia un plan a largo plazo personalizado específicamente para tus necesidades.

En la **Parte VI** te explicaré el poder de devolver. Descubrirás cómo puedes ser parte de una solución aún más grande para la crisis de salud y obesidad que afecta a nuestras familias, nuestras comunidades, nuestro país, otros países e incluso al planeta. También descubrirás de qué manera te puedes beneficiar directamente al formar parte de esta nueva revolución de salud que llena de poder. La Parte VI proporciona ideas muy específicas para que todos juntos nos volvamos saludables.

La **Parte VII** contiene el plan de comidas y recetas diseñadas específicamente para la Dieta de *detox* de 10 días. Encontrarás recetas fáciles y deliciosas para las comidas de cada uno de los días. Hay dos planes entre los cuales puedes elegir: *el Plan de Base*, el cual incluye comidas sencillas lo suficientemente fáciles para novatos en la cocina, y *el Plan de Aventura*, para quienes tienen más tiempo para disfrutar de cocinar y quieren experimentar con algunos sabores e ideas nuevas. También te daré mis consejos de "Puntos básicos para cocinar", con vegetales y proteínas supersimples, pero deliciosos que puedes usar como sustitutos cuando tengas poco tiempo.

Curso en línea de la Dieta de detox *de 10 días: Hacerlo juntos*

La mayoría de las personas no se dan cuenta de que hay un remedio infalible para bajar de peso, un ingrediente secreto que, si se usa correctamente, te puede ayudar a bajar libras y no recuperarlas: ¡los amigos! De hecho, en lo que respecta a bajar de peso, algunos estudios han demostrado que los lazos sociales tienen un impacto mayor que la genética. Cuando las personas se juntan para bajar de peso y volverse saludables, ¡no sólo es más efectivo, sino también más divertido! Bajar de peso es un deporte de equipo. Por eso creé un curso en línea para la Dieta detox de 10 días. Ahí puedes encontrar "compañeros de desintoxicación" o puedes unirte a un "grupo de desintoxicación" para apoyarse unos a otros a lo largo del proceso. ¿Necesitas un mensaje a las 3:00 pm que te anime a pasar de largo la caja de las galletas? ¡Te tenemos cubierto! Además, encontrarás videos hechos por mí y herramientas esenciales para ayudarte a automatizar el proceso: menús, listas automáticas de compras, herramientas de registro interactivas, tips y consejos para cocinar, cómo ordenar suministros con un click, herramientas para llevar un diario, recordatorios automatizados y hasta una aplicación que te ayudará a usar tu Desintoxicación cuando estés fuera de casa. Es todo lo que necesitas para que tu Desintoxicación sea fácil de usar y de compartir. Sólo ve a www.10daydetox.com/resources para obtener más información y registrarte.

RECURSOS Y APOYO

Todo el mundo necesita apoyo y ánimo en un grado mayor o menor para tener éxito. Te animo a que obtengas el apoyo que necesitas a través de nuestra comunidad de Internet, a través de la preparación nutricional y de vida o a través de mi curso en línea de la Dieta de desintoxicación en 10 días, donde estaré contigo en cada paso del camino con videos, webinars diarios, correos electrónicos diarios, apoyo interactivo y consejos. Incluso tendrás la oportunidad de unirte a pequeños grupos en línea y desintoxicarse juntos. Ve a www.10daydetox.com/resources para saber más sobre los diferentes tipos de apoyo y las comunidades que tienes disponibles.

En www.10daydetox.com/resources encontrarás información adicional sobre dónde encontrar los alimentos adecuados, herramientas de registro personal, suplementos, análisis de laboratorio y más. Quiero que tengas todo el apoyo que necesitas. ¡Conéctate, disfruta y progresa!

UNA ADVERTENCIA: ES PROBABLE QUE QUIERAS CONSULTAR A TU MÉDICO

Tengo una importante advertencia para ti antes de empezar: Este programa funciona tan bien que tu azúcar en la sangre y tu presión pueden bajar drásticamente en tan sólo un día o dos. Si tomas medicamentos de receta (incluyendo pastillas para la presión o insulina), debes trabajar con tu médico para monitorear cuidadosamente tu presión y tu azúcar en la sangre y ajustar tus dosis según sea necesario. Dejar que tu azúcar en la sangre o tu presión estén un poco altas durante una semana no representa casi ningún riesgo (si el azúcar está por debajo de 300 mg/dl y la presión es menor a 150/100), pero las disminuciones rápidas en el azúcar en la sangre o en la presión pueden poner en riesgo la vida. Así es que por favor asegúrate de hablar con tu médico antes de embarcarte en este viaje.

PARTE I

NUESTRO GRAN PROBLEMA DE LA GORDURA

1

¿Por qué estamos perdiendo la batalla de la pérdida de peso?

Tenemos un problema gordo.

Estados Unidos es un país gordo y no estamos logrando resolver nuestro gran problema de gordura. Estamos fallando en grande. Casi el 70 por ciento de los estadounidenses tienen sobrepeso. De hecho, uno de cada dos estadounidenses tienen lo que yo llamo diabesidad: el espectro de desequilibrio que va desde una leve resistencia a la insulina hasta prediabetes y diabetes tipo 2. La parte más aterradora es que el 90 por ciento de quienes padecen esta grave enfermedad ni siquiera lo saben (para descubrir si la padeces, llena el cuestionario de la siguiente página).

Estar delgado hoy en día te coloca directamente en la minoría y, de ese pequeño 30 por ciento, aproximadamente un cuarto son lo que yo llamo delgados gordos. Eso significa que, aunque técnicamente no tengan sobrepeso e incluso por fuera se vean delgados, están gordos por dentro y tienen rasgos metabólicos de personas prediabéticas: baja masa muscular, inflamación, triglicéridos altos, colesterol bueno bajo, azúcar en la sangre alta y presión alta.

Para ayudarte a entender por qué tantas personas están padeciendo problemas de salud similares, voy a explicar las causas que subyacen tanto a los problemas relacionados con el peso como a las enfermedades crónicas que nos aquejan. Luego, te voy a mostrar cómo puedes vencer los pronósticos y recuperar el control de tu peso y de tu salud.

¿Tengo diabesidad?

Si respondes "Sí" incluso a una de las siguientes preguntas, puede que ya tengas diabesidad o te dirijas en esa dirección.

	Sí	No
¿Tienes un historial familiar de diabetes, enfermedades cardíacas u obesidad?		
¿Tienes ascendencia que no sea blanca (africana, asiática, de nativos americanos, de las Islas del Pacífico, hispana, india, de Oriente Medio)?		
¿Tienes sobrepeso (índice de masa corporal, o IMC, de más de 25)? Ve a www.10daydetox.com/resources para calcular tu IMC de acuerdo al peso y la altura.		
¿Tienes grasa abdominal de más? ¿La circunferencia de tu cintura mide más de 35 pulgadas en el caso de las mujeres y más de 40 en el caso de los hombres?		
¿Tienes antojos de azúcar y carbohidratos refinados?		
¿Tienes dificultades para bajar de peso con una dieta baja en grasas?		
¿Tu médico te ha dicho que tu azúcar en la sangre es un poco más alta (mayor a 100 mg/dl) o te han diagnosticado resistencia a la insulina, prediabetes o diabetes?		
¿Tienes niveles altos de triglicéridos (más de 100 mg/dl) o bajo colesterol HDL (bueno) (menos de 50 mg/dl)?		
¿Tienes alguna enfermedad cardíaca?		
¿Tienes presión alta?		
¿Eres una persona inactiva (menos de treinta minutos de ejercicio cuatro veces a la semana)?		
¿Padeces infertilidad, bajo deseo sexual o disfunción sexual?		
Para las mujeres: ¿Has padecido diabetes gestacional o síndrome de ovario poliquístico?		

Nota: En la página 202 de *La solución del azúcar en la sangre* puedes encontrar el cuestionario integral de diabesidad, que indica si tienes diabesidad básica o avanzada. O ve a www.10daydetox.com/resources y llena la versión en línea.

¿POR QUÉ ESTAMOS FRACASANDO?

¿Por qué casi el 70 por ciento de los estadounidenses y casi 1.5 billones de personas en el mundo (se cree que serán 2.3 billones en 2015) tienen sobrepeso?

¿Por qué tantos de nosotros comemos alimentos que sabemos que no nos hacen bien, que nos hacen subir de peso, que agravan síntomas crónicos o nos hacen estar enfermos, hinchados y sentirnos culpables?

¿Por qué alguien elegiría usar una sustancia que sabe que destruye su vida?

La respuesta es simple: adicción. Somos un país –no, más bien un mundo– de adictos a la comida. El complejo de la comida industrial nos ha enganchado con un flujo constante de alimentos hiperprocesados, sumamente apetitosos y altamente adictivos que están saboteando nuestra química cerebral, nuestra cintura y nuestra salud.

LA PRUEBA ESTÁ EN LOS BATIDOS

La ciencia de la adicción a la comida es más clara ahora que nunca antes. Un estudio poderoso publicado recientemente en el *American Journal of Clinical Nutrition* [Revista Americana de Nutrición Clínica] demuestra que los alimentos más altos en azúcar y con un mayor índice glicémico son adictivos de la misma manera que la cocaína y la heroína.

El Dr. David Ludwig y sus colegas de Harvard demostraron que los alimentos con más azúcar –los que elevan el azúcar en la sangre más rápido o tienen lo que se denomina un índice glicémico más alto–

activan una región especial del cerebro llamada *núcleo accumbens*, que se conoce como una zona de impacto para adicciones convencionales como el juego y el abuso de las drogas. Es el centro del placer del cerebro, el cual, cuando es activado, nos hace sentir bien y nos lleva a buscar más de esa sensación.

Estudios previos han mostrado cómo se enciende esta región del cerebro en respuesta a imágenes o cuando los sujetos comen alimentos azucarados, procesados o chatarra. Pero muchos de esos estudios usaron alimentos muy distintos para realizar una comparación. Si comparas la tarta de queso con verduras cocidas, hay muchas razones por las cuales el centro del placer se encenderá en respuesta a la tarta de queso y no a las verduras. La tarta de queso sabe mejor o se ve mejor. Es información interesante, pero no es una prueba infalible de adicción.

Este nuevo estudio asumió la difícil tarea de demostrar la biología de la adicción al azúcar. Para estar seguros de sus resultados y para evitar cualquier crítica potencial (que la industria de los alimentos de un trillón de dólares inevitablemente genera a destajo en respuesta a los estudios en los que sus productos no salen bien parados), los investigadores realizaron un estudio aleatorio, ciego, cruzado usando un diseño de investigación muy riguroso.

Tomaron doce hombres con sobrepeso u obesidad entre dieciocho y treinta y cinco años y le dieron a cada uno un batido bajo en azúcar, con bajo índice glicémico (37 por ciento). Cuatro horas después, midieron la actividad de la región del cerebro (*núcleo accumbens*) que controla la adicción. También midieron el azúcar en la sangre y los niveles de hambre.

Luego, días después, hicieron que los mismos sujetos regresaran para otra ronda de batidos. Pero esta vez cambiaron los batidos. Estaban diseñadas para tener exactamente el mismo sabor, para verse exactamente igual y para *ser* exactamente iguales en todo a los de la primera ronda de batidos, excepto en qué tanto y qué tan rápido elevaban el azúcar en la sangre. En contraste con los primeros batidos, este segundo lote de batidos estaba diseñado para ser alto en azúcar, con un índice glicémico alto (84 por ciento).

No sólo las dos series de batidos fueron diseñados para proporcionar exactamente el mismo sabor y textura, también tenían justo la misma cantidad de calorías, proteínas, grasa y carbohidratos. Imagínatelos como batidos sorpresa. Los participantes no sabían qué batido estaban tomando y su paladar no podía reconocer la diferencia, pero según los resultados del estudio, su cerebro sí podía.

A cada participante se le realizó una tomografía del cerebro y se le hicieron análisis de sangre para evaluar los niveles de glucosa e insulina después de tomar cada una de las versiones de los batidos. Sin excepción, todos experimentaron la misma respuesta: El batido alto en azúcar, de alto índice glicémico, ocasionó un aumento en los niveles de insulina y azúcar en la sangre; también se reportó un incremento en el hambre y los antojos cuatro horas después de haberlo consumido.

Esta parte de los hallazgos del estudio no fue una sorpresa y de hecho ya se había demostrado en muchos estudios previos. Pero el descubrimiento más significativo fue el siguiente: *Al consumir el batido con alto índice glicémico, el* núcleo accumbens *se encendía como un árbol de Navidad.* En cambio, al consumir el batido de bajo índice glicémico, el *núcleo accumbens* no mostraba dicha respuesta. Este patrón se presentó en cada uno de los participantes y fue estadísticamente mucho más significativo.

Este estudio demostró dos cosas. Primero, que el cuerpo responde un poco distinto a diferentes calorías, incluso si las proteínas, la grasa y los carbohidratos (así como el sabor) son exactamente iguales. Y, segundo, **los alimentos que elevan el azúcar en la sangre son biológicamente adictivos.**

Entonces, sí, la adicción a la comida es muy real. No sólo es real; es la raíz de por qué tantas personas padecen sobrepeso y enfermedades. Están atrapadas en un círculo vicioso de antojos. Comen alimentos azucarados que elevan su azúcar en la sangre y el centro del placer de su cerebro se ilumina. Esto detona más antojos y las lleva a buscar cada vez más de la sustancia que les da este "subidón". Son impotentes ante la férrea respuesta de su cerebro de buscar placer. ¡No es de sorprender que tantas personas se sientan atrapadas!

¿ERES ADICTO A LA COMIDA?

Mi amiga y colega, la Dra. Kelly Brownell, mientras se encontraba trabajando en el Centro Rudd de Yale para Política Alimentaria y Obesidad, creó un cuestionario sobre alimentos, científicamente validado, para definir si eres adicto a la comida. A continuación hay algunas pistas de que tal vez seas adicto al azúcar, a la harina y a los alimentos procesados. Entre más intensamente y con más frecuencia experimentas estos sentimientos y comportamientos, más adicto eres:

1. Consumes ciertos alimentos, incluso si no tienes hambre, a causa de los antojos.
2. Te preocupa eliminar ciertos alimentos.
   Te sientes perezoso o fatigado por comer en exceso.
3. Has pasado tiempo lidiando con sentimientos negativos por haber comido en exceso ciertos alimentos, en lugar de pasar tiempo en actividades importantes como dedicar tiempo a la familia, los amigos, el trabajo o alguna actividad recreativa.
4. Tienes síntomas de abstinencia como agitación y ansiedad cuando eliminas ciertos alimentos (esto no incluye bebidas con cafeína como el café, el té o las bebidas energéticas).
5. Tu comportamiento con respecto a los alimentos y a comer te ocasiona un estrés significativo.
6. Asuntos relacionados con los alimentos y comer disminuyen tu capacidad de funcionar de manera efectiva (rutina diaria, trabajo/escuela, actividades sociales o familiares, problemas de salud), no obstante, sigues comiendo de esa forma a pesar de sus consecuencias negativas.

7. Cada vez necesitas una mayor cantidad de los alimentos que se te antojan para experimentar placer o reducir las emociones negativas.

Si te reconoces en estas pistas, no te preocupes… estás lejos de estar solo. Millones de personas en todos los rincones del mundo han caído en la trampa de la adicción a la comida. En este libro, vas a descubrir de una vez por todas el camino que te hará salir del encarcelamiento bioquímico y te conducirá a la liberarte de la comida.

¿CÓMO LLEGAMOS AQUÍ?

Los gobiernos, las Naciones Unidas, el Instituto de Medicina, y la Organización Mundial de la Salud están luchando por resolver este gran problema de la gordura, que es responsable del 80 por ciento de los costos de servicios de salud y generará un costo de 47 trillones de dólares en los próximos veinte años. Los Institutos Nacionales de Salud gastan 800 millones de dólares al año tratando de encontrar la "causa" de la obesidad. No obstante, a pesar de toda esta atención, seguimos fracasando.

Las causas son múltiples y es fácil señalar con el dedo. Los grandes fabricantes de alimentos culpan a la falta de ejercicio y a nuestro estilo de vida sedentario. Los padres culpan a las escuelas y las escuelas culpan a los padres. El gobierno no culpa a nadie, por miedo a perder apoyo y dinero para las campañas.

La industria alimenticia nos ha hecho creer que la obesidad es el resultado de elecciones personales. La implicación: las personas están gordas porque son flojas y glotonas, *no* porque su biología ha sido engañada de una manera magistral para sentir antojo por las toxinas que producen dichas industrias. Si tan sólo todos asumiéramos más responsabilidad personal, afirman los expertos pagados por la industria, resolveríamos este problema. No hay alimentos buenos ni malos, según dicen; todo se trata de moderación. Y, por supuesto, todos deberíamos hacer más ejercicio. Lo que no explican es que tendrías que caminar cuatro millas y media para quemar un refresco de veinte onzas. Para quemar una comida rápida tamaño extra grande, tendrías que correr cuatro millas diarias, todos los días, durante una semana. Ah y gracias al genio de la ingeniería de la comida rápida que genera adicción, una vez que has comido esa comida extra grande, vas a querer otra... pronto.

Es cierto que señalar con el dedo no necesariamente va a resolver el problema. Pero creo que es importante que todos entendamos que la verdadera culpa de nuestro peso y de nuestros problemas de salud se encuentra menos en los individuos que inadvertidamente se vuelven adictos a los alimentos procesados que en las compañías de alimentos que, en primer lugar, diseñan productos con propiedades muy adictivas.

LOS GRANDES FABRICANTES DE ALIMENTOS: LOS TRAFICANTES DE DROGAS

Las últimas décadas han sido testigo del surgimiento de toda una nueva estirpe de "científicos de los alimentos". Su trabajo consiste en inventar comida chatarra y alimentos procesados adictivos y muy atractivos para el paladar con el fin de garantizar que sus patrones (los grandes fabricantes de alimentos) obtengan la mayor cuota de mercado o lo que quienes se encuentran dentro de la industria denominan "cuota de estómago".

Los científicos de los alimentos se enfocan en crear alimentos que detonan al máximo el "punto de placer", ese camino adictivo de recompensa que hay en el cerebro que hace que regreses por más y más. Exageran químicamente ciertos sabores mientras que eliminan otros y alteran la estructura química de las grasas para mejorar la "sensación en la boca". Su meta: crear una sensación de sabor tan embriagadoramente atractiva que, sin importar cuánto comas, sientas que nunca es suficiente.

Si resulta que la industria alimenticia creó de manera accidental productos adictivos en un intento serio por mejorar sus recetas, podríamos entender y esperar que corrigieran su error. Sin embargo, estos alimentos suceden por diseño, no por accidente.

Los grandes fabricantes de alimentos gastan millones en la ciencia de los alimentos y contratan "expertos en antojos" para garantizar que sus clientes se vuelvan adictos a drogas desarrolladas con alevosía, todas ellas escondidas en vehículos inteligentemente disfrazados en forma de azúcar, grasa y sal. Imagina paletas de heroína.

Tal vez pienses que soy paranoico y que estoy sobreactuando. Sin embargo, en su libro ganador del Pulitzer *Salt Sugar Fat*, el reportero e investigador Michael Moss desenmascara a los grandes fabricantes de alimentos, a través de entrevistas meticulosas de primera mano e investigaciones de documentos secretos de las compañías, para revelar la manera estratégica en que los grandes fabricantes de alimentos han alterado nuestro suministro de alimentos en nuestro detrimento. Moss señala con el dedo a prácticamente todas las figuras importantes entre los grandes fabricantes de alimentos y sus productos, incluyendo Kraft, Coca-Cola, Lunchables, Kellogg, Nestlé, Oreos, Cargill y Capri Sun. (Alrededor de doce compañías controlan casi toda la industria alimenticia de un billón de dólares. Es aterrador que, ahora, han comprado la mayor parte de las compañías de alimentos naturales y orgánicos).

Los grandes fabricantes de alimentos anuncian los alimentos de la misma manera en que las grandes tabacaleras anunciaban sus cigarros, haciéndolos más "saludables" con trampas como "bajo en alquitrán y en nicotina". Puede que etiqueten alimentos como bajo en grasa o bajo en sal, pero están lejos de ser saludables y la mayoría sigue calificando como alimentos adictivos estilo Frankenstein. Que no te engañen. Una porción de salsa de tomate Prego tiene dos cucharaditas de azúcar, más que dos galletas Oreo.

Las compañías de alimentos más importantes tienen como objetivo a los niños, quienes no pueden distinguir la diferencia entre un comercial de televisión y un programa hasta que tienen más o menos ocho años. En el supermercado, el niño promedio de dos años que apenas está aprendiendo a hablar puede gritar pidiendo marcas específicas que ha visto en anuncios de televisión. Es aterrador, porque la mayoría de los cereales dirigidos a los niños son tres cuartos azúcar, incluso los de "granos enteros". No es desayuno. ¡Es postre! Los fabricantes de cereal simplemente añadieron "granos enteros" cuando el gobierno recomendó que comiéramos más granos enteros. Una buena mercadotecnia no hace que los alimentos malos sean mejores. Sigue siendo un lobo con piel de oveja. La comida es manipulada intencionalmente para generar antojos y adicción. La industria incluso se refiere a los que compran muchos de sus productos como "usuarios pesados". Saben que sus productos son adictivos. Y ahora tú también lo sabes.

LA PROPAGANDA DE LA RESPONSABILIDAD PERSONAL

El mantra del gobierno y de la industria alimenticia es que las personas deberían comer menos, elegir una "dieta balanceada" y hacer más ejercicio. ¿Qué tal te está funcionando a ti?

La adicción a la comida es un problema bioquímico, no un problema emocional. Me pone furioso ver a un paciente tras otro culparse por sus problemas de peso y diabesidad. Sí, todos tenemos opciones y la voluntad y responsabilidad personales son importantes, pero no son suficientes si estamos atrapados en un coma alimenticio inducido por las influencias tóxicas del azúcar y los alimentos procesados.

Nadie elige estar gordo. Si creciste sin poder identificar una verdura porque jamás comiste una, si tu escuela tenía sólo comida frita o el tipo de comida que venía en una caja o en una lata y que estaba almacenada en máquinas expendedoras llenas de bebidas deportivas, jugos o refrescos endulzados o si la escuela estaba rodeada de tienditas en donde podías comprar un Big Gulp de sesenta y cuatro onzas camino a casa todos los días, no es de sorprender que tus hábitos y tus papilas gustativas se hayan enganchado de esa manera.

Si casi cada cadena de restaurantes que tienes cerca sirve porciones jumbo de azúcar, grasa y sal, si el comedor de tu lugar de trabajo es un basurero de comida tóxica, buena suerte en mantenerte saludable. Si, aunque tú no lo sabes, tu yogur contiene más azúcar que una Coca-Cola y el principal ingrediente de tu salsa barbecue es sirope de maíz de alto contenido en fructosa, ¿cómo puede la industria alimenticia señalarte con el dedo por no asumir una responsabilidad personal?

La presión social por pertenecer es fuerte y los grandes fabricantes de alimentos lo saben. Estos consorcios se aprovechan del deseo de las personas de comer y beber lo que está de moda y emplean la manipulación para hacer que los clientes se enganchen. ¿Recuerdas el anuncio de Coca-Cola "le quiero comprar una Coca-Cola al mundo"? ¡Hagamos que el mundo entero se enganche! Hoy en día, Corea del Norte y Cuba son los únicos dos países en los que la Coca-Cola no se distribuye. ¡Misión cumplida!

Encontré un anuncio de 7UP de hace casi sesenta años en el que se ve a un bebé al que le están dando refresco. El anuncio presumía con orgullo que este bebé de once meses "de ninguna manera" era su cliente más joven. El anuncio con la imagen del bebé de rostro feliz incluía joyas como éstas:

7UP es tan puro, tan saludable, que se lo puedes dar a los bebés y sentirte bien al respecto.

Por cierto, mamá, en lo que respecta a los bebés que empiezan a caminar, si les gusta que los convenzan de tomar su leche, intenta esto: Agrega 7UP a su leche en partes iguales, agregando el 7UP lentamente a la leche. Es una combinación saludable... ¡y funciona!

¿"Combinación saludable"? ¿A quién quieren engañar?

Hoy en día los mensajes son más sutiles, pero, a todas luces, son igual de poderosos. Recuerdo que, cuando trabajaba como residente en una clínica de urgencias, una vez, una mujer llegó a una cita con su bebé de siete meses en una carriola. Vi que el bebé estaba tomando un líquido café en una mamila. Le pregunté a la mamá qué era y me contestó: "Coca". Le pregunté: "¡¿Por qué le está dando Coca-Cola a su bebé?!" "Porque le gusta", me contestó.

¡Claro que le gustaba! Estaba programado biológicamente para amar el azúcar y, a los siete meses, ya era adicto.

Cuando se fomenta el consumo de azúcar y de comida chatarra en casi todas las escuelas de Estados Unidos y en las tienditas que las rodean, ¿realmente podemos culpar a los niños por triplicar la tasa de obesidad infantil en las últimas décadas y por la epidemia de que la diabetes "del adulto", o diabetes tipo 2, comience a los siete años?

Si estamos alimentando a nuestros bebés, niños y preadolescentes con alimentos adictivos y luego se convierten en adolescentes y adultos obesos enganchados con esos alimentos, ¿cómo podemos culparlos por su falta de "responsabilidad personal"? Hay 600,000 alimentos procesados en nuestro medio, 80 por ciento de los cuales contienen azúcar añadida. La mayoría de las personas tienen muy pocas oportunidades de tomar (o siquiera entender) decisiones saludables antes de que la industria alimenticia influya en sus paladares y en sus malas decisiones alimenticias durante toda la vida.

Y, no obstante, la industria y el gobierno siguen adorando la historia de la responsabilidad personal. Esto permite que la industria alimenticia impulse sus productos adictivos sin ningún límite y que el gobierno evite cualquier reforma políticamente arriesgada. Pero cuando las compañías se benefician de hacer que las personas consuman cada vez más sus productos –productos que están diseñados para encender nuestro centro primitivo de recompensas del cerebro y que como se ha demostrado científicamente generan obesidad, enfermedades cardíacas, diabetes y cáncer– tenemos un problema.

Cuando nuestras políticas gubernamentales y subsidios agrícolas han apoyado el flujo de 700 calorías extra por persona al día en el sistema alimenticio desde 1970 (en su mayoría en forma de sirope de maíz de alto contenido en fructosa y grasas transgénicas), tenemos un problema.

Cuando los vales de comida del gobierno (Programa de Asistencia de Nutrición Complementaria, o SNAP, por sus siglas en inglés) gasta 4 billones al año en refrescos para los pobres (29 millones de raciones al día o 10 billones de raciones al año) y el gobierno debe pagar, a través de Medicaid y Medicare, por la obesidad, las enfermedades cardíacas, la diabetes y el cáncer que ocasionan los refrescos, tenemos un problema.

Taylor Swift promociona la Coca-Cola de dieta y Kobe Bryant promociona el Gatorade. ¿Qué tal si las celebridades fueran mostradas en miles de millones de dólares y las campañas se dirigieran a que los niños probaran la cocaína o la heroína, con la promesa de una vida mejor y más feliz? Todos estaríamos enfurecidos. Pero eso es básicamente lo que está sucediendo con los alimentos y bebidas adictivos hoy en día en Estados Unidos y, cada vez más, en todo el mundo.

Se necesita nada menos que una transformación política y social integral para responsabilizar al gobierno y a las industrias alimenticias y agrícolas y, en consecuencia, cambiar la política y el comportamiento a gran escala. Todos tenemos que trabajar en esa dirección y yo he esbozado muchas maneras de hacerlo en la sección "Recupera tu salud" de mi libro *La solución del azúcar en la sangre* y en la Parte VI de este libro.

Pero, mientras tanto, no podemos esperar que las compañías de alimentos actúen en contra de sus propios intereses ni que el gobierno regule los productos adictivos de la industria alimenticia y sus estrategias de mercadotecnia deshonestas. No podemos esperar para liberarnos de la prisión de la adicción a la comida.

Sí, la industria de la comida ha secuestrado nuestras papilas gustativas, nuestra química cerebral y nuestra biología, pero te mostraré las llaves para liberarte de los antojos y de las adicciones a los alimentos que están destruyendo vidas. Considéralo como un asalto de la marina y una misión de rescate para tu salud.

No obstante, antes de entrar en la fase activa de esa misión, quiero que entiendas a cabalidad la ciencia de la adicción a la comida. Quiero mostrarte exactamente cómo se ha visto influida tu biología. ¡Es probable que te sorprendas! Por favor, trata de leer estos capítulos antes de entrar en materia. Cuanto más consciente seas de las fuerzas biológicas que están en juego —en términos de cómo tus antojos han sido inducidos químicamente y de qué tan fácil es liberarte— más provecho le sacarás a este programa. Entenderás no sólo por qué esta desintoxicación funciona tan maravillosamente, sino cómo garantizar que nunca vuelvas a ser víctima de la manipulación de la industria alimenticia.

Aún más, te presento la abrumadora evidencia de que *tener sobrepeso no es tu culpa*. Ver con claridad y asumir tu indefensión frente a una adicción es el primer paso de cualquier programa de doce pasos. Tenemos que empezar por ahí. Luego podemos sanar.

Lo que siempre odié de las dietas era que tenía que pensar en comida cada minuto del día. Observaba a las personas delgadas y cómo interactuaban con la comida, pero nunca fui capaz de aplicarlo realmente a mi vida hasta ahora. Ahora como cuando tengo hambre. Sé lo que es bueno para mí y como esos alimentos y, cuando termino, me detengo. Así es como van por la vida las personas que no tienen problemas de peso. Ya no me consumen preguntas como: "¿debería comer esto, puedo comer aquello?" Ahora puedo pensar en otras cosas en mi vida además de la comida. Amo la buena comida, pero ésta no me consume. Para mí eso es vivir.

No engordas sin pensar cómo y por qué. He tenido mucho tiempo para pensar en lo que funciona y lo que no y este programa me parece diferente porque es liberador. Las personas son esclavas de la comida en tantas maneras en nuestra sociedad… es horrible. Es muy liberador ver que realmente podemos liberarnos de ese control.

–JACKIE WOODS

LA CIENCIA DE LA ADICCIÓN A LA COMIDA

Un poco antes, mencioné a la Dra. Kelly Brownell, exdirectora del Centro Rudd de Yale para Política Alimentaria y Obesidad. Recientemente, la Dra. Brownell me envió un ejemplar de su nuevo libro, *Food and Addiction, A Comprehensive Handbook* [Comida y adicción. Un manual completo]. Por primera vez, las investigaciones más recientes se encuentran reunidas en un volumen completo sobre cómo, en nuestra sociedad, la adicción a la comida es el motor central de la obesidad y de las enfermedades relacionadas con ella. Quiero compartir contigo algunos de los hallazgos más sorprendentes de la Dra. Brownell.

Vamos a dividir esto en dos partes: cómo la adicción a la comida afecta nuestro comportamiento y cómo afecta nuestra biología.

La adicción a la comida y el comportamiento (o por qué "no puedes comer sólo una")

Yo era adicta al azúcar y a los carbohidratos. No podía pasar un día sin algo azucarado. Era como un vampiro… ¡Tenía que tenerlo! No obstante, me parecía que, si pudiera prescindir de eso por unos cuantos días, lo habría superado.

Comencé la Desintoxicación en 10 días y me sorprendió que no se me antojara el azúcar. Por la forma como estaba diseñado el plan alimenticio, no me sentí hambrienta ni ansiosa para nada. Estaba calmada, la comida era buena y no extrañaba las cosas malas que solía comer.

Cada día que pasaba en el programa, me sentía más en control… la comida no tenía el control. Antes, solía pensar: "Sé que comer esto es malo para mí, sé que no debería hacerlo y, sin embargo, NO puedo no comerlo". No podía parar. No entendía que la comida literalmente tenía control físico sobre mí y que mi fuerza de voluntad, aunque la tenía, no era suficiente. No me daba cuenta de que estaba tan clavada en la adicción de los alimentos procesados. Tienen razón con ese comercial, ¡no puedes comer sólo una! Estás ahí sentado, comiendo, sabiendo que no deberías pero no puedes parar. Noté de inmediato que sentí que tenía el control sobre la comida y ése fue un cambio enorme.

–JACKIE WOODS

Del mismo modo que con cualquier otra droga adictiva, el azúcar y los alimentos procesados pueden ocasionar una "subida" temporal seguida de un choque, que conduce a un círculo vicioso de abuso. Los adictos a la comida, muestra la investigación, no son diferentes de los alcohólicos ni de los adictos a la cocaína. Su vida está cada vez más fuera de control. A medida que su salud se deteriora, suben de peso, padecen artritis, tienen problemas para moverse o simplemente para atarse los zapatos y, al final, padecen presión alta, diabetes, ataques cardíacos, infartos y hasta demencia y depresión.

Un comportamiento alimenticio desordenado interfiere con el trabajo o la escuela y las actividades familiares. Piénsalo: Es casi imposible concentrarte en tu trabajo si estás consumido por la idea de asaltar el plato de dulces de tu colega. Es difícil disfrutar unas vacaciones familiares si tu cerebro está gritando que vayas por otro puñado de papas fritas con dip.

A pesar de que quieras cambiar o detenerte, quienes padecen una adicción a la comida no se pueden resistir, incluso frente a un daño significativo emocional o físico a sí mismos o a sus seres queridos. Esconden su adicción, se preocupan y se obsesionan por limitar ciertos alimentos, todo esto con un telón de fondo de vergüenza, pena y negación. Se comen un pastel entero en mitad de la noche en la oscuridad. Dicen: "Es como si alguien se apoderara de mi cuerpo y no pudiera dejar de comer. Quiero estar encerrado. No puedo seguir viviendo de esta manera".

La conclusión es la siguiente: Tu biología controla tu comportamiento, no al revés. Sí, si tú decides conscientemente comer tres paquetes de Chips Ahoy, tu biología cambiará. Pero, para la mayoría de nosotros, la mayor parte del tiempo, nuestra bioquímica dicta nuestro comportamiento.

Nuestros comportamientos automáticos son controlados por nuestro cerebro primitivo, la máquina neurológica que tenemos en común con los dinosaurios y otros reptiles. Esos comportamientos automáticos incluyen comer, nuestra respuesta de lucha o huida y la reproducción. ¡Esto explica por qué tenemos tanto problema con la comida y con las relaciones! De acuerdo con el cerebro primitivo, la supervivencia depende de que evitemos el dolor (peligro) y busquemos placer (sustento y seguridad). Cuando tenemos un trauma de vida, esa parte de nuestro cerebro está muy alerta, haciendo que estemos excesivamente vigilantes y tratando de protegernos de futuras amenazas. Este mecanismo es tan poderoso que incluso puede detonar trastorno de estrés postraumático.

Cuando nuestros cerebros son bombardeados con azúcar, un potente inductor del placer, nos volvemos adictos a ese placer. La fuerza de voluntad y la elección consciente no son rivales dignos de estos impulsos poderosos y antiguos de supervivencia.

La adicción a la comida y la biología (alias, ¡deja de echarte la culpa!)

Aquí es donde las cosas se ponen interesantes. Un estudio de 2009 realizado por el Dr. Serge H. Ahmed, *Is Sugar as Addictive as Cocaine?* [¿El azúcar es tan adictivo como la cocaína?], publicado en el diario *Food and Addiction* [Comida y Adicción], demostró que **el azúcar era ocho veces más adictiva que la cocaína.** Cuando leí esto por primera vez, me resultó difícil creerlo. Pero este estudio cuidadosamente diseñado encontró que cuando a las ratas se les ofrecía cocaína o azúcar por vía intravenosa (en la forma de agua endulzada de manera artificial), siempre preferían el azúcar. Cuando se les inyectaba de manera intravenosa dosis cada vez más altas de cocaína, justo por debajo de la cantidad que les generaría ataques, seguían optando por el agua azucarada.

Piénsalo. Las ratas prefirieron el equivalente de una Coca-Cola de dieta a una inyección de cocaína intravenosa. La dulzura azucarada (en este caso creada por los endulzantes artificiales) tiene un efecto más fuerte incluso que la heroína, que es mucho más adictiva que la cocaína. Otros estudios que compararon azúcar de mesa con cocaína encontraron los mismos resultados, incluyendo uno realizado en el Connecticut College, que mostró que las ratas alimentadas con galletas Oreo tenían una actividad significativamente mayor en el centro del placer de sus cerebros que aquellas a las que inyectaban con cocaína o morfina. Y, sí, es un estudio con animales, y las ratas y los seres humanos son distintos, pero los mismos tipos de resultados se han encontrado en estudios realizados en seres humanos.

Como acabo de explicar, estamos fuertemente condicionados a buscar placer y recompensa. Es un mecanismo de supervivencia. En cualquier momento tenemos acceso a alimentos dulces o grasosos muy atractivos para el paladar, estamos programados para comer grandes cantidades y almacenar el exceso de calorías como grasa abdominal para mantenernos durante tiempos de escasez que puedan venir en el futuro. Eso es lo que tu cuerpo está programado para hacer; el problema es que la escasez para la que estamos almacenando nunca llega. La epidemia de la diabesidad en realidad es sólo una respuesta biológica normal a los estímulos de nuestro medio ambiente anormal. Lo que nos salvó cuando éramos cazadores-recolectores, ahora nos está matando.

Probablemente te estés preguntando por qué no tenemos un mecanismo de control integrado que le diga al cerebro que hemos comido suficiente comida. Sí lo tenemos. El freno natural de tu cuerpo sobre el hambre es una hormona producida por tus células grasas llamada *leptina*. Por desgracia, en muchos de nosotros, el freno natural ha sido alterado.

Dos cosas malas suceden cuando tu biología es dañada por el azúcar y los alimentos procesados. Primero, tu cuerpo se vuelve *resistente a la insulina*, así que tienes que bombear cada vez más insulina en un intento por mantener normal el azúcar en la sangre. La insulina es una hormona poderosa para el almacenamiento de la grasa, una hormona que anima a tu cuerpo a guardar grasa abdominal peligrosa.

Segundo, te vuelves *resistente a la leptina*. Eso significa que, sin importar qué cantidad produzca tu cuerpo de esta fabulosa hormona supresora del apetito, tu cerebro no puede leer las señales. Es "resistente", o está adormecido, a las señales de la leptina. Pero, espera… se pone peor.

Niveles altos de insulina producidos a partir de todo el consumo de azúcar y fructosa (de sirope de maíz de alto contenido en fructosa y otros azúcares) bloquean las señales de la leptina en tu cerebro, así que tu cuerpo cree que se está muriendo de hambre incluso después de una Big Mac, papas fritas y un refresco grande. ¿Alguna vez te preguntaste cómo era posible que siguieras teniendo hambre justo después de una comida abundante? Es la elevación de la insulina y la resistencia de la leptina. Así es como el azúcar y la comida chatarra secuestran a la química de tu cerebro y tu metabolismo.

Por desgracia, la historia no termina aquí. La fructosa (en su mayoría proveniente de sirope de maíz de alto contenido en fructosa) es absorbida directamente por tu intestino y llega al hígado sin pasar a través de los controles normales con los que tiene que lidiar la glucosa. La insulina es necesaria para llevar la glucosa a las células, pero la fructosa es bombeada directamente al hígado. Esto enciende la *lipogénesis*, el mecanismo que convierte el azúcar directamente en grasa. Piensa en el hígado graso. Piensa en el foie gras… no en un ganso, sino en *ti*.

Un hígado graso es un hígado inflamado. Esto, a su vez, ocasiona aún más resistencia a la insulina. Tus células se adormecen bajo los efectos de la insulina, pero tu cuerpo desea desesperadamente llevar el azúcar a las células. Entonces, el cuerpo bombea más insulina, creando más grasa abdominal e inflamación. Esto es la causa de la mayoría de los ataques cardíacos e infartos, muchos tipos de cáncer e incluso demencia. De hecho, *la resistencia a la insulina es en sí misma la causa del envejecimiento.*

EL CENTRO DEL PLACER: EL PODER DEL AZÚCAR

Caloría por caloría, el azúcar es diferente de otras calorías que provienen de las proteínas, las grasas y los carbohidratos no almidonados como las verduras de hoja. Como has visto, revuelve todos tus controles normales del apetito. Así que consumes cada vez más, haciendo que tu metabolismo la convierta en grasa abdominal letal. No cabe duda: Según cualquier definición, el azúcar es una toxina. Paracelso, el gran médico filósofo dijo: *"La dosis hace el veneno"*. Todos estamos en un nivel de sobredosis, con un consumo de veintidós cucharaditas de azúcar al día por persona en Estados Unidos.

¿Recuerdas el estudio de los batidos? El azúcar enciende el centro del placer en el cerebro y libera dopamina, el químico que hace que "te sientas bien". Funciona en las mismas partes del cerebro que la cocaína o la heroína, pero es mucho peor. Cuando los investigadores realizan una estimulación eléctrica directa en los centros de recompensa de los cerebros de las ratas, siguen sin poder competir con el agua azucarada. La cocaína enciende sólo una parte del cerebro, ¡mientras que el azúcar lo enciende como si fueran fuegos artificiales en el Día de la Independencia!

Los estudios que escanean el cerebro en los seres humanos encuentran lo mismo. Comer (o incluso ver fotografías de) comida chatarra y alimentos procesados enciende el cerebro como la heroína. Las personas dicen que suben de peso con tan sólo mirar una dona. De hecho, puede que tengan razón, porque el cuerpo bombea insulina en respuesta incluso a la *idea* de algo dulce.

Cuando sigues "usando" azúcar y alimentos procesados, tus receptores de dopamina disminuyen. Eso significa que necesitas cada vez más sustancia adictiva para generar la misma cantidad de placer. Esta dinámica se llama tolerancia y explica por qué alguien que bebe poco o de manera ocasional, como yo, puede sentir efectos significativos con una sola bebida alcohólica, mientras que alguien que bebe mucho o que es alcohólico puede necesitar beber un quinto de galón de vodka para sentirse apenas mareado.

Cuando los adictos a la comida tratan de "dejarla" sin el apoyo adecuado, tienen síntomas de abstinencia que duran hasta siete días, incluyendo náuseas, dolores de cabeza, temblores, desorientación, fatiga, antojos, irritabilidad, perturbación del sueño y pesadillas. (No te preocupes, esos síntomas son mucho menos difíciles y duran menos tiempo cuando sigues la Dieta de *detox* en 10 días).

Para muchos, ni siquiera un bypass gástrico puede superar esta adicción. Un paciente mío bajó 200 libras con un bypass gástrico y volvió al camino de la obesidad a través de un flujo constante de M&M's. Con demasiada frecuencia, el bypass gástrico fracasa porque no arregla la biología subyacente de la adicción a la comida.

El caso especial del sirope de maíz de alto contenido en fructosa

En su libro *Fat Chance*, el Dr. Robert Lustig llama a la fructosa "la toxina" porque es cualitativamente distinta de otros azúcares. Cuando la fructosa se presenta de manera natural, como en el caso de la fruta, con fibra y otros nutrientes, y cuando no se consume en cantidades excesivas, está bien. Pero, saca la fructosa del maíz, arrójala en un nuevo guiso de fructosa "libre" que incluye de 55 a 75 por ciento del sirope de maíz de alto contenido en fructosa de los refrescos (el azúcar de mesa es 50/50 fructosa y glucosa) y tienes el desastre de la epidemia de la obesidad.

El sirope de maíz de alto contenido en fructosa que se encuentra en la mayoría de los refrescos es peor que el azúcar normal, a pesar de la propaganda de la campaña multimillonaria de la Asociación de Refinadores de Maíz que han renovado la imagen del sirope de maíz de alto contenido en fructosa como "azúcar de maíz" natural. La fructosa no proporciona el mismo control de retroalimentación en el apetito que el azúcar normal, lo cual hace que la adicción sea peor. De hecho, esto conduce a un bloqueo de las hormonas que controlan el apetito, en especial la *leptina*, la hormona que le dice a tu cerebro que estás lleno. Así es que sigues comiendo y comiendo, con un antojo tras otro, y tu cuerpo piensa que te estás muriendo de hambre aunque te estés ahogando en calorías. El sirope de maíz de alto contenido en fructosa es la fuente de calorías número uno de nuestra dieta. Como extra, este sirope a menudo contiene mercurio como producto secundario del procesamiento.

Nuevas investigaciones realizadas por el Dr. Bruce Ames, profesor emérito de bioquímica y biología molecular de la Universidad de California, Berkeley, demuestran que la fructosa libre en el sirope de maíz de alto contenido en fructosa provoca intestino agujereado. Las uniones pequeñas tipo lego llamadas uniones estrechas mantienen juntas a las células del recubrimiento intestinal. Dichas uniones requieren energía para mantenerse juntas. Cuando comes o bebes sirope de maíz de alto contenido en fructosa, se necesita más energía para ser reabsorbida en el cuerpo que azúcar normal, lo cual vacía el suministro de energía del recubrimiento intestinal, de manera que dichas uniones se debilitan. Las proteínas de los alimentos y las toxinas de las bacterias entonces "se cuelan" en el torrente sanguíneo a través de la pared de los intestinos, haciendo que tu sistema inmunológico entre en acción y produzca una inflamación del sistema completo. La inflamación, a su vez, genera más resistencia a la insulina, aumento de peso y diabetes.

Como ves, el sirope de maíz de alto contenido en fructosa *no* es sólo como azúcar normal. Tiene efectos peligrosos en el cuerpo que generan más inflamación, obesidad y diabetes y más adicción.

CALORÍAS DE AZÚCAR LÍQUIDA (ALIAS MUERTE LÍQUIDA): POR QUÉ SON DISTINTAS DEL AZÚCAR NORMAL

¿Recuerdas el estudio de las ratas? Nos mostró que el agua endulzada con azúcar (ya sea endulzada con sirope de maíz de alto contenido en fructosa o endulzantes artificiales) es ocho veces más adictiva que la cocaína. Y reveló que, aún más que la comida chatarra, la comida rápida o los carbohidratos procesados como el pan, la pasta o las papas fritas, las bebidas endulzadas tienen propiedades superadictivas. Mientras que la comida normal azucarada o almidonada causa antojos y adicción, las cosas líquidas causan aún más estragos.

Es fácil no notar todas esas calorías vacías escondidas en las bebidas dulces. Las bebidas no te llenan, razón por la cual, si incluyes bebidas endulzadas con azúcar y con endulzantes artificiales, terminas comiendo más calorías totales en el día. Son fáciles de consumir sin pensar al respecto; se denomina consumo pasivo. Después de todo, son sólo bebidas. Pero se acumulan rápido y desplazan comida verdadera de tu dieta. Además, las bebidas endulzadas artificialmente, aumentan tus antojos, llevándote a comer más comida a lo largo del día.

El azúcar líquida se absorbe muy rápido, elevando la insulina y el azúcar en la sangre y llevando fructosa a tu hígado, detonando una cascada de eventos que ocasionan aumento de peso y más antojos. Cuando la insulina alcanza el máximo nivel y el azúcar en la sangre baja, tu cuerpo lo ve como una emergencia que pone en riesgo la vida, así es que te ves obligado a buscar tu siguiente dosis de azúcar.

No es sólo de los refrescos de lo que tenemos que preocuparnos, sino también de las bebidas deportivas, tés y cafés endulzados, bebidas energéticas, bebidas de frutas y cientos de bebidas azucaradas más.

Onza por onza, el jugo de naranja tiene más azúcar que la cola. Si consumes esas bebidas altamente endulzadas, tus papilas gustativas se adaptan a la dulzura de gran intensidad y otros alimentos naturales y verdaderos como las verduras y las frutas saben insípidos y aburridos.

El 90 por ciento de los niños y el 50 por ciento de la población de Estados Unidos toma refrescos una vez al día. Billones de latas de Coca-Cola se consumen diariamente alrededor del mundo. En una revisión de toda la investigación relevante, los científicos descubrieron que la causa número uno de obesidad son las bebidas endulzadas con azúcar. Una lata de refresco al día incrementa las probabilidades de que un niño padezca obesidad en un 60 por ciento y en un estudio de más de 900,000 mujeres se descubrió que un refresco al día incrementa el riesgo de padecer diabetes en un 82 por ciento.

Una mujer joven con ocho hijos de Nueva Zelanda tenía un mal hábito por la Coca-Cola. La mató. Bebía 2.2 galones al día o 2 libras de azúcar y 900 miligramos de cafeína. Los reportes de la autopsia mostraron que murió de hígado graso y daño al corazón a causa de la Coca-Cola. Aunque la Asociación Americana de Bebidas quiere que pensemos de otro modo, las bebidas endulzadas con azúcar son un importante contribuyente a nuestro gran problema de gordura.

Considerando que el 15 por ciento de nuestras calorías provienen de bebidas endulzadas, eliminarlas es una manera fácil de mejorar drásticamente tu salud. Un paciente mío bajó setenta y cinco libras sólo con cobrar conciencia y eliminar las calorías del azúcar líquida.

¿POR QUÉ NO CAMBIAR A ENDULZANTES ARTIFICIALES?

Los refrescos y las bebidas de dieta te engordan y ocasionan diabetes tipo 2.

Espera, ¿los refrescos de dieta hacen que las personas estén gordas? ¿De verdad? ¿Cómo?

Si bajar de peso consistiera sólo en calorías, entonces, consumir bebidas de dieta parecería una buena idea. Eso es exactamente lo que Coca-Cola quiere que creamos, a juzgar por sus campañas de anuncios que subrayan sus esfuerzos por combatir la obesidad. (Y los demás gigantes de la comida que fabrican bebidas de dieta tienen la misma propaganda). La Coca-Cola promueve orgullosamente el hecho de que tiene 180 bebidas bajas en calorías o sin calorías y que ha reducido las ventas de bebidas azucaradas en las escuelas en un 90 por ciento.

¿Eso es bueno? No lo creo. De hecho, puede ser *peor* tomar refresco de dieta que refresco normal. Un estudio de catorce años realizado en 66,118 mujeres, publicado en el *American Journal of Clinical Nutrition* [Revista Americana de Nutrición Clínica] (y apoyado por muchos estudios previos y posteriores), descubrió algunos hechos aterradores que deberían hacer que todos dejemos las bebidas y los productos de dieta:

- Los refrescos de dieta elevaron el riesgo de padecer diabetes más que los refrescos endulzados con azúcar.
- Las mujeres que bebían un refresco de dieta de doce onzas a la semana tenían un 33 por ciento más riesgo de padecer diabetes tipo 2 y las mujeres que bebían un refresco de veinte onzas a la semana tenían un 66 por ciento más riesgo.
- Las mujeres que bebían refrescos de dieta bebían el doble que las que tomaban refrescos endulzados con azúcar porque los endulzantes artificiales son más adictivos que el azúcar normal.
- El consumidor promedio de refrescos de dieta bebe tres bebidas al día.

Déjame esbozar algunas otras de las maldades de los endulzantes artificiales, sólo por si aún no te has convencido:

- Los endulzantes artificiales son de cientos a miles de veces más dulces que el azúcar normal y activan más que cualquier otra sustancia tu preferencia programada genéticamente de alimentos dulces.

- Los endulzantes artificiales engañan a tu metabolismo para que piense que el azúcar está en camino. Esto ocasiona que tu cuerpo bombee insulina, la hormona de almacenamiento de la grasa, lo cual ocasiona más grasa abdominal.

- Los endulzantes artificiales confunden y hacen más lento tu metabolismo, de modo que quemas menos calorías cada día. Hacen que estés más hambriento y ocasionan que tengas más antojos de azúcar y carbohidratos almidonados, como pan y pasta.

- En estudios realizados en animales, las ratas que consumían endulzantes artificiales comieron más comida, su fuego metabólico y termogénesis se hicieron más lentos y acumularon un 14 por ciento más de grasa corporal en tan sólo dos semanas, incluso si consumían menos calorías totales que las ratas que comían alimentos endulzados con azúcar normal.

La conclusión es que no hay paseo gratis. Las bebidas de dieta no son buenos sustitutos para las bebidas endulzadas con azúcar. Incrementan los antojos, el aumento de peso y la diabetes tipo 2. Y son adictivas.

LA SALIDA

La evidencia de adicción biológica es abrumadora. Tal vez estés diciendo: "No, yo no... Puedo controlar mi manera de comer. Puedo controlar comer un poco de azúcar o de galletas. En realidad no está afectando tanto mi vida".

Eso se llama negación. La adicción a la comida afecta a más que a unas cuantas de las personas que padecen obesidad mórbida. Afecta a casi todos los que padecen sobrepeso o que han luchado por controlar su comportamiento con la comida, sus antojos y su apetito. Los criterios para diagnosticar el abuso de sustancias en el DSM-V (manual de psiquiatría) corresponden exactamente a las características de comportamiento de la adicción a la comida, las cuales incluyen:

1. Tolerancia, la necesidad de elevar las cantidades de la sustancia para sentir algo (necesitar cada vez más para sentirte bien).
2. Síntomas de abstinencia por no consumir la sustancia.
   Ingerir cantidades más grandes o durante un periodo mayor que el previsto (atracón).
3. Deseo persistente e intentos no exitosos para eliminar la sustancia (culpa y vergüenza).
4. Pasar mucho tiempo para obtener la sustancia, usar la sustancia y recuperarse de sus efectos.
5. Reducir o abandonar actividades sociales, laborales o recreativas.
   Continuar el uso a pesar de ser consciente de los problemas físicos o psicológicos persistentes que resultan como consecuencia.

¿Hay salida de la adicción? ¿Una forma de liberarte del control que la comida procesada y el azúcar ejercen en tu comportamiento y en tu bienestar?

Sí. Si podemos estar de acuerdo en que hay una adicción biológica, entonces, la única solución es desintoxicarse para romper el círculo. Intenta pedirle a un adicto a la cocaína o a la heroína que "elimine" la sustancia. Olvídalo. Desearía que no fuera así, pero simplemente soy el mensajero de la ciencia de la adicción a la comida. Por eso decidí escribir este libro: para darles a las personas herramientas poderosas para desintoxicarse sin dolor del azúcar y de los alimentos procesados y reiniciar y recuperar la salud de su cuerpo.

2

Liberarse de la comida

Nunca pensé que podría hacerlo… pasar una semana sin café, sin chocolate, sin vino, sin queso, etc. Pero sabía que tenía que hacer un cambio drástico y necesitaba un empujón inicial. Tenía mucho sobrepeso, colesterol alto, prediabetes y tristeza. Ha sido un regalo maravilloso. No estoy diciendo que no sigo pensando en esos alimentos, pero no me consumen y siento que por fin tengo el control. Antes de esta desintoxicación, pasaba cada minuto libre culpándome por mis decisiones alimenticias y por cómo me veía y me sentía. Ahora, estoy celebrando mis logros (he bajado doce libras y tengo un rango normal de glucosa en ayunas) y me siento llena de poder. No obstante, el mayor regalo es que finalmente he salido de la "niebla de los alimentos" en la que he estado durante años. Me siento clara, despierta y alerta. Cuando paso tiempo con mis hijos, me siento presente y comprometida, lo cual es una bendición para todos nosotros. Este viaje es sólo el comienzo y tengo un largo camino por recorrer y mucho que aprender, pero nunca antes he estado tan emocionada ni tan enormemente agradecida.

–KELLY ARONSON

Es momento de recuperar el control. No más culpas. No más luchas emocionales ni acosarte (sin provecho) con fuerza de voluntad. Necesitas usar ciencia, no fuerza de voluntad. Con este programa, vas a descubrir las herramientas científicamente comprobadas para desintoxicar tu cuerpo y tu mente y para liberarte –de una vez por todas– del yugo de la adicción a la comida.

La clave de la desintoxicación no sólo es suspender todos los alimentos y sustancias adictivos de golpe (lo cual es necesario), sino reemplazarlos de inmediato con hábitos de vida y alimentos específicos que equilibran las hormonas y sanan el cerebro. Este programa desintoxica más que sólo tu cuerpo: Te vamos a dar la oportunidad de desintoxicar (y reiniciar) toda tu vida. Vamos a atender todas las causas de raíz del aumento de peso, la diabetes y las enfermedades crónicas, empezando por la herramienta más poderosa de todas: tu mente.

ARREGLAR NUESTRAS IDEAS SOBRE LA GORDURA

El mayor reto que estás enfrentando no es la circunferencia de tu cintura ni tu peso. No es tu abdomen. Es tu cerebro. Para perder peso y sanar, es fundamental cambiar tu manera de pensar con respecto a la comida de tal suerte que hagas que tu mente trabaje con tu cuerpo, no contra él.

Si quieres perder peso, primero necesitas perder las ideas que te mantienen atorado en un círculo interminable de dietas yo-yo. Necesitas dejar ir las creencias e ideas que sabotean tu meta de lograr una pérdida de peso permanente y una salud vibrante. Pensar como siempre has pensado sólo te conducirá a más de lo mismo.

La Dieta *detox* en 10 días de la solución del azúcar en la sangre irá en contra de mucho de lo que te han dicho. Eso se debe a que la gran mayoría de los médicos y nutriólogos convencionales están muy equivocados en lo que respecta a bajar de peso. Enfrentémoslo: Si sus consejos fueran buenos y realizables, ya seríamos delgados y saludables.

Pero, como regla general, no es así. Y los mensajes de los principales medios de comunicación a menudo confunden las cosas todavía más. Así es que, antes de que empieces esta desintoxicación, quiero echar por tierra algunos mitos comunes que nos mantienen gordos y enfermos.

MITO #1: TODAS LAS CALORÍAS SE CREAN IGUAL

Toma por ejemplo un salón de clases de sexto grado. Muéstrales una imagen de 1,000 calorías de brócoli y 1,000 calorías de refresco. Pregúntales si tienen el mismo efecto en nuestro cuerpo. Su respuesta unánime será: "¡NO!" Todos sabemos intuitivamente que cantidades iguales de calorías de refresco y brócoli no pueden ser iguales en términos nutricionales. Pero, como dijo Mark Twain: "El problema con el sentido común es que no es tan común".

Imagino que por eso los médicos, nutriólogos y nuestro gobierno, la industria de la comida y los medios de comunicación siguen promoviendo de manera activa la idea pasada de moda y reprobada por la ciencia de que todas las calorías se crean igual. Sí, esa idea muy desgastada –que dice que, bajarás de peso siempre y cuando quemes más calorías de las que consumes– está terriblemente equivocada.

La primera ley de la termodinámica de Newton afirma que la energía de un sistema aislado es constante. En otras palabras, en un laboratorio, o "sistema aislado", 1,000 calorías de brócoli y 1,000 calorías de refresco, de hecho, son lo mismo. No estoy diciendo que Newton esté equivocado al respecto. Es verdad que al quemarlas en un escenario de laboratorio, 1,000 calorías de brócoli y 1,000 calorías de refresco liberarían la misma cantidad de energía.

Pero, lo siento, señor Newton, su teoría de la termodinámica no se aplica a sistemas vivos, que respiran y digieren. Cuando comes, la parte de la ecuación del "sistema aislado" se va por la ventana. La comida interactúa con tu biología, un sistema de adaptación complejo que instantáneamente transforma cada bocado.

Para ilustrar cómo funciona esto, sigamos 750 calorías de refresco y 750 calorías de brócoli una vez que entran a tu cuerpo. Primero, el refresco: 750 calorías es la cantidad que hay en un Big Gulp del 7-Eleven, que es 100 por ciento azúcar y contiene 186 gramos, o 46 cucharaditas, de azúcar. Ésos son considerados los "usuarios pesados".

Tu intestino rápidamente absorbe los azúcares libres de fibra que hay en el refresco, la fructosa y la glucosa. La glucosa eleva tu azúcar en la sangre, iniciando un efecto dominó de insulina alta y una cascada de respuestas hormonales que ponen en marcha una mala bioquímica. La insulina alta incrementa el almacenamiento de grasa abdominal, aumenta la inflamación, eleva los triglicéridos y disminuye el HDL, aumenta la presión, disminuye la testosterona en los hombres y contribuye a la infertilidad en las mujeres.

Tu apetito aumenta debido al efecto de la insulina en la química de tu cerebro. La insulina bloquea la hormona que controla el apetito, la leptina. Te vuelves más resistente a la leptina, así es que el cerebro nunca obtiene la señal de "estoy lleno". En cambio, piensa que te estás muriendo de hambre. Tu centro de recompensas basado en el placer se detona, haciendo que consumas más azúcar y poniendo en marcha tu adicción.

La fructosa empeora las cosas. Va directo al hígado, donde comienza a fabricar grasa, que genera más resistencia a la insulina y ocasiona niveles crónicamente elevados de insulina en la sangre, lo cual lleva a tu cuerpo a almacenar todo lo que comes en forma de peligrosa grasa abdominal. También generas un hígado graso, el cual ocasiona más inflamación. La inflamación crónica ocasiona más aumento de peso y diabesidad. Cualquier cosa que ocasione inflamación empeorará la resistencia a la insulina. Otro problema con la fructosa es que no envía retroalimentación informativa de vuelta al cerebro, enviando la señal de que una carga de calorías acaba de entrar al cuerpo. Tampoco reduce la ghrelina, la hormona del apetito que por lo general se reduce cuando comes comida de verdad.

Ahora puedes ver qué tan fácil 750 calorías de refresco pueden crear un caos químico. Además, el refresco no contiene fibra, vitaminas, minerales ni fitonutrientes que te ayuden a procesar las calorías que estás consumiendo. Son calorías "vacías", desprovistas de cualquier valor nutricional. Pero están "llenas" de problemas. Tu cuerpo no registra el refresco como comida, así es que comes más todo el día. Además, tus papilas gustativas están secuestradas, de modo que cualquier cosa que no sea superdulce, no te sabe muy bien que digamos.

¿Crees que estoy exagerando? Elimina toda el azúcar durante una semana y luego come una taza de moras azules. Superdulces. Pero come esas mismas moras azules después de un atracón de refresco y te sabrán insípidas y aburridas.

Ahora veamos las 750 calorías del brócoli. Como con el refresco, esas calorías están compuestas, principalmente (aunque no por completo) de carbohidratos... pero vamos a aclarar lo que eso significa con exactitud, porque las características diversas de los carbohidratos se sumarán de manera significativa al contraste que estoy a punto de ilustrar.

Los carbohidratos son compuestos basados en plantas formados de carbón, hidrógeno y oxígeno. Vienen en muchas variedades, pero técnicamente todos son azúcares o almidones, que se convierten en azúcar en el cuerpo. La diferencia importante es cómo afectan tu azúcar en la sangre. Los carbohidratos altos en fibra, bajos en azúcar, como el brócoli, se digieren lentamente y no conducen a elevaciones de la insulina y el azúcar en la sangre, mientras que el azúcar de mesa y el pan son carbohidratos que se digieren rápidamente y elevan tu azúcar en la sangre. En eso radica la diferencia. Los carbohidratos lentos como el brócoli curan en lugar de dañar.

Esas 750 calorías de brócoli corresponden a 21 tazas y contienen 67 gramos de fibra (el estadounidense promedio consume de 10 a 15 gramos de fibra al día). El brócoli es 23 por ciento proteínas, 9 por ciento grasa y 68 por ciento carbohidratos, o 510 calorías de carbohidratos. El "azúcar" que hay en 21 tazas de brócoli es el equivalente de sólo

1.5 cucharaditas; el resto de los carbohidratos son del tipo de bajo índice glicémico que se encuentran en las verduras sin almidón y se absorben muy lentamente.

Sin embargo, ¿las 750 calorías del brócoli realmente son iguales que las 750 calorías del refresco? Respuesta de kínder: "¡Para nada!" Entonces, ¿por qué todos pensamos que es cierto y por qué organizaciones gubernamentales e independientes importantes se han creído esta tontería?

Vamos a echar un vistazo más de cerca a lo diferentes que son en realidad estos dos tipos de calorías.

Primero, no serías capaz de comer 21 tazas de brócoli, porque no te cabrían en el estómago. Pero, suponiendo que pudieras, ¿qué sucedería? Contienen tanta fibra que en realidad se absorberían muy pocas calorías. Las que se absorberían, lo harían muy lentamente. No habría elevación de la insulina ni del azúcar en la sangre, no habría hígado graso, no habría caos hormonal. Tu estómago se distendería (lo cual no sucede con el refresco; ¡la hinchazón por el gas no cuenta!) y enviaría señales al cerebro para indicar que estás lleno. No se encendería el centro de recompensas de la adicción del cerebro. También obtendrías muchos beneficios adicionales que optimizan tu metabolismo, bajan tu colesterol, reducen la inflamación y aumentan la desintoxicación. Los fitonutrientes del brócoli (glucosinolatos) aumentan la capacidad de tu hígado de desintoxicarse de químicos ambientales y el flavonoide kaempferol es un poderoso antiinflamatorio. Además, el brócoli contiene niveles altos de vitamina C y folato, que protegen contra el cáncer y las enfermedades cardíacas. Los glucosinolatos y sulforofanos del brócoli cambian la expresión de tus genes para ayudarte a mantener en equilibrio tus hormonas sexuales, reduciendo el cáncer de mama y otros tipos de cáncer.

Lo que estoy tratando de ilustrar aquí (y probablemente ésta sea la idea más importante de todo el libro) es que **no todas las calorías se crean igual**. El mismo número de calorías de distintos tipos de alimentos puede tener diferentes efectos biológicos.

Algunas calorías son adictivas, otras curan, algunas engordan, algunas mejoran el metabolismo. Esto se debe, como leerás en el Mito #2 que está a continuación, a que la comida no sólo contiene calorías, contiene información. Cada bocado de la comida que comes transmite una serie de instrucciones codificadas a tu cuerpo, instrucciones que pueden crear salud o enfermedad.

Entonces, ¿qué vas a querer, un Double Gulp o una buena porción de brócoli?

Los refrescos y la diabetes

Si sigues creyendo que una caloría es sólo una caloría, tal vez este estudio te convenza de lo contrario. En un estudio realizado en 154 países que analizó la correlación entre calorías, azúcar y diabetes, los científicos encontraron que añadir 150 calorías al día a la dieta elevaba muy poco el riesgo de diabetes en la población, pero, si esas 150 calorías provenían de refresco, el riesgo de diabetes se elevaba un 700 por ciento.

MITO #2: NO PUEDES LUCHAR CONTRA LA GENÉTICA

Es fácil pensar que tu biología es una lotería. Tienes ese gen de la gordura, ese gen de la diabetes. No hay mucho que puedas hacer al respecto. Tus padres tienen sobrepeso, tus abuelos tienen sobrepeso y la diabetes se encuentra en tu familia. Bien podrías tirar la toalla.

La buena noticia es que hemos decodificado el genoma humano. Los científicos han estudiado el genoma con la esperanza de encontrar la llave mágica de la obesidad y la diabetes. La mala noticia es que no encontraron nada que fuera muy útil para el sobrepeso que tenemos.

En la población general, hay treinta y dos genes asociados con la obesidad. Por desgracia, son responsables únicamente del 9 por ciento de los casos de obesidad. Aunque tuvieras todos los treinta y dos genes de la obesidad, nada más subirías alrededor de veintidós libras de peso. Nuestros genes sólo cambian un 2 por ciento cada 20,000 años. Dado que la obesidad (no sólo tener sobrepeso) ha aumentado de 9 por ciento a 36 por ciento desde 1960, y se prevé que se eleve al 50 por ciento para 2050 si las tendencias actuales continúan, otra cosa que no es la genética tiene que ser la culpable.

En realidad, probablemente son muchas cosas. En los últimos 10,000 años, nuestro suministro de comida ha cambiado de manera radical, con un aumento del consumo de azúcar de veinte cucharaditas al año a veintidós cucharaditas al día. Las toxinas (que sabemos ocasionan obesidad y, por tanto, se denominan *obesógenos*) han inundado el entorno. La flora de nuestros intestinos se vuelve tóxica debido a nuestra dieta alta en azúcar, alta en grasa y baja en fibra. Y esto ha generado una enorme elevación en la "microobesidad", un aumento de peso debido a bacterias inflamatorias de los intestinos. El déficit de sueño (los estadounidenses duermen dos horas menos por noche de lo que dormían hace cien años) y los virus que causan obesidad también se han visto implicados. Y, además, está la presión social: Imitamos el comportamiento de las personas de nuestra red social. La investigación demuestra que es más probable que tengamos sobrepeso si nuestros amigos tienen sobrepeso que si lo tienen nuestros padres. Los lazos sociales que nos conectan pueden ser más importantes que los genéticos. Hay cientos de razones, pero la menos importante es la genética.

Sí, estamos programados para amar el azúcar y la grasa. Estamos programados para almacenar grasa abdominal en respuesta al azúcar para que podamos sobrevivir en el invierno cuando la comida escasee. Los genes desempeñan un papel, pero son el menor contribuyente a la epidemia de la obesidad mórbida y la diabetes que estamos enfrentando a nivel global. Cuando viajé por China hace treinta años, vi una sola mujer con sobrepeso… e iba en bicicleta. La diabetes tipo 2 era casi desconocida. Ahora China tiene la mayor cantidad de diabéticos del mundo y uno de cada cinco chinos padece diabetes tipo 2. Los indios pima no padecían obesidad, diabetes ni enfermedades crónicas hace cien años; ahora son el segundo grupo más obeso del mundo (después de los samoanos). Ocho por ciento tienen diabetes tipo 2 para cuando cumplen treinta años.

Tal vez la noticia más importante en lo que respecta a los genes y el peso es ésta: **Puedes poner a dieta tus genes y programarlos para bajar de peso y estar saludable**. Sí, escuchaste bien. No puedes intercambiar los genes que has heredado, pero literalmente puedes *reprogramar* a tus genes para que te ayuden a adelgazar y estar saludable.

¿Cómo? Muy fácil. A través de la comida.

Como mencioné antes (y lo volveré a mencionar, porque considero que éste es quizá el mayor descubrimiento médico de este siglo), la comida no sólo contiene calorías o energía que pone en marcha nuestras células; *la comida contiene información*. Es el mecanismo de control que regula casi todas las reacciones químicas de nuestro cuerpo al comunicar instrucciones a nuestros genes, diciéndoles si deben subir o bajar de peso y encendiendo los genes que crean enfermedades o que promueven la salud. Es la revolucionaria ciencia de la *nutrigenómica*.

Con cada bocado de comida, estás enviando mensajes directos a tus genes, lo cual controla la producción de todas las proteínas de tu cuerpo. Y las proteínas (hormonas, neurotransmisores y todo tipo de mensajeros químicos) son precisamente lo que controla tu metabolismo, tu apetito y tu salud.

¡Cuando lo piensas de esta manera, de repente, elegir los alimentos adecuados parece muy fácil! Todo se reduce a calidad. **Naturales, reales y frescos**: Ésas son las tres palabras clave que necesitas saber en lo que respecta a elegir alimentos para programar tus genes para bajar de peso y tener salud. Todo lo demás debería ser considerado como "no alimento".

Piensa en ti como un *calidadariano*. En los próximos diez días (y esperemos que durante mucho tiempo más), tu dieta estará llena de alimentos reales, naturales, frescos y de calidad para poner a dieta tus genes y hacer que las libras desaparezcan.

Epigenética: Una arruga en la historia de los genes

Sabemos que no puedes modificar tu código genético. Pero también sabemos que puedes cambiar la manera en que funcionan tus genes, cuáles se activan o se quedan en silencio según lo que comes. Nuevas investigaciones han descubierto una forma de encender y apagar los genes o de afectar su funcionamiento. Esta ciencia se llama epigenética.

Tienes 8 billones de letras en tu código genético o "libro de vida". ¡Qué libro tan grande! El código no cambia, pero lo que cambia es qué letras "se leen" según estímulos del exterior, lo cual se inicia en el vientre materno. El medio ambiente creado para ti en el útero (los alimentos, el estrés y las toxinas a las que tu madre está expuesta) determinará de qué manera tus genes se disponen para la vida. Esta "lectura" o esta manera en que están marcadas las páginas es la forma en que la epigenética determina mucho de lo que sucede durante tu vida. Si tu madre comía azúcar y comida chatarra y tenía deficiencia de vitaminas y minerales, los mensajes del azúcar y las deficiencias nutricionales se programarán en tus genes e incrementarán el riesgo de que padezcas obesidad y diabetes.

Lo que es peor es que esos cambios se pueden transmitir a tu descendencia. Así que lo que comió tu abuela durante su embarazo y a qué toxinas estuvo expuesta influirá en tus genes y en los genes de tus nietos, así como en el riesgo de padecer enfermedades. Sin embargo, como sucede con un círculo de abuso familiar, este círculo se puede romper.

Cambiar a comida de verdad, optimizando tu estatus de nutrientes y disminuyendo la carga de toxinas ambientales, te puede ayudar a reprogramar tus genes en esta vida. Puedes cambiar las marcas que has puesto en tu libro de vida de tal manera que tu cuerpo, de manera consistente, esté leyendo instrucciones de los capítulos de la delgadez y la salud, no de los de la gordura y la enfermedad.

MITO #3: PUEDO USAR LA FUERZA DE VOLUNTAD PARA CONTROLAR MIS ANTOJOS

¿Durante cuánto tiempo puedes aguantar la respiración debajo del agua? Si te digo que uses tu fuerza de voluntad para aguantar la respiración durante quince minutos y que te daré un millón de dólares si lo haces, de cualquier manera, no hay forma de que lo puedas hacer. Estamos programados para ciertas necesidades: aire, agua, comida, sueño y sexo. Esas cosas son esenciales para nuestra supervivencia. Si eres adicto al azúcar y te digo que te resistas a la tentación de tus antojos mediante tu fuerza de voluntad, bien podría decirte que aguantes la respiración durante quince minutos. No va a funcionar.

Nadie *quiere* tener sobrepeso ni sufrir las consecuencias emocionales ni físicas de la diabetes y la obesidad. Pero la fuerza de voluntad simplemente no basta para superar el antojo de papas fritas, galletas, refrescos y más. Estamos frente a poderosos mecanismos bioquímicos creados por la adicción a la comida. La fuerza de voluntad es inútil cuando el azúcar y la comida chatarra industrial están a cargo de tu química cerebral.

La buena noticia es que romper con esas adicciones es más fácil de lo que podrías pensar… si sabes qué hacer. Y no se necesitan semanas ni meses. El simple hecho de seguir las instrucciones exactas de la Dieta de desintoxicación en 10 días reiniciará tu química cerebral y te devolverá el control sobre tu comportamiento alimenticio. No tienes que luchar para dejar ir tus antojos; tus antojos de manera natural te dejarán ir a ti.

Tu cuerpo es un instrumento extraordinario, algo maravilloso que cuando se sintoniza en la frecuencia adecuada toca las canciones más hermosas de bienestar, equilibrio, salud y energía. El truco consiste en sintonizar tu biología, sintonizar tus hormonas y sintonizar tu metabolismo para que todo toque en armonía. Cuando eso sucede (y en este programa así será), verás que tus antojos desaparecen rápidamente, por lo general en uno o dos días. Se necesita un poco de fe, pero por favor tenla. ¡Tu cuerpo sabe qué hacer!

Ésta ha sido una de las mejores experiencias de mi vida. Tengo confianza en que puedo lograr un peso normal y llegar a ser una chica grande y saludable. Sin sufrimiento. Romper con mis adicciones sin dolor ha sido realmente sorprendente. No sabía que podía hacerlo sin sentir hambre… y no puedo agradecerlo lo suficiente.

–DIANA STEUF

MITO #4: PUEDES SER SALUDABLE SI TIENES SOBREPESO

Hace poco, el descubrimiento de una investigación llegó a los titulares más importantes: "Nuevo estudio descubre que las personas con sobrepeso tienen tasas de mortalidad más bajas que las personas delgadas". Tonterías. Esto sirve para titulares sensacionalistas, pero analizar los hechos reales de éste y otros estudios ayuda a aclarar que tener sobrepeso afecta negativamente tu salud y tu longevidad de muchas maneras.

El estudio analizó cien estudios más que incluyeron a 2.88 millones de personas con más de 270,000 muertes. Quienes tenían sobrepeso basado en un IMC (índice de masa corporal) de 25 a 30 parecían tener un menor riesgo de muerte que quienes estaban más delgados, con un índice de masa corporal de 18.5 a 25. Sin embargo, quienes tenían obesidad, con un IMC de *más* de 30, tenían un riesgo de muerte mucho mayor. ¿El mensaje con el que te tienes que quedar es que deberías subir de peso para vivir más? Para nada.

Hay muchos problemas con el estudio. Incluyó a personas muy delgadas en el grupo de "peso normal", personas que con frecuencia están muy enfermas, como mi hermana, quien hace poco murió de cáncer y estaba esquelética al momento de morir. Las personas con enfermedades crónicas, en especial quienes tienen cáncer, mueren muy delgadas. De hecho, el riesgo más bajo de muerte estaba en el grupo con un IMC de 22 a 25.

Hay otros factores que también alteran este estudio. El índice de masa corporal no es responsable de cuánto peso corresponde a grasa corporal o a masa muscular. Shaquille O'Neal, uno de los mejores jugadores de básquetbol de la historia, tiene un IMC de 35 (lo cual se considera obesidad mórbida), pero es músculo no grasa. También puedes ser lo que yo denomino una persona delgada-gorda, con un índice de masa corporal bajo pero muy poco músculo; aunque tengas un peso normal, estás gordo por dentro. Si tienes brazos y piernas muy delgados y un gran abdomen, puede que tengas un peso normal, pero también que estés en riesgo de morir.

La única forma de relacionar peso con mortalidad es analizar la composición de músculo y grasa, así como los marcadores de enfermedad como presión alta, colesterol, nivel de azúcar en la sangre, insulina, inflamación y otros marcadores que muestran qué tan enfermo estás independientemente del peso.

Además, se trató de un estudio global, y es bien conocido que los asiáticos y las personas de la India del este pueden padecer diabetes con un peso corporal mucho más bajo. Así es que, aunque interesante, este estudio no demuestra nada significativo y, a todas luces, no sugiere que puedas cargar con un exceso de peso sin también cargar con un aumento en los riesgos de enfermedades crónicas y muerte prematura.

También hay investigaciones que dicen que, si tienes sobrepeso, pero estás en forma, tu riesgo de enfermedad es más bajo. Es cierto que estar en forma, tengas el peso que tengas, reduce el riesgo de enfermedades y muerte, pero fomentar los beneficios de estar gordo y en forma sólo le conviene a la industria alimenticia. De hecho, el Centro para la Libertad del Consumo, un grupo de la industria alimenticia y tabacalera, publicó un informe blanco sobre el "fraude de la obesidad". Los medios de comunicación y el gobierno liberales, dicen, les están haciendo un gran fraude a los estadounidenses. No estamos gordos, insisten, y la diabetes no está en aumento. ¡Por favor! Si eso es lo que crees, nada más date un paseo por tu centro comercial más cercano.

El Centro para la Libertad del Consumo es patrocinado por Coca-Cola, Monsanto, Philip Morris Kraft (que cambió su nombre a Altria para escapar de las percepciones negativas relacionadas con el cigarro y la comida chatarra que tenía la marca) y otros gigantes de la industria alimenticia, aunque en su página de Internet esconden a los patrocinadores porque temen el ataque de los activistas de la comida, esos militantes, terroristas que comen verduras. ¡Dios mío!

Ésas son las mismas compañías que promueven las maravillas de los pesticidas y apoyan la prohibición de fumar en lugares públicos. El grupo define su misión como un combate contra "el grupo cada vez mayor de policías de los alimentos, responsables del cumplimiento de las reglas en materia de atención médica, activistas militantes, burócratas metiches y radicales violentos que creen que saben lo que es mejor para ti, quienes están obstruyendo nuestras libertades básicas".

"No creas lo que ves", pregona el Centro para la Libertad del Consumo. El centro afirma que, contrario a toda la información observable, *no* somos un país de gordos. Son sólo esos fascistas de la comida que intentan confundirnos, incluyendo a expertos en nutrición y alimentos de Yale, Harvard e instituciones similares de segundo nivel. Lo más aterrador es que este grupo tiene más de 100,000 "me gusta" en Facebook.

¿Cuál es el consejo del grupo? "En vez de enfocarnos sólo en comida, debemos enfocarnos en la actividad física." ¿De verdad? Recuerda, tienes que correr cuatro millas todos los días durante una semana para quemar una comida rápida tamaño extra grande. Pero, por supuesto, *eso* no se ve por ningún lado en el reporte de este Centro.

Mi consejo es éste: No creas en los titulares sensacionalistas y no aceptes consejos de salud de grupos de la industria. Presta atención a la cuota que el exceso de peso está cobrándole a tu vitalidad. Porque lo que realmente nos demuestra un enorme volumen de literatura científica es que la obesidad viene con toda una serie de cambios y desequilibrios metabólicos que crean un fuego lento de prediabetes que a menudo conduce a enfermedades hechas y derechas.

Hay unas cuantas personas que pueden tener sobrepeso y estar saludables metabólicamente, pero son excepciones. La mayoría tiene grasa abdominal peligrosamente inflamada, partículas pequeñas de colesterol anormales (las que ocasionan ataques cardíacos), presión alta y niveles altos de insulina, lo cual ocasiona tanto resistencia a la insulina como a la leptina. Sus hormonas sexuales están afectadas y ocasionan disfunción sexual en los hombres e infertilidad, pérdida del cabello capilar y del vello facial, ciclos menstruales anormales y acné en las mujeres. Su sangre está inflamada y tiene más probabilidades de coagularse y ocasionar ataques cardíacos e infartos. Su riesgo de padecer cáncer de mama, colon, próstata, páncreas, hígado y riñón aumenta. Su exceso de peso sobrecarga sus articulaciones, ocasionando artritis y problemas de movilidad. Y muchos tienen depresión, problemas de memoria y "predemencia", todos ellos ocasionados por hormonas y una bioquímica alteradas por la grasa abdominal. De hecho, el Alzheimer se está denominando diabetes tipo 3.

Así es que no, no es prudente relajarte y pensar que estás bien con un poco de sobrepeso. Hazte análisis y descúbrelo de verdad. Los análisis básicos que necesitas están enumerados en la página 73. Ve a www.10daydetox.com/resources para saber más sobre esos análisis, que ayudarán a determinar si tu peso está poniendo en peligro tu salud.

MITO#5: EL EJERCICIO ES LA CLAVE PARA BAJAR DE PESO

Si piensas que puedes bajar de peso sólo con ejercicio, lamento decirte que tendrás una gran desilusión. ¿Te consientes con un smoothie cargado de azúcar, un muffin o algún otro refrigerio "saludable" después del ejercicio? ¿Te tomas un Gatorade para calmar tu sed después de treinta minutos en la caminadora? Aunque algunos refrigerios para después de hacer deporte pueden ayudar a mejorar la reparación y la recuperación, en el caso de la mayoría de nosotros, a menos que seas un atleta de alto rendimiento o corras como Kobe Bryant durante 48 minutos en la cancha de básquetbol a toda velocidad, te están ocasionando más daño que bien. De hecho, usar el ejercicio para bajar de peso sin cambiar tu dieta es una solicitud de fracaso. Puedes cambiar tu dieta y bajar de peso, pero, si haces ejercicio y mantienes tu dieta igual, puedes aumentar algo de músculo, mejorar tu rendimiento y estar más saludable en términos generales, pero no bajarás muchas libras.

Recuerda, si consumes un refresco de veinte onzas, tienes que caminar cuatro millas y media para quemarlo. Si consumes una comida rápida extra grande, tienes que correr cuatro millas al día durante toda una semana para quemarla. Si comes eso todos los días, tienes que correr un maratón todos los días para quemarlo.

El simple hecho es que no puedes salir de una mala dieta con ejercicio.

Dicho esto, no quiero que tengas la impresión de que el ejercicio no es importante. Es un componente esencial de la Dieta de desintoxicación en 10 días de la solución del azúcar en la sangre. El ejercicio es fundamental, pero no por las razones que crees. A continuación, verás cómo ayuda el ejercicio y por qué lo necesitamos:

- Hace que tus células y músculos sean sensibles a la insulina de tal manera que no necesites tanta. Menos insulina = menos grasa abdominal.
- Reduce la hormona del estrés denominada cortisol. Demasiado cortisol y te volverás resistente a la insulina y almacenarás grasa abdominal. Demasiado cortisol también hace que se te antoje el azúcar y los carbohidratos y que busques comida como consuelo.
- Si haces entrenamiento de intervalos (ir rápido, luego lento, como los "sprints" que hacías en la secundaria), puedes acelerar tu metabolismo y quemar más calorías a lo largo del día, incluso mientras duermes.
- El entrenamiento de fuerza genera músculo y el músculo quema siete veces más calorías que la grasa. Incluso si eres muy delgado, el entrenamiento de fuerza es la clave porque previene el síndrome del "delgado gordo".
- El ejercicio mejora la memoria, el aprendizaje y la concentración.
- El ejercicio vigoroso es un mejor antidepresivo que el Prozac.
- El ejercicio protege tu corazón y reduce tu riesgo de padecer ataques cardíacos e infarto.
- El ejercicio reduce la inflamación (la causa de casi todas las enfermedades del envejecimiento).
- El ejercicio aumenta la desintoxicación de químicos del medio ambiente.
- El ejercicio equilibra las hormonas y reduce el cáncer de mama y otros tipos comunes de cáncer.
- El ejercicio mejora la función sexual.

Hablando de sexo, hay otro mito que necesito derribar. En alguna parte adquirimos la idea de que el sexo era un buen ejercicio y de que un episodio de actividad sexual quema de 100 a 300 calorías para cada participante. Eso me recuerda a una paciente que atendí cuando era residente. Le pregunté si era sexualmente activa. Dijo: "No, por lo general, sólo me quedo ahí acostada". Sin embargo, incluso si no sólo te quedas ahí acostado, un episodio sexual vigoroso por lo común dura alrededor de seis minutos (el promedio en Estados Unidos) y quema más o menos veintiún calorías. Si simplemente te sentaras a ver televisión, quemarías catorce calorías en el mismo tiempo. Así que busca otras formas de hacer ejercicio o estudia el sexo tántrico y proponte hacer el amor durante una hora o más.

Sólo debes saber que, incluso en ese caso, probablemente no puedes bajar de peso "haciendo el amor". Tendrás que salir de la cama y comenzar a moverte… y de todas formas tendrás que cambiar tu manera de comer.

MITO #6: TIENES QUE ESTAR "LISTO" PARA TENER ÉXITO EN BAJAR DE PESO

Un análisis reciente de una investigación sobre pérdida de peso realizado por el *New England Journal of Medicine* [Anales de Medicina de Nueva Inglaterra], titulado, *Myths, Presumptions and Facts about Obesity* [Mitos, suposiciones y hechos sobre la obesidad], intenta derribar algunos de los mitos sobre pérdida de peso y explica por qué fracasan muchas estrategias comunes. Una de las ideas equivocadas de las que se ocupa y que ha prevalecido en el mundo de la pérdida de peso es la idea de que, para tener éxito, necesitas "estar listo para cambiar".

Aunque hay algo de verdad en eso (por supuesto, si te niegas a siquiera *probar* algo nuevo, no vas a llegar muy lejos), según mi experiencia al tratar a decenas de miles de pacientes durante décadas, lo veo un poco distinto.

No tengo que ir muy lejos para ver lo que hay en la historia de mi familia: EPOC (enfisema) e insuficiencia cardíaca congestiva, que es de lo que murió mi papá. Ahora, mi mamá también padece insuficiencia cardíaca congestiva. A mi hermana le diagnosticaron diabetes tipo 2 y necesita insulina. Tengo muchos hijos y nietos por los cuales vivir y me doy cuenta de que el momento para volverme saludable es AHORA. Una cosa es darse cuenta de esto, pero otra es actuar. Es momento de empezar a ver mi salud como una prioridad y actuar en conformidad.

–BILL COTEE

Lo que he visto una y otra vez es que cuando las personas se embarcan en un programa que realmente *funciona*, obtienen una retroalimentación positiva inmediata que hace que se sientan inclinadas a continuar. Incluso si al comenzar no se sentían especialmente listas o comprometidas a hacer cambios duraderos, esos resultados las inspiran para estar listas… rápido.

Así que, incluso si no te sientes inspirado, emocionado ni motivado para empezar a cuidar de ti mismo, de todas formas hazlo. Tienes las mismas probabilidades de tener éxito que alguien que está muy motivado. Sólo dale unos días a este programa y comenzarás a ver resultados que no sólo incrementarán tu disposición de cambiar, sino que también traerán el cambio que has estado esperando.

MITO #7: SI HACES CAMBIOS PEQUEÑOS EN TU ESTILO DE VIDA, BAJARÁS DE PESO

Éste es otro mito que abordó el análisis del *New England Journal of Medicine*. Nos han enseñado a hacer pequeños cambios en nuestra dieta y estilo de vida para crear el mayor éxito posible. Si el pequeño cambio es eliminar el Double Gulp diario de sesenta y cuatro onzas, entonces, sí, eso marcará una diferencia. Pero la mayoría tiene que hacer grandes cambios para ver grandes resultados.

Por ejemplo, la mayoría de nosotros hemos aprendido que, si nada más reducimos 100 calorías de nuestro consumo diario, o hacemos más ejercicio a largo plazo, bajaremos de peso. Continuamente nos dicen que todo se reduce a las calorías que entran y las calorías que salen. Pero, como viste antes con la comparación del brócoli versus el refresco, la biología y el metabolismo son mucho más complejos que eso.

Sólo de acuerdo en las matemáticas, si quemaras 100 calorías adicionales al día (caminando una milla) o si consumieras 100 calorías menos al día durante treinta días, bajarías una libra (3,500 calorías = 1 libra). Entonces, en teoría, en cinco años, habrías bajado cincuenta libras. No obstante, algunos estudios demuestran que en realidad es más probable que bajes sólo diez libras en cinco años, no cincuenta. ¿Por qué? Debido a cambios en tu metabolismo y necesidades calóricas a medida que bajes de peso. Necesitarás consumir aún menos calorías o quemar una cantidad aún mayor, sólo para seguir bajando de peso al mismo ritmo. Para la mayoría de las personas, este ritmo de progreso es totalmente desmotivante, razón por la cual, por lo general, pronto abandonan su dieta de pequeña escala y sus intentos de ejercicio.

Conclusión: Se necesitan grandes cambios para generar una gran pérdida de peso. Por eso, la Dieta de desintoxicación en 10 días de la solución del azúcar en la sangre desde el principio genera cambios grandes de alto impacto. El programa pondrá en marcha el proceso y te desenganchará del círculo de fracaso y frustración que proviene de hacer pequeños cambios que conducen a pequeños o ningún resultado.

MITO#8: NO BAJES DE PESO MUY RÁPIDO O VOLVERÁS A CAER Y LO RECUPERARÁS

Para mí, el aspecto más difícil de tener obesidad mórbida ha sido apegarme religiosamente a la última "mejor" dieta, bajando cinco o diez libras y luego estancándome durante semanas. Es comer menos de 1,000 calorías al día, caminar diario en el verano caliente y húmedo del sur hasta que no puedo dar un paso más y bajar a lo mejor 0.25 libras por semana. Es que mi médico me mire con escepticismo cuando le muestro mi consumo nutricional muy detallado y que me pregunte: "Bueno, ¿qué es lo que realmente has estado comiendo?"

En el pasado, para bajar de peso he tenido que reducir mi consumo nutricional hasta estar mareada la mayor parte del tiempo y que se me empezara a caer el cabello. Incluso entonces me estancaba y la báscula no se movía. Y yo solía pensar: "No lo vale". Para mí fue difícil volver a intentarlo una vez más, pero confío en el Dr. Hyman y en su enfoque funcional de fomento de la salud. Así que me uní al programa de prueba, con miedo a tener esperanza por si éste fuera a ser otro intento fallido.

Sin embargo, después de diez días bajé 14.2 libras y 6.5 pulgadas. Mi glucosa en ayunas disminuyó diez puntos y estaba por debajo de ochenta. Me ha tomado cuatro años bajar cuarenta libras ¡y ahora, de repente, 14.2! ¡En diez días! He adoptado un nuevo enfoque con respecto a la nutrición y estoy muy agradecida.

–JANITH KATHLENE WILLIAMS

Ésta es otra idea equivocada que exhibió el análisis del *New England Journal of Medicine*. Hemos aprendido (incorrectamente) que bajar de peso rápido siempre resulta contraproducente. Nos han enseñado que, si optas por la vía rápida, a la larga no bajarás tanto como con el enfoque lento y gradual. Sin embargo, eso no necesariamente es cierto. Algunos estudios demuestran que, si bajas de peso rápido, al final bajarás más de peso. Cuando les doy a mis pacientes un gran empujón inicial con su pérdida de peso, les va mejor y a largo plazo bajan más de peso. Aprenden cómo adueñarse de su cuerpo y se sienten con poder. Los estudios respaldan los resultados que veo con mis pacientes.

La clave es usar una estrategia saludable y sostenible para bajar de peso que equilibre tus hormonas y tu química cerebral y no genere la respuesta de estar muriendo de hambre. La verdad es que puedes y deberías tener una pérdida de peso significativa al hacer cambios drásticos (pero saludables) en tu dieta. Por eso, la Dieta de *detox* en 10 días de la solución del azúcar en la sangre es tan efectiva. Te da resultados rápidos, seguros y poderosos que te disponen a una pérdida de peso sostenible y a largo plazo al contar con el apoyo de los programas de transición que encontrarás en la Parte V de este libro o en el programa de *La solución del azúcar en la sangre*.

3

La solución: La dieta *detox* de 10 días

Ahora que entiendes la biología de la adicción a la comida y los medios por los cuales el azúcar se apodera de tus papilas gustativas, tus hormonas, tu química cerebral y tu cintura, y ahora que sabes qué controla el hambre y el almacenamiento de grasa, puedes usar ese conocimiento para lograr un peso y un metabolismo saludables no mediante la fuerza de voluntad, sino mediante la desintoxicación. ¡Es tiempo de rehabilitarte!

Una vez que recuperes el control de tu bioquímica y de tu cuerpo, puedes ser más flexible, pero al principio tienes que pensar en esto como lo harías con respecto a cualquier otra adicción. Debes desengancharte de la biología que controla tu comportamiento.

Se necesitan cambios drásticos para reiniciar tu biología cuando está en un estado de caos. ¿Te ha pasado que tu computadora se queda congelada y necesitas reiniciar todo el sistema? No puedes nada más cerrar un programa y esperar a que se arregle sola. Bueno, necesitas hacer algo similar para recuperar el control de tu salud.

Recuerda, la bioquímica controla tu comportamiento, no tu fuerza de voluntad. Así que tendrás que usar un poco de ciencia bioquímica para reiniciar tus hormonas y neurotransmisores, y por extensión, para terminar sin esfuerzo con tus antojos, bajar de peso y revertir la enfermedad. Esa ciencia es el cimiento de la Dieta de *detox* en 10 días de la solución del azúcar en la sangre.

A continuación, tienes lo que la desintoxicación hará por ti:

1. **Cerrar las fuentes de insulina** y, como consecuencia, detener el almacenamiento de grasa abdominal y los antojos.
2. **Mejorar la sensibilidad de tus células a la insulina** de tal manera que necesites menos para equilibrar tu azúcar en la sangre, lo cual dará como resultado pérdida de peso y salud.
3. **Reducir el cortisol**, la hormona del estrés que incrementa los antojos de azúcar, favorece el almacenamiento de grasa abdominal y encoge tu cerebro.
4. **Disminuir la ghrelina**, la hormona del hambre.
5. **Mejorar la sensibilidad a la leptina** en el cerebro, permitiendo que tu sistema natural de regulación del apetito comience a funcionar de nuevo.
6. **Incrementar el freno que pone en el apetito el PYY** (péptido YY), la hormona intestinal que te hace sentir lleno después de comer.
7. **Incrementar la dopamina de manera natural** y reiniciar los caminos de recompensa de tu cerebro de modo que puedas sentir placer al comer comida de verdad.
8. **Reiniciar tus papilas gustativas** de tal suerte que la comida vuelva a saber bien.
9. **Reducir la inflamación** (el problema que está a la raíz de casi todo el aumento de peso y las enfermedades crónicas) al eliminar sensibilidades comunes a los alimentos, comida procesada y azúcar y al incluir alimentos antiinflamatorios.
10. **Aumentar la desintoxicación** al eliminar toxinas de tu dieta y de tu vida y al mejorar la capacidad de tu cuerpo de deshacerse de las toxinas almacenadas que te hacen estar gordo.

Cada uno de estos importantes cambios biológicos tiene lugar de manera automática durante la Dieta de *detox* en 10 días de la solución del azúcar en la sangre. Suceden a medida que te desintoxicas del azúcar y la comida procesada… a medida que cambias tus patrones alimenticios… a medida que inundas tu cuerpo con alimentos verdaderos, frescos y antiinflamatorios… a medida que aprendes las habilidades simples y fundamentales necesarias para ayudar a tu cuerpo a sanar.

No obstante, mantén en mente que este programa está diseñado no sólo para una pérdida de peso rápida y fácil, sino también para prepararte para controlar tu peso y mejorar tu salud a largo plazo. Así que, durante cada uno de los diez días, también te enfocarás en un aspecto del sistema integral de curación. Te enseñaré cómo:

1. **Sentirte satisfecho** con el fin de eliminar tus antojos de azúcar y de comida procesada.

2. **Desintoxicarte** de todas las sustancias adictivas y apoyar al sistema de desintoxicación de tu cuerpo.

3. **Vaciar** y limpiar tu sistema digestivo para ayudar a tu cuerpo a eliminar toxinas.

4. **Mover** tu cuerpo para mejorar tu metabolismo con el fin de crear una salud óptima.

5. **Escuchar** las transformaciones que suceden en tu cuerpo y ser consciente de los cambios naturales hacia la salud y el bienestar.

6. **Pensar** y examinar las ideas, creencias y actitudes que se interponen en el camino de bajar de peso. Y crear nuevos patrones de pensamiento para la salud y el bienestar.

7. **Consentirte** y calmar tu sistema nervioso a través de técnicas sencillas de respiración y relajación.

8. **Diseñar** tu vida a través de una planeación y una atención concentradas. Y cambiar tu medio ambiente para crear condiciones de salud automáticas.

9. **Notar** y rastrear los cambios que suceden en tu cuerpo, incluyendo tu consumo de comida, movimiento, patrones de sueño y números (peso, talla de cintura, presión sanguínea, azúcar en la sangre, análisis de laboratorio y síntomas médicos).

10. **Conectarte** con otras personas para obtener apoyo y acentuar los cambios que has hecho y para realizar cambios en tu comunidad que nos ayuden a todos a sanar.

Conforme progreses a través de esta experiencia de aprendizaje, de manera simultánea, estarás eliminando toxinas, azúcares, alimentos procesados y químicos (como endulzantes artificiales, conservadores y GMS), además de alimentos (como el gluten y los lácteos) que comúnmente causan alergias y sensibilidad. Estarás eliminando de tu dieta y de tu vida muchas cosas inflamatorias y adictivas que te roban la salud. Pero lo que estarás añadiendo es igual de importante, si no es que más.

El plan de alimentación incluirá en tu dieta alimentos antiinflamatorios que sanan, equilibran la insulina, regulan el apetito y desintoxican. Estarás disfrutando alimentos ricos en fitoquímicos, complejos poderosos y naturales que eliminan las toxinas que producen aumento de peso, incluyendo pesticidas, metales pesados y otros químicos conocidos como *obesógenos*. También te consentirás con algunas encantadoras actividades que te ayudarán a liberar el estrés y a cuidar de ti. Este programa no consiste en privación, sino en abundancia. Consiste en nuevas elecciones y en una nueva experiencia de salud.

INICIO RÁPIDO, SOLUCIÓN A LARGO PLAZO

Tal vez te preguntes: "¿Cómo pueden ser suficientes diez días para hacer una diferencia? ¿En diez días realmente puedo lograr algo que genere un impacto duradero?" Mi respuesta es sí.

Hemos aprendido que, si tienes diabetes, puedes revertirla en unas cuantas semanas a través de un bypass gástrico, incluso si sigues teniendo obesidad mórbida. ¿Por qué? Porque cuando cambias rápidamente tu manera de comer, cambias tus hormonas, tu química cerebral y tu biología con mucha velocidad.

Piensa en la Dieta de *detox* en 10 días de la solución del azúcar en la sangre como un bypass gástrico sin el dolor de la cirugía, los vómitos, la desnutrición o la recuperación de peso. La investigación ha demostrado que realizar cambios drásticos en la dieta, *sin* bypass gástrico, puede normalizar muy rápido el azúcar en la sangre de los diabéticos tipo 2, permitiendo que dejen de tomar medicamentos en un tiempo tan corto como una semana. Después de doce semanas, su hígado, páncreas y metabolismo regresarán a la normalidad. Tu cuerpo es capaz de una curación asombrosa si le das oportunidad.

Sin embargo, como he dicho antes, no tienes que creerme. Sólo tienes que intentarlo. Puedes hacer cualquier cosa durante diez días. La prueba estará en los resultados.

Algunos tal vez piensen que este programa es extremo, o lo descarten diciendo que, si eliminas cualquier grupo de alimentos (como el azúcar, el gluten o los lácteos), bajarás de peso porque reducirás las calorías totales. Pero éste no es un programa de calorías restringidas, aunque es posible que tu total de calorías disminuya de manera natural como resultado de comer comida de verdad. Esto se debe a que los alimentos naturales, reales son ricos en nutrientes y bajos en calorías, mientras que los alimentos procesados tienden a ser ricos en calorías y bajos en nutrientes. Si comes sólo alimentos reales, naturales y ricos en nutrientes (y dejas de obsesionarte por contar las calorías), ganarás todas las veces.

En apenas unos cuantos días, literalmente puedes reprogramar tu biología comiendo los alimentos adecuados, en el momento adecuado y realizando unos cuantos cambios sencillos en tu estilo de vida que pueden permitir que te desintoxiques sin dolor y experimentes lo liberador que es escapar de la adicción a la comida sin luchar. Puede que haya un momento de duda o incluso de terror ante la idea de dejar de lado tu Coca-Cola o tu Coca-Cola de dieta o tu pan o tus galletas diarios. Quizá te preguntes: "Si elimino las cosas que me hacen sentir bien (aunque sea temporalmente), ¿con qué las voy a reemplazar?"

Lo que te estoy ofreciendo a cambio es una promesa radical. Es la promesa de que, después de los primeros días de este programa, emergerás sintiéndote ligero, feliz, lleno de energía y vivo otra vez, liberado de las cadenas de la adicción a la comida y en posesión de una vitalidad que probablemente no has experimentado en años. La alegría que sentirás de estar libre de antojos y de luchas con la comida rápidamente reemplazará cualquier "subidón" inmediato que obtienes del azúcar y la comida chatarra. Lo único que tienes que hacer es dar el primer paso.

Si esperas entrar en un vestido o traje especial para un gran evento o estar listo para la temporada de playa o simplemente reiniciar rápidamente tu salud general, está bien usar esas metas como motivadores. Verás resultados rápidos que te conducirán a esas metas. Pero quiero que entiendas que el impacto de este programa es mucho mayor que el logro de cualquier aspiración a corto plazo. Una vez que hayas usado el programa para reiniciar tu biología, verás que realmente es el comienzo de una manera de comer y de vivir completamente nueva, una manera que conducirá a un peso óptimo y a tener salud y vitalidad a largo plazo.

En el siguiente capítulo, descubrirás la poderosa combinación de alimentos y prácticas de estilo de vida que conforman la Desintoxicación en 10 días. Aprenderás todo lo que necesitas saber, obtener y hacer para cambiar radicalmente tu cuerpo (y tu vida) desde adentro.

PARTE II

SOBRE EL PROGRAMA

4

Cómo funciona el programa

Ahora que conoces la ciencia de *por qué* estás haciendo este programa, vamos a entrar en materia y a hablar sobre los qué, cuándo, quién y cómo de la Dieta de desintoxicación en 10 días de la solución del azúcar en la sangre.

LO QUE VAS A HACER

A lo largo de los años, he tenido muchas dificultades para recuperar el control sobre mi peso, sin importar lo que haya intentado. Dietas bajas en grasa, sin grasa, bajas en carbohidratos, etcétera, etcétera… sin ningún éxito. ¡Aprecio mucho este programa y le agradezco al Dr. Hyman por su dedicación para educarnos sobre cómo recuperar nuestras vidas en tan sólo diez días! Es muy fácil amar este programa, porque es muy factible. He bajado alrededor de ocho libras, he perdido casi dos pulgadas de cintura y una pulgada de cadera y mi mente ha salido de su estupor.

–WENDY FREEMAN

Este programa tiene tres fases y todas son clave para tu éxito:

La fase 1, la Fase de Preparación, se detalla en la Parte III de este libro. Ahí encontrarás todo lo que necesitas para empezar y disponerte a obtener un éxito óptimo, empezando con tu despensa y terminando con tu forma de pensar. De manera ideal, aparta dos días para esta fase antes de empezar el programa, para poner en marcha el proceso de desintoxicación, tanto física como psicológicamente. Durante esos dos días, vas a reunir toda la comida y los suministros que necesitas. (Quienes quieran ordenar sus suplementos a través de mi sitio Web www.10detox.com/resources es probable que quieran hacerlo una semana antes de empezar el programa, para asegurarse de tenerlos en sus manos antes de empezar). Te daré una lista clara con todo lo que necesitas conseguir y hacer durante la Fase de Preparación.

La Fase 2, la Desintoxicación en 10 días, se describe en la Parte IV de este libro. Ahí encontrarás instrucciones paso a paso sobre qué comer y cuándo hacerlo en cada uno de los días de tu desintoxicación. También te daré todo lo que necesitas saber para hacer las prácticas diarias esenciales, incluyendo el ejercicio, el Baño de UltraDesintoxicación, escribir un diario y realizar ejercicios de relajación todos los días (¡todos estos elementos son fundamentales para sanar!). Cada uno de los diez días tiene un enfoque específico que te ayudará a eliminar los obstáculos más comunes para tener éxito en bajar de peso y te proporcionará las herramientas para volverte y mantenerte saludable.

La Fase 3, la Fase de Transición, se encuentra en la Parte V. La Fase de Transición te proporciona un mapa de lo que debes hacer después de tu Desintoxicación en 10 días y te indica cómo hacer la transición a una estrategia para perder peso y tener salud a largo plazo basada en mi libro *La solución del azúcar en la sangre*. ¡Sé que vas a querer seguir sintiéndote tan bien como te sentirás inmediatamente después de los diez días!

LO QUE VAS A COMER

Este programa no consiste en privación. No consiste en comer comida sosa y aburrida. Por ello, el plan de comidas está lleno de recetas sabrosas y fáciles de preparar. Con cocinar se asocian ideas negativas: Toma demasiado tiempo… es incómodo… es demasiado difícil o no sabes hacerlo. Sin embargo, ¡el hecho es que los estadounidenses pasan más tiempo viendo en la televisión programas de cocina que cocinando!

Tengo que decírselo, Dr. Hyman: Debería cambiarle el nombre a su libro por *La desintoxicación perfecta para los amantes de la comida*. ¡Su chef es lo máximo! Soy amante de la comida y una muy buena cocinera y el sabor de estas comidas es excelente. ¡Me está encantando mi desintoxicación!

–DIERDRE O'CONNOR

Estamos educando una generación de estadounidenses que no saben qué hacer en la cocina, donde el 50 por ciento de las comidas se hacen fuera de casa y las que se comen en casa por lo general son proyectos científicos recalentados y preparados en una fábrica que parecen comida pero no lo son. Y, como sabes, esta comodidad nos está matando.

No tienes que convertirte en un chef experto ni pasar todo tu tiempo en la cocina para comer saludable, pero necesitas aprender algunas habilidades básicas de cocina. La verdad es que, si puedes leer, puedes cocinar. Simplemente sigue las recetas paso a paso y por lo general terminarás con una comida excelente.

En parte así es como yo aprendí a cocinar. Al seguir recetas para varios tipos de platillos, te das idea de qué va con qué, cómo usar los ingredientes y cómo dar sabor y condimentar de manera natural los alimentos. Actualmente, casi nunca necesito un libro de cocina porque he internalizado todos esos principios y me siento cómodo experimentando por mi cuenta. Quiero ayudarte a lograr el mismo nivel de confianza en la cocina.

Comienza por decidir que cocinar es divertido. Involucra a los miembros de la familia; hagan las compras y cocinen juntos. Fija la meta de adquirir nuevas habilidades y probar recetas juntos. Invierte tiempo en disfrutar y celebrar la comida que has preparado a mano, en oposición a inhalar algo directamente del empaque al salir del carril de servicio al coche del restaurante de comida rápida.

Tu salud depende de cocinar y nuestra supervivencia nutricional depende de la salud. Mi amiga Pilar Gerasimo (editora fundadora de la revista *Experience Life*) dice que, en un mundo con tantos problemas de salud como el nuestro, "estar saludable es un acto revolucionario". En parte, explica, esto se debe a que requiere todo tipo de elecciones poco convencionales, una enorme cantidad de determinación consciente y la disposición de aprender nuevas habilidades y estrategias. Yo estoy de acuerdo, y por todas las mismas razones, también creo que cocinar se ha convertido en un acto revolucionario. Es algo que debemos aprender (o reaprender) para reclamar responsabilidad sobre nuestro propio bienestar y el bienestar de futuras generaciones.

Michael Pollan, en su libro *Cooked* [Cocinado], está de acuerdo. Dice: "El descenso de la comida casera no sólo daña la salud de nuestro cuerpo y nuestra tierra, sino también de nuestras familias, nuestras comunidades, así como nuestro sentido de cómo nuestra forma de comer nos conecta con el mundo".

Pollan nos dice que los efectos de no cocinar son profundos. Hemos subarrendado la preparación de nuestra comida a la industria alimenticia. Cuando confiamos en productos procesados para nuestro sustento, nos volvemos "consumidores" en lugar de productores de comida. Nos volvemos dependientes de las corporaciones y confiamos en combinaciones tóxicas de sal, azúcar y grasa, químicos que destruyen nuestra salud, nuestras familias y nuestras comunidades. Por el contrario, ensuciarnos las manos con comida real nos vuelve a conectar con los elementos esenciales que nos hacen seres humanos.

Cocinar es una actividad única de los humanos. De hecho, recuperar nuestras cocinas y abrazar el acto de cocinar comida de verdad probablemente es el hecho más importante que una persona puede hacer para crear un sistema de alimentación saludable y sustentable. También es una alquimia mágica que transforma ingredientes individuales en ambrosía y placer.

Durante la Desintoxicación en 10 días, puedes escoger entre dos planes de recetas: el *Plan de Base* y el *Plan de Aventura*. La meta del Plan de Base es ofrecer comidas rápidas, sencillas y sabrosas que aceleren el metabolismo. Las recetas del Plan de Base te proporcionan una manera fácil de tener éxito en la cocina y te ayudarán a convencerte de que comer bien no tiene que ser difícil ni complicado. También te demostrarán que la comida hecha en casa puede agradar no sólo a tu cuerpo, sino también a tu mente y a tus sentidos, dejándote lleno de energía e inspiración.

Quienes tienen más tiempo para disfrutar de cocinar pueden optar por el Plan de Aventura. Esas recetas usan un conjunto mayor de ingredientes y te permiten explorar sabores y combinaciones en un nuevo nivel. ¡Sigue el Plan de Aventura para más diversión, una pérdida de peso extra y salud adicional!

Siéntete en libertad de mezclar y complementar los dos planes, siempre y cuando te mantengas dentro de los menús de cada día individual. En otras palabras, si quieres hacer la comida del Plan de Base y la cena del Plan de Aventura del Día 3, está perfecto; sólo no mezcles ni combines al azar los almuerzos y cenas de distintos días. Los menús diarios están calibrados cuidadosamente para garantizar que tengas la dosis diaria adecuada de nutrientes —en los momentos adecuados del día— para que estés satisfecho.

Cuando digo que siento que he recuperado mi vida, es porque tengo un sentido de propósito renovado. Por fin estoy teniendo éxito, en lugar de deprimirme porque he vuelto a fracasar en un programa para bajar de peso. He estado contenta conmigo esta semana porque me ha sorprendido lo saludable que puede ser la comida… ¡Espero no tener que vivir de pollo cocido y zanahorias el resto de mi vida! Me he vuelto a conectar con mi amor por la cocina al tiempo que he medido, cortado, picado y experimentado especias y sabores que nunca antes había probado.

–REGINA HURST

Por último, si realmente estás presionado de tiempo o no te gustan ni las recetas del Plan de Base ni las del Plan de Aventura para ese día (aunque te animo a tener la mente abierta y probarlas), siempre tienes la opción de preparar una comida que consista en una proteína básica y verduras no almidonadas. En el Capítulo 20, encontrarás "Fundamentos de cocina", que te dan métodos superfáciles para preparar esas sencillas proteínas con verduras.

QUIÉN ESTARÁ A TU LADO

El apoyo de la comunidad en línea de la Dieta de desintoxicación en 10 días fue invaluable. No sólo para hacer preguntas de cocina… Escuchar las ideas y sentimientos de todos fue algo esencial. Si había tenido un buen día, lo podía compartir. Y, si no, también lo podía compartir y obtener aliento y apoyo. Fue muy inspirador cuando algunos de nosotros teníamos dificultades similares.

–LARRAINE FELDMAN

Para la mayoría de nosotros, saber qué hacer no es difícil. Un poco de conocimiento, información, enseñanza e instrucción y deberíamos estar en camino a obtener salud, felicidad, un fabuloso bienestar y nuestro peso ideal. No obstante, de alguna manera no funciona así.

A pesar de nuestras mejores intenciones, a pesar de saber lo que debemos comer y que deberíamos hacer ejercicio, dormir suficiente y desestresarnos, la mayoría de nosotros nos tropezamos con viejos hábitos y patrones que nos impiden estar del todo vivos y saludables. Puede haber muchas razones psicológicas profundas para esto. Y, después de años de psicoterapia e incluso de un uso abundante de medicina psiquiátrica (la cual ahora está en segundo lugar, después de la medicina para el colesterol, como el tipo de medicamentos que se recetan con mayor frecuencia), a la mayoría de nosotros nos sigue pareciendo difícil cambiar nuestro comportamiento. Sin embargo, he descubierto un pequeño secreto que hace que el cambio sea fácil y duradero.

Durante años, he estudiado la intrincada naturaleza de nuestra biología humana, cómo encender todos nuestros sistemas biológicos para revertir la enfermedad y crear abundante buena salud, he investigado los puntos más finos de la bioquímica y la genética y, no obstante, ninguno importaba si mis pacientes no podían alterar su comportamiento. Algunos de mis pacientes, por supuesto, tenían una motivación interna poderosa, pero la mayoría necesitaba apoyo. Me di cuenta de que éramos animales sociales. Al parecer, los que nos rodean (nuestras familias, amigos, vecinos, compañeros de escuela, comunidades y lugares de trabajo) determinan nuestro comportamiento. Como expliqué en la Parte I, los vínculos sociales que nos conectan al final podrían ser más importantes que la genética.

Después de este descubrimiento esencial sobre cómo cambiamos nuestro comportamiento, conocí al pastor Rick Warren de la Iglesia Saddleback, de Orange County, California, y me sugirió que creáramos un programa de salud y lo transmitiéramos a través de los miles de pequeños grupos que ya existían en su iglesia. Esos pequeños grupos se habían formado para ayudar a la gente de su congregación a apoyarse y animarse entre sí, así que ¿por qué no usarlos para una renovación y un desarrollo tanto físicos como espirituales?

Rick y yo creemos que los individuos tienden a crecer y a aprender mejor juntos y que, a través de compartir, colaborar y animarse mutuamente, pueden expresar de manera más efectiva lo mejor de sí. Así es que, junto con el Dr. Mehmet Oz y el Dr. Daniel Amen, el 15 de enero de 2011 lanzamos el Plan Daniel. Le pusimos ese nombre en honor al Daniel de la Biblia, quien resistió la tentación del rey de comer comida rica y comió verduras y agua y, por ello, estuvo más saludable.

En un inicio, consideramos el Plan Daniel como un experimento social para ver si el apoyo de la comunidad podía ser más efectivo para tratar y revertir enfermedades y generar salud que los medicamentos o la atención médica convencionales. Sin embargo, los resultados rebasaron nuestras más locas expectativas.

En la primera semana, se inscribieron 15,000 personas. Durante el primer año, perdieron un aproximado de 250,000 libras, el equivalente a diez tractores cargados de refresco. Esos resultados nos impresionaron a todos. Pero lo que realmente nos pareció interesante es esto: La investigación indicó que *quienes siguieron juntos el plan bajaron el doble de peso que quienes lo hicieron solos.*

El grupo de apoyo fue la palanca que movió montañas… ¡montañas de donas, costillas, refrescos y más! Además de la increíble pérdida de peso, también vimos reducciones significativas en las visitas al médico, las hospitalizaciones y la necesidad de medicamentos de los participantes.

En una encuesta realizada diez meses después del lanzamiento del programa, los participantes reportaron lo siguiente:

- 53 por ciento tenía más energía.
- 34 por ciento reportó dormir mejor.
- 27 por ciento vio una mejora en los análisis de sangre.

- 20 por ciento vio una mejora en la presión sanguínea.
- 11 por ciento redujo sus medicamentos.
- 31 por ciento reportó una mejora en su estado de ánimo.

No tratamos enfermedades. No creamos un programa de pérdida de peso. Enseñamos a las personas a cuidarse y, al combinar eso con cuidar a los demás, crearon un milagro, algo que la atención médica o la reforma a la atención médica no han podido lograr. Las personas se ayudaron unas a otras a crear salud. Nos dimos cuenta de que el grupo era la medicina, de que la comunidad era la cura y de que la mayoría de las enfermedades crónicas, incluyendo la obesidad, en realidad eran una enfermedad social que necesitaba una cura social.

Uno de los elementos más importantes de este programa es aprovechar el poder de la comunidad. Quiero que pienses en bajar de peso no como una tarea individual, sino como un deporte en equipo.

Cuando hicimos la prueba de la Dieta de desintoxicación en 10 días de la solución del azúcar en la sangre, creamos una comunidad de Internet donde los participantes pudieran compartir sus experiencias y sus preguntas. Fue realmente sorprendente ver a los participantes apoyarse entre sí en formas muy personales y profundas. Compartían consejos de cocina, intercambiaban estrategias, daban apoyo cuando alguien estaba teniendo dificultades y celebraban los éxitos unos de otros.

A todas luces, el apoyo social hace una enorme diferencia. Por ello, como parte de tu Fase de Preparación, realmente te aconsejo que busques un amigo, pareja, compañero de trabajo o miembro de tu comunidad religiosa para hacer juntos este programa. Aún mejor, busca un grupo de seis a ocho personas y háganlo juntos. Puedes formar un grupo privado de Facebook o pueden reunirse en persona al inicio, a la mitad y al final, o bien, pueden encontrarse todas las noches durante quince minutos en Google Hangouts o vía Skype para compartir ideas, dificultades y animarse entre sí.

En el sitio Web de la Dieta de desintoxicación en 10 días (www. 10daydetox.com/resources), puedes obtener toda una serie de instrucciones y opciones de cómo crear y dirigir un grupo, así como las herramientas necesarias para crear una comunidad. Incluso puedes unirte al curso en línea de la Dieta de desintoxicación en 10 días de la solución del azúcar en la sangre para obtener herramientas diarias, recursos, coaching y apoyo interactivo de mi parte y de mis coaches de vida y de nutrición.

LO QUE PUEDES ESPERAR

Durante el programa de prueba de la Desintoxicación en 10 días los participantes bajaron un promedio de 8 libras y 3.4 por ciento de su peso corporal (esos son los promedios, ¡algunos participantes bajaron hasta 25 libras!). Redujeron hasta 10 pulgadas de cintura, hasta 11 pulgadas de cadera y su IMC bajó un promedio de 1.4 puntos. La disminución promedio del nivel de azúcar en la sangre en ayunas fue de 18 puntos. La presión sanguínea bajó en promedio 10 puntos. Pero, lo más importante, las personas se sintieron mejor y se resolvieron muchas enfermedades y síntomas crónicos.

Pedimos a los participantes que evaluaran y rastrearan sus síntomas generales, como hiciste en el Cuestionario de Toxicidad de las páginas xx a xxiv. En diez días, su puntaje global bajó un promedio de 62 por ciento. ¡Ningún medicamento se acerca tanto a reducir todos esos síntomas en tan poco tiempo! Por eso digo que la comida es medicina y que lo que pones en el tenedor es más poderoso que cualquier cosa que llegarás a encontrar en un frasco de medicina.

REGISTRAR TUS RESULTADOS

¡Me encantó registrar mis resultados! Fue sorprendente ver las correcciones instantáneas del azúcar en la sangre y cómo se encogieron mi cintura y mi cadera en sólo diez días.

–TERRI FRIEDMAN

La clave para creer es medir tus resultados. ¡La prueba está en los números! Simplemente te voy a pedir que registres tus resultados al inicio, a lo largo del proceso y al final de los diez días, y verás por ti mismo los milagrosos cambios en tu cuerpo.

Durante la Fase de Preparación, te daré instrucciones de qué medidas tomar exactamente. Querrás tener todas las medidas de base como punto de comparación.

Luego, todas las mañanas a lo largo del programa, te recordaré que tomes tus medidas y tus números y los escribas en tu Diario de desintoxicación para registrar tu progreso. (Ve a la página 106 para obtener información sobre el Diario de desintoxicación o consulta www.10daydetox.com/resources para usar nuestras herramientas en línea para registrar en un diario todos tus puntajes, medidas, signos vitales y experiencias y sentimientos diarios).

Todas las noches vas a registrar qué comiste, cuánto ejercicio hiciste, el número de horas que dormiste y cuántos minutos al día dedicaste a las técnicas de relajación aconsejadas. La investigación demuestra que las personas que escriben lo que hacen bajan el doble que quienes no lo hacen. Conclusión: Registrar lo que estás haciendo genera resultados. Y, si sigues registrando tus resultados después de la desintoxicación en 10 días, vas a mejorar y extender tus resultados.

HAZTE UN ANÁLISIS

Aunque medir tu nivel de azúcar en la sangre es opcional antes, durante y después de la Desintoxicación en 10 días, lo recomiendo ampliamente. Muchas personas piensan que tienes que ser diabético para revisar tu nivel de azúcar. No es así. De hecho, creo que es una forma excelente de que todos vean de qué manera su cuerpo responde a lo que comen. Te proporcionará una retroalimentación inmediata y directa de qué tan drástica y rápidamente tu cuerpo responde a la información correcta en la dieta y el estilo de vida.

Algunos de ustedes probablemente tengan ya un medidor de glucosa y sepan cómo medir su nivel de azúcar. Otros tal vez quieran que se las tomen en la farmacia más cercana. Los nuevos medidores son fáciles de usar y puedes pedirle al farmacéutico que te enseñe a usarlos. A mí me gusta el Medidor de glucosa en la sangre ACCU-CHECK Aviva con tiras, que incluye unas cuantas tiras de prueba (puede que necesites más).

Éste es el protocolo que recomiendo para hacer la prueba:

- Mide tu azúcar en la sangre en ayunas todos los días, a primera hora de la mañana antes de desayunar. Idealmente, tu nivel de azúcar en la sangre debería estar entre 70 y 80 mg/dl.

- Mide tu azúcar en la sangre dos horas después de desayunar y dos horas después de cenar. Idealmente, a las dos horas, tu azúcar nunca debería exceder 120 mg/dl. Si rebasa los 140 mg/dl, tienes prediabetes. Si se eleva a más de 200 mg/dl, tienes diabetes tipo 2. Técnicamente, esto es después de una carga de 75 gramos de glucosa, pero, si se eleva tanto durante el plan, definitivamente tienes un problema. Presta atención a cómo cambia dependiendo de lo que comas.

HAZTE UN ANÁLISIS CON TU MÉDICO

Por último, te recomiendo enormemente que consideres hacerte unos análisis de laboratorio básicos antes y después del programa. Van a incluir:

- Análisis de respuesta de insulina, que es un análisis de tolerancia a la glucosa en dos horas, pero también mide la insulina. Se realiza al medir tanto la insulina como la glucosa, en ayunas y dos horas después de tomar una bebida con 75 gramos de glucosa.

- Hemoglobina A1c, que mide tu nivel promedio de azúcar en la sangre en las últimas seis semanas. Cualquier número en 5.5 o más se considera elevado; más de 6.0 es diabetes.

■ Perfil lipídico NMR (colesterol), que mide LDL, HDL y triglicéridos, así como el número y tamaño de partículas de cada tipo de colesterol y triglicéridos. (Éste es un análisis más nuevo, pero te aconsejo que se lo pidas a tu médico, porque los análisis convencionales de colesterol que realizan la mayoría de los laboratorios y médicos no están vigentes). Este análisis en particular sólo se puede realizar en LabCorp o LipoScience.

Los análisis de laboratorio se pueden hacer a través de tu médico, en la mayoría de los hospitales o laboratorios, o los puedes ordenar a través de empresas de análisis personales como SaveOnLabs (www. saveonlabs.com). Para más información y explicaciones detalladas de cada uno de estos análisis, consulta www.10daydetox.com/resources.

Parte de lo que estarás haciendo en esos diez días es convertirte en socio activo de tu plan de salud y pérdida de peso y eso implica entender a cabalidad tus números y darles seguimiento a lo largo del tiempo. Creo que todo el mundo debería aprender sobre su cuerpo, interpretar los resultados de sus análisis y usar esa información para llevar un registro de sus progresos.

RECORDATORIO: VERIFICA CON TU MÉDICO

Como mencioné antes, tengo que hacerte una fuerte advertencia antes de empezar. El programa funciona tan bien que tu azúcar en la sangre y tu presión sanguínea pueden bajar drásticamente en tan sólo uno o dos días. Si tomas medicamentos o insulina, debes monitorear cuidadosamente tu presión y tu nivel de azúcar y reducir tu dosis de medicamento en conjunto con tu médico para asegurarte de no tener problemas. Que tu azúcar en la sangre o tu presión estén un poco altas durante una semana no representa casi ningún peligro (si tu azúcar está por debajo de 300 mg/dl y tu presión es menor a 150/100), pero disminuir rápidamente el azúcar en la sangre o la presión pueden poner en riesgo la vida. Así que por favor asegúrate de hablar con tu médico antes de embarcarte en este viaje.

5

Los dos pasos del éxito de la desintoxicación

Cuando doy clases a médicos, les explico que aprender la ciencia que está detrás de la medicina funcional es muy complejo, pero ponerla en práctica es muy fácil. Lo único que hay que hacer es sacar las cosas malas y poner las cosas buenas, y el cuerpo hace el resto.

Afuera lo malo, adentro lo bueno: Éstos son los dos sencillos pero poderosos pasos detrás del éxito de la Dieta de *detox* en 10 días de la solución del azúcar en la sangre.

A continuación tienes el desglose de lo que estarás botando y lo que estarás agregando en estos diez días.

AFUERA LO MALO

¿Exactamente a qué me refiero con "cosas malas"? Las cosas malas son todas las comidas, bebidas y hábitos de estilo de vida tóxicos que están obstruyendo tu sistema. Esta lista también incluye alimentos que no necesariamente son "tóxicos", pero que son propensos a elevar el azúcar en la sangre y a generar otras alteraciones bioquímicas:

- Todos los productos azucarados o cualquier cosa que contenga azúcar, incluyendo miel, melaza, agave, etcétera, y todo el azúcar líquida, como los refrescos, los tés embotellados, los jugos de fruta y las bebidas deportivas. Esto incluye todos los azúcares artificiales y sustitutos de azúcar. Sin excepción, ¡así que no preguntes!

- El gluten, que es un tipo de proteína que se encuentra en el trigo, el centeno, la cebada, la espelta, el kamut, el triticale y las avenas.

- Todos los granos (incluyendo los que no contienen gluten).

- Los lácteos, incluyendo leche, yogur, queso, helado, mantequilla, crema y caseína (la cual a menudo se encuentra en productos no lácteos). Con frecuencia, las personas creen que los lácteos incluyen los huevos, pero no he visto recientemente a una vaca poner un huevo, ¿y tú? En este programa puedes comer huevo.

- Frijoles o legumbres (esto no incluye las judías verdes).

- Todos los alimentos procesados o hechos en una fábrica.

- Todos los aceites refinados y procesados.

- El alcohol.

- La cafeína.

- Otras sustancias estimulantes. Si tomas medicamentos habituales, no los interrumpas sin el visto bueno de tu médico. Si tomas medicamentos "según los necesitas", ve si puedes prescindir de ellos o disminuir tu dosis gradualmente. Si fumas, por supuesto, deberías dejar de hacerlo, pero tal vez éste no sea el momento. Un paso a la vez, una adicción a la vez.

- La sobrecarga de dispositivos de comunicación, la incesante exposición desmedida a teléfonos, mensajes de texto, Internet, redes sociales y televisión que estresan nuestro sistema nervioso y a menudo dan forma a nuestros comportamientos y preferencias alimenticios.

Te explicaré por qué eliminar a cada uno de estos malvados genera una diferencia tan grande.

Azúcar

Hoy en la noche perdí una batalla, pero gané una guerra. Estaba en una fiesta y mi mayor enemigo, "el té dulce", me lanzó un hechizo. Fui débil. Lo bebí. Fue realmente terrible. No me voy a culpar por mi recaída porque ahora entiendo exactamente lo que me hice a mí misma en los últimos diez años. Creo que en verdad necesitaba este pequeño contratiempo para creer que estaba consumiendo porquerías. Hola, me llamo Jenn ¡y ya no soy adicta al azúcar!

–JENN WIELGOSZINSKI

Si la idea de dejar el azúcar te hace sentir pánico, no estás solo… pero no te preocupes. Voy a hacer que salgas de esto mucho más fácil de lo que crees. Como me dijo un participante de la Dieta de desintoxicación en 10 días en el último día del programa (y cientos más han estado de acuerdo): "Hace diez días, no podía comer suficiente azúcar. Ahora, ¡no quiero ni verla!". Una y otra vez, los participantes se sorprendieron de lo rápido y totalmente que desaparecieron sus antojos. La Dieta de desintoxicación en 10 días está diseñada específicamente para frenar incluso las adicciones y los antojos de azúcar más necios. A menudo, las personas ven un cambio en sus antojos en apenas veinticuatro horas después de haber iniciado el programa.

Gluten, granos y lácteos

¡Me está encantando esta desintoxicación! Me siento fantástica… más delgada y ligera… y estoy durmiendo toda la noche por primera vez en años. Normalmente como muy bien, pero incluyo *lattes* y queso. Me está encantando no tenerlos en mi cuerpo.

Creo que los lácteos me estaban impidiendo bajar de peso y planeo seguir comiendo de esta manera después de los diez días. Es genial hacerse responsable en los primeros diez días mientras ceden los antojos.

–KIM SCHEEWE-KIRK

Las dos sensibilidades más comunes y más dañinas a la comida son el gluten y los lácteos, razón por la cual vamos a eliminarlos de tu dieta durante la Desintoxicación en 10 días. Muchas personas no se dan cuenta de que tienen sensibilidades escondidas a la comida. No se trata de alergias reales, como la alergia a los cacahuetes o a los mariscos que hace que se te hinche la lengua, se te cierre la garganta, te salga salpullido y que puede matarte en minutos. Se trata de reacciones más sutiles a alimentos cotidianos. Se presentan debido a pequeños cambios en el tracto intestinal a partir de múltiples causas (como demasiados antibióticos, aspirina, medicamentos para bloquear el ácido, ibuprofeno, estrés, infecciones o incluso toxinas) que permiten que las partículas de comida entren al torrente sanguíneo y estén expuestas a nuestro sistema inmunológico. Esta enfermedad se llama *intestino agujereado*. Entonces, creamos una inflamación de bajo nivel como reacción a esas partículas extrañas de comida, que a su vez pueden crear muchos problemas: fatiga, niebla mental, dolores de cabeza, depresión, alergias, problemas de los senos nasales, intestino irritable, reflujo, dolor de articulaciones, enfermedades de la piel, como acné y eczema, enfermedades autoinmunes y más. Pero esta inflamación también ocasiona aumento de peso al generar resistencia a la insulina.

El gluten es una proteína que se encuentra en el trigo, la cebada, el centeno, la espelta y las avenas. Ha estado con nosotros desde que comenzamos a cultivar granos hace 10,000 años (no obstante, es relativamente nuevo en la dieta humana). Pero hace cincuenta años el tipo de gluten cambió cuando creamos nuevas cepas de trigo (cepas enanas genéticamente modificadas que yo llamo "Frankentrigo") y esto ha generado una verdadera epidemia de problemas, incluyendo un aumento del 400 por ciento de la enfermedad celíaca y una drástica elevación de la sensibilidad al gluten, que afecta más o menos al 8 por ciento de la población.

Este nuevo trigo "mejorado" genera niveles mucho más altos de azúcar en la sangre debido a la cantidad que contiene del superalmidón llamado amilopectina A. Hoy en día, dos rebanadas de pan de trigo entero pueden elevar tu nivel de azúcar más que dos cucharadas de azúcar de mesa. Y el incremento en el número y la naturaleza de las proteínas de gluten generan más inflamación, lo cual incrementa tu riesgo de padecer obesidad y diabetes. A todos nos encanta el pan, pero lo que estamos comiendo hoy en día está muy lejos del alimento más natural que comían nuestros ancestros y está ocasionando que estemos inflamados, enfermos y gordos.

Todos los granos (incluyendo panes, cereales y botanas), incluso los que no tienen gluten, pueden elevar la insulina y el azúcar en la sangre. Para romper el ciclo de adicción, necesitamos cerrar la producción de insulina lo más posible.

Los lácteos también son un problema. Para muchos, no sólo producen inflamación, alergias, congestión, goteo post-nasal, problemas de los senos nasales, eczema, asma, acné e intestino irritable, también ocasionan aumento de peso al elevar los niveles de insulina. Se les ha relacionado con la diabetes tipo 1 y son la causa número uno de estreñimiento, pérdida de sangre intestinal y anemia en niños. Tal vez sean "la comida perfecta de la naturaleza", pero sólo si eres un becerro y quieres crecer cerca de una vaca. Durante estos diez días, no vas a consumir ningún lácteo de ningún tipo.

Deshacerte del gluten, los granos y los lácteos durante diez días puede tener profundos efectos no sólo en tu peso, sino en muchos problemas de salud inflamatorios, digestivos y anímicos. Considéralo un experimento. ¡No tienes nada que perder salvo dolor! Siempre puedes reintroducirlos con cuidado en tu dieta después de los diez días y, en la Fase de Transición, te enseñaré cómo hacerlo. Sin embargo, con esta corta prueba, tendrás la oportunidad de ver de qué manera te afectan en realidad... algo que probablemente nunca antes has hecho.

No te sorprenda si no sólo bajas de peso fácilmente, sino también descubres que desaparecen muchos otros síntomas y problemas de salud crónicos. Presta mucha atención, tal vez esto sea lo más importante que hagas por tu salud y por tu bienestar.

Frijoles

Los fríjoles no necesariamente son "malos", pero los carbohidratos que contienen pueden generar aumentos en el azúcar en la sangre en algunas personas y las lectinas (proteínas pequeñas) que hay en esos alimentos pueden llegar a generar inflamación y aumento de peso. Después de diez días, algunos podrán elegir reintroducir en su dieta los frijoles y ver cómo responde su cuerpo, pero los vamos a dejar fuera de tu dieta mientras te desintoxicas.

Alimentos procesados o hechos en una fábrica

"Día 9: Estoy en el súper. Mis hijos ruegan que les compre Doritos. Mi mamá insiste en comprar helado. ¿Yo? Escojo almendras. Tuve que verme en el espejo rápidamente para asegurarme de que seguía siendo yo."

–JENN WIELGOSZINSKI

Como ya sabes, si quieres apagar los genes que conducen a enfermedades y gordura y encender los que conducen a una pérdida de peso saludable, la clave es la calidad del tipo de comida que consumes. Así que, durante diez días, vas a seguir una dieta de alimentos naturales, rica en verduras, y vas a eliminar los alimentos fabricados o producidos en cualquier otro lugar que no sea la tierra y tu propia cocina.

Esto significa nada de químicos, conservadores, aditivos, endulzantes artificiales, sirope de maíz de alto contenido en fructosa, grasas hidrogenadas o glutamato monosódico. (El GMS, que a menudo se denomina con otros nombres y está escondido en casi todos los alimentos procesados, ocasiona elevaciones en la insulina que generan hambre y antojos incontrolables y llevan a comer en exceso. Lee el recuadro a continuación para saber cómo identificar el GMS en las etiquetas). Comerás sólo alimentos de la mejor calidad, ricos en vitaminas y minerales, fibra, fitonutrientes, proteínas buenas, grasas buenas y carbohidratos buenos, de bajo índice glicémico.

Nombres escondidos para el glutamato monosódico y alimentos que contienen GMS

- Cualquier cosa que incluya la palabra "glutamato"
- Gelatina
- Proteína vegetal hidrolizada (PVH)
- Proteína texturizada
- Proteína hidrolizada de plantas (PHP)
- Extracto de levadura
- Glutamato
- Proteína vegetal autolizada
- Alimento o nutriente de levadura
- Ácido glutámico
- Levadura autolizada
- Extracto de proteína vegetal
- Cualquier cosa "hidrolizada"
- Proteasa
- Cualquier cosa con "enzimas modificadas"
- Cualquier cosa que contenga "enzimas"
- Umami
- Carragena
- Cubitos y caldo
- Consomé
- Cualquier "sabor" o "saborizante"
- Maltodextrina
- Malta de cebada
- Sazonadores naturales

Aceites vegetales refinados y procesados

Aquí se incluyen los aceites de maíz, soya, canola, girasol y más. Todos contienen grasas omega-6 inflamatorias y actualmente representan el 10 por ciento de nuestras calorías. Durante la Desintoxicación en 10 días, sólo usarás aceite de oliva extra virgen o manteca de coco extra virgen (también conocida como aceite de coco). El aceite de oliva extra virgen contiene polifenoles, que son complejos antiinflamatorios y antioxidantes poderosos. Se ha demostrado que el aceite de oliva reduce el riesgo de enfermedades cardíacas tanto o más que las estatinas. El aceite o manteca de coco es un poderoso combustible celular y también contiene grasas antiinflamatorias como el ácido láurico, la misma grasa que se encuentra en la leche materna. Para cocinar a altas temperaturas, también resulta seguro el aceite de semilla de uva.

Alcohol

El alcohol es simplemente azúcar en una forma distinta. Además, afecta tu control de impulso, por lo que es más probable que comas más... y que lo hagas de manera mecánica. También, tiene más calorías por gramo que el azúcar (7 calorías en comparación con 4), provoca intestino agujereado e inflama tu hígado. Aunque no todo se reduce a las calorías, si bebes una copa de vino diaria de 110 calorías cada una, en el transcurso de un año, eso puede generar hasta once libras de aumento de peso. Comenzando en la Fase de Preparación, disminuirás el consumo de alcohol y lo eliminarás de tu dieta durante diez días completos.

Cafeína

Algunos dicen que la cafeína acelera el metabolismo o el ritmo al que se queman las calorías, llamado *termogénesis*. Sin embargo, esto también sucede con los jalapeños picantes o la pimienta roja. La cafeína está escondida en muchos refrescos y bebidas energéticas porque es muy adictiva, así que consumes más bebidas azucaradas. La cafeína también aumenta el hambre.

La investigación está un poco dividida en lo que respecta al café porque, en algunos estudios de población, el café parece asociarse con un menor riesgo de diabetes. Pero, en estudios experimentales, se ha demostrado que la cafeína y el café afectan la sensibilidad a la insulina tanto en individuos saludables como en individuos obesos y diabéticos tipo 2.

En un estudio realizado en el Departamento de Salud Humana y Ciencias Nutricionales de la Universidad de Guelph, Canadá, diez participantes saludables consumieron café con 5 miligramos de cafeína por kilogramo de peso corporal junto con una comida alta en azúcar. Tuvieron un incremento del 147 por ciento más azúcar en la sangre y el 29 por ciento más insulina que quienes bebieron café descafeinado después de la misma comida.

El estudio demostró que el consumo de café después de una comida baja en azúcar y de bajo índice glicémico era peor. Esas personas tuvieron un incremento del 216 por ciento más azúcar en la sangre y el 44 por ciento más liberación de insulina que quienes bebieron café descafeinado. Los investigadores concluyeron que la cafeína afecta de manera significativa el control del azúcar en la sangre y la resistencia a la insulina.

Dejar la cafeína puede liberarte de antojos y normalizar tu química cerebral. El problema con la cafeína es que obtienes una explosión de dopamina, el químico de la recompensa, pero luego se desvanece. Aun si no quieres más café, casi con toda seguridad vas a querer más azúcar. Hay una razón por la que existe algo llamado pastel para acompañar el café. La Dieta de desintoxicación en 10 días de la solución del azúcar en la sangre está diseñada para liberar por completo tu cerebro de sustancias adictivas. Como el café descafeinado de todas maneras contiene algo de cafeína, también está prohibido durante los diez días completos.

Quiero que recuperes tu cuerpo y veas lo que se siente. A partir de ahí, puedes decidir por ti mismo qué quieres consumir y qué no. Pero date la oportunidad de notar lo que se siente desintoxicarte por completo.

En la Fase de Preparación, te llevaré por los pasos necesarios para comenzar a desengancharte del café con un mínimo de incomodidad, de tal manera que, para cuando comiences el programa, ya estés disfrutando los beneficios de sacar esta droga de tu sistema.

Sobrecarga de dispositivos de comunicación

La mayoría de nosotros todos los días estamos completamente abrumados con estímulos provenientes de todo tipo de lugares que agobian nuestro sistema nervioso central: noticias, televisión, radio, Internet, teléfonos celulares, correos electrónicos, mensajes de texto, Facebook, Twitter, Tumblr, Pinterest, Instagram... cada día parece haber más estímulos.

Aunque esas cosas con frecuencia son excelentes fuentes de información, entretenimiento y conexión, también tienen un lado oscuro. Se tragan tu atención y tu energía y crean un estrés sutil pero constante que nos distrae de una curación profunda.

Uno de los cambios maravillosos que experimenté con esta desintoxicación fue aprender a comer sin leer ni ver la televisión. Fue muy relajante y resultó una alegría concentrarme en el sabor, la textura y la belleza de la comida. Mi forma de comer realmente se volvió más lenta e hizo que yo fuera más consciente en lugar de comer bocados enormes de comida, lo cual me ayudó a comer menos.

–DIANA STUEF

Hace poco hice una caminata de diez días en los Himalayas de Bután y estuve completamente alejado de todos esos estímulos. Noté una paz profunda y calmada y una drástica reducción de la ansiedad, sin mencionar un mejor sueño y una mayor sensación de bienestar. Por supuesto, haberme alejado del trabajo y estar de vacaciones en la montaña fue útil, pero era más que eso. A menudo me descubro revisando adictivamente mi teléfono para ver si tengo correos electrónicos, textos, noticias, mensajes… y eso me pasa la factura. En realidad, es otra forma de adicción. De hecho, en el nuevo *Manual Diagnóstico y Estadístico de los Trastornos Mentales* (DSM-V), el "Trastorno de adicción al Internet" se encuentra en la lista como una "enfermedad que necesita estudiarse más a fondo". ¡Perfecto!

Te animo a que hagas un ayuno de dispositivos de comunicación, a que te tomes unas vacaciones de todos los estímulos electrónicos que no son esenciales, incluyendo la televisión y el radio. Considera este programa como una desintoxicación no sólo de tu cuerpo, sino también de tu mente… una oportunidad de perder todo el peso y la carga mentales que se interponen en el camino de notar lo que es importante y verdadero en la vida.

ADENTRO LO BUENO

¡Ahora es momento de agregar lo bueno!

Cada uno de los elementos de la Dieta de desintoxicación en 10 días está incluido por su poderosa capacidad de ayudar a tu cuerpo a sanar, desintoxicarse y bajar las libras de más. Esta combinación especial de alimentos y prácticas de estilo de vida está diseñada científicamente para trabajar de manera sinérgica para ayudar a acelerar y optimizar los resultados. Estarás agregando estos elementos poderosos de sanación y desintoxicación:

- Alimentos que mejoran las vías de desintoxicación
- Alimentos que reducen la inflamación
- Alimentos que mejoran la función intestinal
- Alimentos que equilibran el azúcar en la sangre
- Ejercicio
- Suplementos
- Hidratación

- Escribir un diario
- Relajación
- Ritmo
- Dormir

Alimentos que mejoran las vías de desintoxicación

Las comidas y recetas de este programa están diseñadas específicamente para inundar tu cuerpo con superalimentos y fitonutrientes que maximicen el proceso de desintoxicación de cada célula. En un cuerpo saludable, el proceso de desintoxicación se da naturalmente. No obstante, cuando tenemos toxinas, el mecanismo de desintoxicación del hígado se vuelve perezoso y ciertas toxinas pueden permanecer activas por más tiempo del que queremos o del que nuestros sistemas pueden manejar. Esto hace que estemos enfermos e impide que nuestro metabolismo sea normal. También genera retención de líquidos, hinchazón e inflamación.

Si padeces sobrepeso, por definición tienes toxinas, ya que la mayoría de nuestros químicos ambientales, como los pesticidas y los plásticos, se almacenan en el tejido graso. A medida que bajes de peso, necesitas eliminar las toxinas que se liberan de tu tejido graso; de lo contrario, pueden envenenar tu metabolismo y afectar la pérdida de peso.

Ciertos alimentos aceleran el proceso de desintoxicación y permiten bajar de peso de manera más efectiva y eficaz. Los alimentos que ayudan a mejorar las vías de desintoxicación son los ricos en vitaminas B, vitamina A, vitamina C y antioxidantes, así como los químicos de desintoxicación especiales llamados fitonutrientes que se encuentran de manera natural en el bok choy, el brócoli, las coles de Bruselas, la calabaza, la coliflor, la pimienta roja, el cilantro, las berzas, el ajo, el jengibre, la col rizada, el limón, la cebolla, el perejil, el romero, los berros y los vegetales marinos como el wakame, arame y kombu. Los huevos no son un alimento vegetal, pero contienen nutrientes desintoxicantes y sulfuro.

Sé sobre alimentos buenos... Estaba comiendo más alimentos malos, así que los alimentos buenos no estaban funcionando en sincronía. Ahora entiendo realmente lo que distintos alimentos le hacen a mi cuerpo, tanto lo bueno como lo malo, y eso me está ayudando a tomar decisiones informadas.

–JACKIE WOODS

Alimentos que reducen la inflamación

La inflamación es la reacción normal del cuerpo para combatir bacterias o sanar una infección o una cortada. Es algo que podemos ver: la irritación roja de la garganta, el tobillo hinchado por una torcedura, la cortada que se infecta y se pone roja, caliente y sensible al tacto. Pero la inflamación que nos ocupa en este momento se encuentra escondida adentro y no necesariamente duele. Es la forma que tiene tu sistema inmune de combatir malos alimentos, estrés, toxinas, alérgenos, el crecimiento excesivo de bichos malos en tu intestino e incluso infecciones menores.

Cualquier cosa que genere inflamación, a su vez, ocasionará resistencia a la insulina. Y ya sabemos que la resistencia a la insulina hace que tu cuerpo genere grasa abdominal y se aferre de por vida a esa llantita. Así que vamos a enfocarnos en enfriar el fuego lento de la inflamación que ha estado saboteando en secreto tus esfuerzos por bajar de peso.

Ya estás en camino para disminuir la inflamación interna al eliminar el azúcar, los carbohidratos refinados, las grasas transgénicas, el exceso de grasas omega-6 provenientes de aceites vegetales procesados, los endulzantes artificiales, el GMS, el gluten, los granos y los lácteos. Para maximizar el efecto, la Desintoxicación en 10 días contiene muchos alimentos ricos en grasas omega-3, como el salmón, los huevos con omega-3, la carne de res alimentada con pasto, las semillas de chía, las semillas de cáñamo, las semillas de linaza y las nueces. Las hierbas y especias como la cúrcuma y los alimentos frescos y reales que se incluyen en los menús y en las recetas son útiles para disminuir la inflamación, en especial, las frutillas, los vegetales de hojas de color verde oscuro, el aceite de oliva extra virgen, las grasas saludables como las que hay en las nueces y aguacates y las proteínas de alta calidad, como las del pollo orgánico, los mariscos silvestres y el tofu y el tempeh no modificados genéticamente.

Alimentos que mejoran la función intestinal

Dentro de nuestro sistema digestivo, cada uno de nosotros tenemos 500 especies de bacterias que controlan la digestión, el metabolismo y la inflamación. Ha surgido un nuevo campo de investigación sobre el "microbioma" humano (la comunidad de microbios y sus genes que se encuentran dentro del intestino humano) y sugiere que tu peso puede estar más controlado por lo que comen tus bacterias que por lo que comes tú.

Diferentes bichos se desarrollan en tu sistema, dependiendo de con qué los alimentas. Comer alimentos frescos y reales permite que crezcan los bichos buenos. Esos bichos buenos pueden consumir hasta el 50 por ciento de tu consumo calórico, dejando menos comida para que tú la absorbas. Los bichos buenos aceleran tu metabolismo. Por otro lado, comer comida chatarra hace que crezcan y se desarrollen los bichos malos. Y los bichos malos producen toxinas desagradables y gas que ocasionan aumento de peso, inflamación, hinchazón, la temida panza inflada y diabesidad.

Cuando comes las cosas equivocadas, en lugar de simbiosis –una relación mutuamente benéfica entre tu flora intestinal y tú– creas un desequilibrio dañino que afecta al recubrimiento intestinal, ocasionando intestino agujereado. Entonces, partículas de comida parcialmente digerida y toxinas microbianas se cuelan por tu intestino, desencadenando una respuesta inflamatoria (la forma que tiene tu cuerpo de protegerte de esas proteínas "extrañas"). La inflamación, a su vez, daña tu metabolismo, afecta la manera que tiene tu cerebro de controlar el apetito y crea resistencia a la insulina y (sí, adivinaste) aumento de peso.

La dieta natural, alta en fibra, baja en almidón y baja en azúcar en la que se basa esta desintoxicación hace que los bichos malos se mueran de hambre y alimenta a los bichos buenos. Contiene alimentos ricos en vitaminas y minerales que mejoran la función intestinal, como las semillas de calabaza y el bok choy, que tienen altas concentraciones de zinc, así como arúgula, col rizada, tomates y zanahorias, que están repletos de vitamina A. También contiene alimentos como pollo, pavo, salmón, cebollas y perejil, que contienen aminoácidos y antioxidantes que favorecen que sane el recubrimiento intestinal, así como probióticos que reducen la panza inflada, que se encuentran en el kimchi.

Alimentos que equilibran el azúcar en la sangre

Las proteínas son clave para equilibrar el azúcar en la sangre. Cada comida y cada cena contienen alguna forma de proteína animal magra (y de preferencia orgánica), complementada con deliciosos vegetales.

Existe un gran debate con respecto a las dietas paleo versus las dietas vegetarianas que vale la pena mencionar aquí. Aunque una dieta basada predominantemente en vegetales (lo cual significa que estás comiendo muchas plantas de verdad, no muchas harinas ni azúcares hechas de plantas) en definitiva es saludable, una dieta puramente vegetariana puede ser un problema para muchas personas con problemas de peso. No siempre es el caso, pero he visto a muchos vegetarianos y veganos que tienen problemas de salud y de peso graves porque sus sustitutos de carne son almidones: arroz, pasta, pan y otros alimentos altos en carbohidratos y bajos en nutrientes que, una vez que se consumen, se convierten en azúcar en el cuerpo y generan antojos.

Incluso otros granos y frijoles pueden representar un problema para algunos vegetarianos porque elevan la insulina y el azúcar en la sangre más que las proteínas animales. Esto puede ser poco saludable, a menos que realmente sepas lo que estás haciendo en términos nutricionales. Sí, sin lugar a dudas, por el bien de nuestro planeta, deberíamos estar comiendo menos carne criada en fábricas, pero las proteínas basadas en animales son importantes para muchas personas. Y, si provienen de fuentes silvestres sustentables o alimentadas con pasto, creo que pueden ser muy saludables.

El tipo de dieta adecuado para ti en parte depende de tu estado actual de salud y de tu metabolismo. Cuanto más enfermo estás, menos espacio de acción tienes en términos de la cantidad de azúcar que puedes consumir de manera segura. A medida que bajas de peso, tu resistencia aumenta y, después de la Desintoxicación en 10 días, puedes experimentar con granos y frijoles como fuentes de proteínas. Pero, si tienes preocupaciones de peso o de salud significativas, te aconsejo que por ahora te mantengas alejado de ellos.

Notarás que en la Dieta de desintoxicación en 10 días se incluyen dos proteínas de soya tradicionales: el tofu y el tempeh. Aunque los frijoles de soya técnicamente son frijoles (lo cual es obvio), estos dos alimentos tienen un índice glicémico mucho más bajo y no ocasionan los mismos aumentos en el nivel de azúcar en la sangre que otros productos de soya.

Las nueces y las semillas son la excepción en lo que respecta a las proteínas vegetales. No elevan el nivel de azúcar en la sangre y son un excelente refrigerio portátil para cualquiera que no tenga alergias a las nueces, en especial para quienes padecen diabesidad. Se ha demostrado que las nueces reducen el riesgo de diabetes, mejoran el metabolismo y ayudan a bajar de peso. Son una excelente fuente de proteínas, grasas buenas, fibra y minerales, incluyendo magnesio y zinc, que son fundamentales para revertir la diabesidad.

Ejercicio

Desde hace mucho tiempo, mi cuerpo ha estado deseando que le dé ejercicio y comida adecuada. ¡Me lo está agradeciendo con siete libras menos, la desaparición prácticamente total de molestias y dolores y más energía para hacer ejercicio!

–TINA PETRY

Cada uno de los diez días comienza con treinta minutos de ejercicio moderado. Esto puede tener un efecto extraordinario en el resto del día, al poner en marcha tu motor metabólico y equilibrar tu química cerebral, tu nivel de azúcar en la sangre y tus hormonas de tal manera que hagas mejores elecciones. El ejercicio reduce los antojos y regula el apetito, mejora la sensibilidad a la insulina, eleva el número y la función de tus mitocondrias (lo cual mejora tu metabolismo en general), moviliza las vías de desintoxicación para ayudarte a eliminar las toxinas del ambiente que generan aumento de peso, reduce el cortisol (la hormona del estrés que genera grasa abdominal), disminuye la inflamación y favorece que duermas mejor. Es el mejor tratamiento contra la depresión y la ansiedad y mejora tu energía, bienestar y autoestima. Conclusión: ¡El ejercicio mejora todo lo que estarás haciendo en este programa!

Si ya tienes una rutina de ejercicio, durante esos treinta minutos, puedes hacer cualquier tipo de ejercicio que disfrutes. Si hasta ahora el ejercicio no ha sido parte habitual de tu vida, comienza con treinta minutos de caminata vigorosa, o incluso de caminata lenta, si eso es lo único que puedes hacer. Si sólo puedes hacer cinco minutos, empieza con eso dos veces al día y aumenta poco a poco a lo largo de la semana. Caminar es fácil, es accesible para casi todo el mundo y no requiere membresías ni equipos sofisticados. A medida que te vuelvas más fuerte, puedes incrementar la intensidad del ejercicio y experimentar con otro tipo de actividades.

Suplementos

Hay mucha confusión con respecto a los suplementos nutricionales, así como reportes contradictorios sobre sus beneficios, efectividad y hasta seguridad. Esto es lamentable, porque, en mi opinión, para la gran mayoría de nosotros, son fundamentales y esenciales para sobrevivir y tener una salud óptima. De hecho, la palabra "vitamina" se deriva de "amina vital", componentes vitales que se encuentran en nuestra dieta sin los cuales nos enfermaríamos gravemente o moriríamos. No obstante, 90 por ciento de los estadounidenses tienen deficiencia de uno o más nutrientes esenciales porque la mayoría vivimos de alimentos procesados, desprovistos de nutrientes. De hecho, el 10 por ciento de nosotros no obtenemos suficiente vitamina C para prevenir el escorbuto, un síndrome de deficiencia nutricional profundo que se describió por primera vez en marineros que no comían frutas ni verduras frescas, y hasta un 80 por ciento tenemos niveles inadecuados de vitamina D.

Déjame explicarte brevemente lo que hacen las vitaminas y minerales. No son medicamentos, no funcionan como medicamentos y no pueden ser estudiados como medicamentos, razón por la cual escuchas tanta información contradictoria en los medios de comunicación sobre las investigaciones nutricionales. Las vitaminas y minerales son componentes esenciales de nuestra biología que producen todas las reacciones químicas de nuestra función corporal, incluyendo el metabolismo y la quema de calorías. Cada reacción química requiere un catalizador (una enzima) y cada catalizador tiene un "ayudante" o cofactor (coenzima). Las vitaminas y minerales son esos ayudantes.

Sin niveles óptimos de vitaminas y minerales, tu bioquímica no funcionaría bien. Para quemar calorías en tus células, necesitas vitaminas y minerales.

La mayoría de nuestras ideas sobre los nutrientes giran en torno a la cantidad mínima que necesitamos para prevenir enfermedades severas generadas por deficiencias, como el escorbuto o el raquitismo, no sobre las cantidades que necesitamos para tener salud y una función biológica óptima o mejorada.

En lo que respecta a bajar de peso, los nutrientes desempeñan un papel crítico. Cuando tenemos un nivel bajo de nutrientes críticos, nuestro cuerpo desea más comida, buscando esos nutrientes. Comemos cada vez más alimentos chatarra procesados, en busca de nutrientes que simplemente no están ahí. Nos morimos de hambre en medio de la abundancia: sobrealimentados, desnutridos y nunca satisfechos.

Cuando comemos comida de verdad, que contiene muchos nutrientes, estamos más satisfechos y comemos menos. Pero, de todas formas, necesitamos una cantidad enorme de nutrientes de alta calidad para ayudar a funcionar a nuestros motores. Tener vitaminas y minerales adecuados te ayuda a quemar calorías de manera más eficaz, te ayuda a regular el apetito, disminuye la inflamación, incrementa la desintoxicación, ayuda a la digestión, regula las hormonas del estrés y ayuda a tus células a ser más sensibles a la insulina.

El programa de suplementos de la Dieta de desintoxicación en 10 días de la solución del azúcar en la sangre está diseñado para ser simple y fácil de seguir y funciona específicamente para atender la resistencia a la insulina y para mejorar el proceso de desintoxicación. Los suplementos recomendados incluyen una fibra superespecial llamada PGX que absorbe azúcar y grasa y ayuda a regular el apetito, a disminuir el azúcar en la sangre y a fomentar la pérdida de peso. En las páginas 107 a 109 de la Fase de Preparación, encontrarás una lista completa de suplementos y la explicación de por qué es importante cada uno.

Hidratación

Muchos tenemos deshidratación crónica y consumimos bebidas con cafeína, lo cual nos hace estar aún más deshidratados. La hidratación simple se ha asociado con pérdida de peso y ayuda a maximizar la desintoxicación al eliminar nuestras toxinas metabólicas y ambientales a través de los riñones, favorece los movimientos intestinales saludables e incrementa la energía. Por eso es tan importante beber por lo menos ocho vasos de agua al día durante la desintoxicación y después de haberla terminado.

Algunos estudios han demostrado que el simple hecho de beber dos vasos de agua antes de comer puede generar una pérdida de peso significativa. A menudo confundimos la sed con hambre y comemos en lugar de beber, así es que ten contigo una botella grande de agua fresca a lo largo del día y bebe. Cuando tengas duda, ¡hidrátate!

Escribir un diario

Se ha demostrado que el simple hecho de escribir tus experiencias y sentimientos sin filtrarlos reduce el estrés y duplica los resultados de cualquier programa de pérdida de peso y de cambio de comportamiento. Escribir un diario es una de las formas más efectivas para romper el ciclo de comer mecánicamente y para procesar tus pensamientos y emociones de una manera proactiva y saludable en vez de llenarlos con cosas malas y malos hábitos. Como digo a menudo, una dieta de palabras y autoexploración con frecuencia da como resultado una pérdida de peso. Escribir nos ayuda a metabolizar mejor nuestros sentimientos y calorías. Además, nos mantiene honestos y responsables respecto a nosotros mismos, lo cual es crucial para tener éxito.

Durante la Fase de Preparación, comprarás un cuaderno en blanco para usarlo como tu Diario de Desintoxicación, o bien, puedes obtener la versión descargable gratuita del Diario de desintoxicación en www.10daydetox.com/resources. Todas las mañanas, durante los diez días, te recordaré que registres tu progreso, y todas las noches, tendrás preguntas específicas para reflexionar relacionadas con el enfoque de ese día. Por favor, no subestimes ni te saltes esta importante parte del programa.

Relajación

"Necesitas relajarte".

¿Cuántos de nosotros hemos escuchado este consejo? Y, ¿cuántos hemos asentido, hemos estado de acuerdo y luego hemos seguido con nuestra vida loca (y nuestra dieta loca), jurando que nos ocuparemos de ello cuando tengamos tiempo?

Sin embargo, si necesitas motivación real para tomarlo en serio, considera lo siguiente: El estrés incrementa tus niveles de insulina, citocinas (moléculas mensajeras del sistema inmune que generan inflamación) y cortisol (infame por promover la acumulación de grasa abdominal). El estrés también incrementa tu apetito y tus antojos de carbohidratos y azúcar, generando la disfunción metabólica que genera un aumento de peso. Así que, si quieres bajar de peso, empieza por calmar tu cuerpo y tu mente estresados.

He incluido dos prácticas de relajación clave en la Dieta de desintoxicación en 10 días del azúcar en la sangre: el Baño de Ultra-Desintoxicación y el Descanso de cinco minutos para respirar.

El Baño de UltraDesintoxicación combina ingredientes especiales para ayudar a desestresar tu sistema nervioso, relajar tus músculos y tu mente, alcalinizar y sacar las toxinas de tu cuerpo y favorecer un sueño profundo y reparador. El Descanso de cinco minutos para respirar es una técnica simple pero poderosa que tiene profundos efectos en tu mente y en tu cuerpo. Aprenderás los detalles de cómo y cuándo hacer estas prácticas en la Parte IV, pero, por ahora, sólo recuerda esto: ¡El estrés te hace engordar y la relajación te adelgaza!

Ritmo

Nuestros cuerpos son organismos biológicos y, nos guste o no, o los escuchemos o no, están sometidos a ritmos muy específicos. Volver a encaminar tu biología depende mucho de que los tiempos sean adecuados. Esto incluye el momento en que te despiertas y te duermes, el momento en que comes, el momento en que haces ejercicio y el momento en que te relajas.

Realizar cambios de comportamiento simples para volver a equilibrar tus ritmos diarios puede tener efectos poderosos sorprendentes: tener más energía, dormir mejor, bajar de peso y más. Por ello, te animo a que establezcas y a que cumplas un horario para comer, hacer ejercicio y relajarte todos los días durante tu Desintoxicación en 10 días.

La ciencia demuestra que saltarte comidas, comer muy tarde y no desayunar son maneras garantizadas de arruinar tu metabolismo y subir de peso. Una causa importante de diabesidad es el síndrome de comer tarde por la noche, el cual consiste en atracarte de comida por la noche o levantarte en mitad de la noche para comer. Casi siempre es ocasionado por no comer suficiente durante el día y por los cambios en el nivel de azúcar en la sangre que esto genera.

Intenta establecer ritmos regulares para comer, moverte, relajarte y dormir, y observa cómo tu cuerpo se regula a sí mismo para tener salud y lograr una pérdida de peso natural. Como una ganancia adicional, cuando sigues rutinas y ritmos fijos, ¡no tienes que desperdiciar energía mental en planear constantemente cómo y cuándo vas a hacer tus prácticas y tus comidas cada día!

Comer tres comidas (y un par de refrigerios opcionales si tienes hambre) funciona para mantener en equilibrio tu azúcar y tus hormonas. Comer temprano por la mañana pone en marcha tu metabolismo y te permite quemar más todo el día. Y evitar comer dos o tres horas antes de acostarte impide que almacenes la comida en forma de grasa en lugar de quemarla para transformarla en la energía que necesitas. Cuando duermes, tu cuerpo está en modo de reparación, reconstrucción y crecimiento. Pero lo último que quieres ver crecer es tu abdomen. Por eso, es importante seguir un patrón de nutrición diario sensato.

Dormir

La privación de sueño se ha asociado con muchas enfermedades, entre ellas la obesidad. Hace poco leí un libro fantástico titulado *Lights Out: Sleep, Sugar and Survival* [Apaga las luces: El sueño, el azúcar y la supervivencia], de T. S. Wiley y Bent Formby, que hace el recuento del aumento de las enfermedades desde la invención de las bombillas. Cuando fuimos capaces de extender nuestros días a través de la luz artificial, perdimos la sincronía con los ritmos estacionales naturales y alteramos el equilibrio de los patrones de sueño primitivos de nuestro cuerpo. En resumen, podíamos quedarnos despiertos más tarde y durante más tiempo, así que lo hicimos, básicamente engañando a nuestros cuerpos para creer que estamos en un estado perpetuo de verano. Nuestros cuerpos están programados biológicamente para almacenar grasa y alentar a nuestro metabolismo para mantenernos a flote a lo largo de los meses de escasez de alimento del invierno, que para la mayoría de los comedores modernos en realidad no llegan nunca.

Si privas de sueño a tu cuerpo, aumentan los niveles de la hormona estimulante del apetito denominada ghrelina y disminuye la hormona que controla el apetito, la leptina. El sueño es un supresor natural del apetito, en especial en lo que respecta al azúcar.

A los treinta y tantos, trabajaba largas horas por la noche en una sala de emergencias y siempre deseaba azúcar. Galletas, helado... lo que se te ocurra. Comía para mantenerme en marcha. Si tu cuerpo no puede obtener suficiente energía al dormir, la buscarás en la comida. Piénsalo: ¿Cuando estás cansado, acaso no eres más propenso a pensar: "Necesito algo de comer"?

Estos diez días son una oportunidad de ver el efecto tan poderoso que dormir adecuadamente puede tener en tu apetito y en los mecanismos de almacenamiento de grasa. Recomiendo dormir todas las noches por lo menos siete horas (de manera ideal ocho). En la Parte IV, encontrarás mis consejos favoritos para conseguir dormir a pierna suelta.

Vamos a prepararte para tu Desintoxicación en 10 días.

PARTE III

LA FASE DE PREPARACIÓN

6

Manos a la obra

La clave para bajar de peso y estar saludable es la planeación y la preparación. La realidad es que muchas personas pasan más tiempo planeando fiestas y vacaciones que planeando su salud. Tienes que diseñar tu vida para el éxito y crear un ambiente que te dirija automáticamente hacia las decisiones adecuadas. Por ejemplo, si tienes nueces en la despensa en lugar de un pastel entero, es más probable que tomes la decisión adecuada. Preparar tu mente, tu cocina y tu ambiente laboral o escolar es esencial para lograr salud y bajar de peso a largo plazo.

Antes de que empieces la Dieta de desintoxicación en 10 días de la solución del azúcar en la sangre, aparta dos días para hacer los preparativos necesarios. Para optimizar tus resultados y evitar desviaciones y retrasos, querrás tener listo todo lo que necesitas.

Hay seis cosas sencillas que harás durante la Fase de Preparación:

1. Desintoxicar tu cocina.
2. Reunir los suministros.
3. Disminuir la cafeína, el alcohol y el azúcar.
4. Alinear tu mente y tus intenciones.

5. Tomar tus medidas.

6. Unirte a la comunidad de Internet de la Solución del azúcar en la sangre (www.10daydetox.com/resources).

DESINTOXICAR TU COCINA

Hasta ahora, es probable que tu cocina haya estado bajo el cruel reinado de la industria alimenticia. ¡Ahora es tu oportunidad de iniciar una revolución y reclamarla! Vamos a empezar justo aquí, justo ahora, quitando de tu camino los obstáculos para bajar de peso y tener salud transformando tu cocina en un lugar de verdadera nutrición y curación.

Idealmente, el primer día de la Fase de Preparación, aparta un par de horas para desintoxicar tu despensa, cajones y refrigerador. Comienza por tirar cualquier artículo que entre en las siguientes categorías. (Si no estás seguro de si puedes conservarlo, seguro no. ¡Sé despiadado!)

- Cualquier cosa que no sea comida real (por ejemplo, cualquier cosa hecha en una fábrica, que venga en lata, en caja o en paquete), a menos que sea comida real enlatada, como sardinas y alcachofas, con sólo unos cuantos ingredientes reales como agua o sal.

- Cualquier alimento o bebida que contenga azúcar de cualquier forma (incluyendo miel, melaza, agave, jarabe de maple, jugo de caña orgánico y endulzantes artificiales), en especial cualquier bebida o jugo de fruta endulzados con azúcar.

- Cualquier cosa que contenga aceites hidrogenados o aceites vegetales refinados (como el aceite de maíz y de soya).

- Cualquier alimento con endulzantes artificiales, conservadores, aditivos, colorantes o pigmentos, básicamente cualquier cosa que tenga una etiqueta o esté procesado de alguna manera.

Los siguientes artículos también se tienen que ir, pero si te sientes incómodo tirándolos, sólo ponlos lejos de tu alcance durante la desintoxicación, siempre y cuando sientas que los puedes evitar sin problemas. Tal vez elijas volver a introducir algunos de estos alimentos en tu fase de transición, sobre lo cual leerás en la Parte V:

- Todos los productos de gluten (incluyendo pan, pasta, bagels, etc.).
- Todos los granos (incluso los que no contienen gluten).
- Todos los lácteos (incluyendo leche, yogur y queso). Puede que tengas lácteos en casa para tu familia, pero incluso tu familia puede verse afectada por los lácteos. Si los consumen en grandes cantidades, sería prudente que todos intentaran prescindir de ellos durante diez días. Si no quieres deshacerte de ellos y personalmente puedes evitar comer o beber productos lácteos, entonces, pueden quedarse.
- Todos los frijoles.

REUNIR TUS SUMINISTROS

A continuación verás todo lo que necesitas tener a la mano para los próximos diez días:

Comida

Ahora que has limpiado tu refrigerador y tu despensa, vuelve a llenarlos con alimentos verdaderos y frescos que estarás comiendo durante diez días. En las páginas 282 a 283 encontrarás la "Lista de compras básicas de la Dieta de *detox* de 10 días", la cual incluye los elementos esenciales que te animo a tener en tu cocina. Esos artículos no perecederos te permitirán preparar una gran variedad de comidas saludables, tanto durante los diez días como después. También recomiendo que leas con anticipación el Plan de comidas de la Desintoxicación en 10 días, que empieza en la página 286, de manera que puedas elegir tus comidas y comprar con anticipación los ingredientes que vas a necesitar para estas recetas.

Muchas personas tienen dificultades con el gasto que representa comprar alimentos naturales, frescos y buenos. Sin embargo, si piensas en el costo que tiene a largo plazo tratar enfermedades que resultan de comer alimentos procesados y tóxicos, sin mencionar el precio que representa para tu felicidad y tu bienestar, puede que lo veas diferente. Te animo a que analices con honestidad cuánto dinero gastas a la semana en café, refrescos, comida de consuelo y comida para llevar. Lo que descubras te puede sorprender. Si renuncias a tu *latte* diario, podrías ahorrar casi 1,500 dólares al año. Puede que comiences a ver, también, otros fondos escondidos que podrías gastar mejor en buena comida y buena salud.

Dicho esto, tengo unos cuantos secretos para comprar con inteligencia y ahorrar. Busca mercados de productores locales, donde puedas encontrar productos frescos por menos dinero o ve a tiendas de costos más bajos como Trader Joe's y a tiendas de membresía como Sam's Club o Costco para comprar verduras, aceite de oliva, frutas, nueces, frijoles enlatados y pescado. También podrías unirte a una cooperativa local, es decir, una organización basada en una comunidad que apoya a granjeros y negocios locales y te permite ordenar comida al por mayor por un precio ligeramente más alto que el de la venta al mayoreo. Ve a www.10daydetox.com/resources para averiguar cómo encontrar una cooperativa o consulta www.localharvest.org para ver cuáles son las alternativas en tu área. El Environmental Working Group [Grupo de Trabajo Ambiental] creó un folleto sobre cómo comer bien por menos llamado "Buena comida con un presupuesto apretado". Puedes obtenerlo en www.ewg.org/goodfood.

Ésta es una enorme oportunidad de hacer un cambio no sólo en tus hábitos de compras y de alimentación, sino también en los hábitos familiares. Una participante de la desintoxicación me dijo que al principio su marido se quejó de que hubiera comprado toda esa "extraña" comida nueva, pero, al final, le encantó todo lo que ella cocinó y se convirtió en su mayor animador.

Al realizar esta desintoxicación para ti, en secreto, puedes hacer que también tu familia esté más saludable. Algunos miembros de tu tribu tal vez se resistan, pero en la medida en que cambien sus patrones alimenticios, incluso un poco, se sentirán mejor. Yo siempre les dije a mis hijos que nuestra cocina no era un restaurante; si querían comer, eso era lo que había de cenar. El menú tenía dos opciones: tómalo o déjalo. Enlista a tu familia y hagan juntos la desintoxicación de la cocina. Haz que sea un juego leer las etiquetas y encontrar ingredientes tóxicos. Darle comida real a tu familia durante diez días dará a las personas importantes de tu vida la oportunidad de ver cómo se puede ver y sentir tener salud radiante… ¡y entonces no podrán evitar subir a bordo!

Todos los días, mis hijos me dicen que me veo genial y que luzco más delgada. Preguntan qué vamos a comer hoy en la noche para la dieta y dicen que lo estoy haciendo en grande con los platillos… ¡lo cual significa que les encantan!

–HELEN ALLEN

Suministros para el Baño de UltraDesintoxicación

A continuación tienes los ingredientes que vas a necesitar para diez días de baños nocturnos (encontrarás las instrucciones exactas para preparar el Baño de UltraDesintoxicación en la página 127 de la Parte IV):

- Sales de Epsom (aproximadamente 160 onzas en total, suficiente para 2 tazas cada noche).
- Bicarbonato (aproximadamente 40 onzas en total, suficiente para ½ taza cada noche).
- Aceite puro de lavanda (una botella pequeña debería ser suficiente; lo puedes encontrar en la mayoría de las tiendas de alimentos naturales).

Diario de desintoxicación

Tu Diario de desintoxicación será tu compañero inseparable a lo largo de los diez días. Para registrar tus resultados, pensamientos y experiencias, compra un cuaderno en blanco o un diario que te atraiga. O bien, puedes usar el diario en línea que se encuentra en www.10daydetox. com/resources, el cual te proporciona todas las preguntas para que escribas a partir de ellas.

Suplementos

He facilitado conseguir los suplementos exactos que recomiendo a mis pacientes al pedirlos a través de www.10daydetox.com/resources. Necesitarás el Paquete de suplementos básico de la Dieta de *detox* de 10 días. (Por favor, ten en cuenta que necesitarás ordenar este paquete una semana antes de comenzar la Dieta de *detox* de 10 días para que dé tiempo del envío). Los suplementos serán muy útiles durante la desintoxicación, pero también son excelentes apoyos nutricionales básicos para la mayoría de las personas y están diseñados para tomarse a largo plazo. O bien, puedes encontrar equivalentes en tu tienda de comida saludable más cercana. Recomiendo los siguientes (en la página 122 puedes consultar un resumen):

- Un suplemento multivitamínico y multimineral de alta calidad. Éste contiene todas las vitaminas B, antioxidantes y minerales que necesitas para acelerar tu metabolismo y mejorar el funcionamiento de la insulina y el azúcar en la sangre.
- 2 gramos de aceite de pescado purificado (EPA/DHA). Se trata de un suplemento antiinflamatorio, que genera sensibilidad a la insulina, equilibra el azúcar en la sangre, previene enfermedades cardíacas y mejora el cerebro.
- 2,000 unidades de vitamina D3, que ayuda a la función de la insulina. Hasta un 80 por ciento de la población tiene deficiencia de esta importante vitamina.

■ Nutrientes adicionales para equilibrar el azúcar en la sangre y la insulina, incluyendo (dosis diarias totales) de 500 a 1000 microgramos de cromo, 15 a 30 miligramos de zinc, 300 a 600 miligramos de ácido alfa lipoico, 500 a 1000 miligramos de canela y 100 a 200 miligramos de catequinas de té verde, las cuales a menudo se encuentran combinadas en suplementos especiales que optimizan los niveles de insulina, el equilibro del azúcar en la sangre y el metabolismo.

■ PGX (en polvo o en cápsulas), una superfibra que hace más lentas las elevaciones de la insulina y el azúcar en la sangre y que también puede eliminar antojos y fomentar la pérdida de peso. Toma 2.5 a 5 gramos justo antes de cada comida con un vaso grande de agua. Lo puedes tomar en polvo (1/2 a 1 cucharada) o en tres a seis cápsulas; el polvo tiende a funcionar mejor. Si tienes antojos por la noche o eres propenso a comer de noche, también puedes tomar una dosis después de la cena.

■ 200 a 300 miligramos de citrato de magnesio, una o dos veces al día, si estás experimentando estreñimiento. Esto es esencial para controlar el estreñimiento, que puede ser ocasionado por la fibra adicional, como el PGX, si no estás habituado. Si no tienes movimientos intestinales una o dos veces al día, puede que te sientas enfermo en este programa, así que asegúrate de prestar atención a qué tan a menudo vas al baño y de hacer lo necesario para ir todos los días. El magnesio también es un mineral relajante que ayuda a reducir la ansiedad, a mejorar el sueño, a mejorar el control del azúcar en la sangre e incluso a curar los calambres musculares.

Suplemento	Dosis diaria total
Multivitamínico	Tómalo como se indica en la etiqueta
Aceite de pescado purificado (EPA/DHA)	2 gramos

(Continúa)

Suplemento	Dosis diaria total
Vitamina D3	2,000IU
Cromo*	500 a 1000 microgramos
Zinc*	15 a 30 miligramos
Ácido alfa lipoico*	300 a 600 miligramos
Canela*	500 a 1000 miligramos
Catequinas del té verde*	100 a 200 miligramos
PGX (en polvo o en cápsulas)	2.5 a 5 gramos justo antes de cada comida; se pueden tomar dosis adicionales opcionales a lo largo del día si se necesita controlar antojos
Citrato de magnesio	200 a 300 miligramos (2 a 3 cápsulas) 1 o 2 veces al día

* El cromo, el zinc, el ácido alfa lipoico, la canela y las catequinas del té verde con frecuencia se encuentran combinados en un suplemento especial, revísalo en tu tienda de comida saludable más cercana.

PFX: La fibra maravilla

La mayoría de los estadounidenses no comen suficiente fibra. Como especie, hemos pasado de comer casi 100 gramos al día como cazadores-recolectores a comer 8 a 15 gramos al día o menos en una dieta basada en alimentos procesados. La fibra ayuda a fertilizar las bacterias buenas que hay en tu intestino, a mejorar tus movimientos intestinales y a prevenir el cáncer y las enfermedades cardíacas. Pero también ayuda a bajar de peso. En los últimos años, se ha investigado ampliamente una superfibra especial llamada PGX (poliglicoplex). Se trata de un complejo único de superpolisacáridos provenientes de la raíz de konjac (glucomanano) y fibras de algas marinas que disminuye el ritmo en que el azúcar (y la grasa) se absorbe en el torrente sanguíneo y tiene el efecto global de equilibrar la insulina y el azúcar en la sangre, reducir el apetito y ayudar a bajar de peso.

Uno de mis pacientes diabéticos se libró de 100 unidades de insulina sólo usando esta fibra especial y otro bajó cuarenta libras. Por eso recomiendo tomar PGX antes de cada comida durante la Dieta de desintoxicación en 10 días. Si eliges usar un solo suplemento, el PGX es el más importante para el proceso de desintoxicación.

Por favor ten en cuenta lo siguiente. Para garantizar que la fibra se mueva por todo tu sistema como es debido, es esencial beber los ocho vasos de agua diarios que se recomiendan. De otro modo, te puedes estreñir. Si eres propenso al estreñimiento, por favor consulta el Día 3 (página 149)

(Continúa)

para averiguar cómo limpiar tus intestinos de manera segura y evitar este problema. Lo peor que puedes hacer durante la Desintoxicación en 10 días es estar estreñido. Tomar fibra, magnesio y vitamina C como se explica en el Día 3 debería resolver hasta los casos de estreñimiento más necios.

Herramientas de análisis opcionales

Si tu presupuesto lo permite, te recomiendo mucho que obtengas las siguientes herramientas de análisis para aprovechar al máximo tu transformación de la Dieta de desintoxicación en 10 días (consulta www.10daydetox.com/resources):

- Un monitor de glucosa.
- Una báscula inteligente FitBit Aria con Wi-Fi o una báscula Withings, que envía directamente a tu teléfono tu peso, IMC y composición corporal.
- Un monitor de presión sanguínea, que, de manera similar, envía a tu teléfono los datos de tu presión sanguínea para poder llevar un registro fácilmente.
- Un rastreador personal de movimiento para monitorear tu actividad y tu sueño diarios, como el FitBit, el Up de Hawbone, el Withings Pulse o el FuelBand de Nike.

Equipo para ejercicio

Yo corro casi todos los días o lo más a menudo que puedo. Siempre tengo en el mismo lugar un par de tenis para correr y la ropa necesaria apropiada para el clima, de modo que cuando estoy listo para irme, tengo todo a la mano. Piensa en esto igual que con la cocina: ¿No es mucho más fácil juntar todos los ingredientes y utensilios que necesitas en lugar de correr a la tienda cada vez que quieres preparar algo? Recuerda, nuestra meta aquí es prepararte para el máximo éxito y la naturaleza humana dicta que es más probable que hagamos ejercicio si nos lo hemos facilitado.

Saca tus tenis del clóset o ve a comprar unos. Elige la ropa que te resulte más cómoda para caminar y asegúrate de tenerla limpia y a la mano. Vamos a quitar del camino el obstáculo de la preparación para que cuando empiece el Día 1 estés listo para amarrarte las agujetas y salir.

Agua de filtro y botella

La opción más fácil para garantizar que estás tomando agua limpia y pura es filtrarla tú mismo con un sencillo filtro de carbón (como Brita) y luego llevarla contigo en una botella de acero inoxidable o de vidrio. Puedes encontrar estos artículos en la mayoría de las tiendas de artículos para el hogar e incluso en el supermercado.

DISMINUIR LA CAFEÍNA, EL ALCOHOL Y EL AZÚCAR

La Fase de Preparación de dos días es el comienzo oficial de lo que yo llamo tus vacaciones de las drogas, las cuales son la cafeína, el alcohol y el azúcar. Puede que temporalmente te hagan sentir alerta y con energía, pero su efecto se desvanece rápido, dejándote con necesidad de más o experimentando el círculo vicioso que consiste en sentir el bajón y tener antojos. Unos días fuera de la montaña rusa y te darás cuenta de lo mucho que estas sustancias estaban saboteando tu energía, tu salud y tus esfuerzos para bajar de peso.

Te sugiero disminuir la cafeína en etapas. Bebe la mitad de tu dosis normal en el primer día de preparación, la mitad de esa dosis reducida en el segundo día y luego elimínala en el primer día de desintoxicación. Si estás cansado, toma una siesta. Hacer ejercicio suave, beber mucha agua, darte un baño caliente y tomar vitamina C adicional (1,000 miligramos dos veces al día) pueden ayudar a reducir los dolores de cabeza generados por la abstinencia. Si te duele mucho, toma 400 miligramos de ibuprofeno (sé que es una droga, pero no creo que haya que sufrir innecesariamente y una dosis es relativamente inofensiva).

No pensé que podría dejar el café y los lácteos, pero sentirse bien es una buena compensación. Estuve extremadamente cansada los primeros días, pero la niebla se levantó y comencé a experimentar más energía, una mente más clara, una mejor concentración, un mejor estado de ánimo... y, por supuesto, la ganancia adicional de la pérdida de peso.

–CORI BLACK

En el Día 2 de la Dieta de desintoxicación en 10 días, nuestro objetivo será atender los síntomas de la desintoxicación. Siéntete en libertad de adelantarte y leer las páginas 146 a 147 para obtener un poco de apoyo adicional durante la fase de eliminación si es que la necesitas.

Yo también aprovecharía este momento para dejar el alcohol por completo. Y deja de tomar cualquier bebida endulzada con azúcar o de manera artificial. También, éste es el momento de dejar de comer alimentos procesados. No los disminuyas, simplemente deja de consumirlos. Es como quitarse una curita, hacerlo lentamente sólo lastima más. En el Día 1, dejarás por completo el azúcar y cualquier cosa que se convierta en azúcar. ¡Pero comienza primero con la muerte líquida!

ALINEAR TU MENTE Y TUS INTENCIONES

Una revolución en el cuerpo comienza en la mente. En el pasado, puede que tus esfuerzos para bajar de peso hayan flaqueado, no sólo debido a hábitos alimenticios equivocados, sino, también, debido a una forma de pensar equivocada. Vamos a corregir eso.

Durante la Fase de Preparación, tu Diario de desintoxicación es tu salvavidas para extirpar los obstáculos, creencias y actitudes mentales que pueden sabotear tu éxito. La meta aquí es estar al tanto de qué es lo que se interpone en tu camino y cambiar conscientemente hacia lo que quieres y sabes que puedes lograr.

Durante estos dos días de preparación, cuando te puedas concentrar por completo, dispón de un poco de tiempo y escribe lo que te venga a la mente en respuesta a las siguientes preguntas (la palabra clave aquí es "escribe"; anotar mentalmente las respuestas no te hace responsable ni tiene el mismo efecto). Si surgen otros pensamientos y sentimientos, también escríbelos. El simple hecho de poner por escrito tu mundo interior inédito genera una transformación.

- ¿Por qué estoy haciendo esta desintoxicación? ¿Cuál es mi sueño para mi cuerpo y para mi vida que esta desintoxicación hará posible?
- ¿Cuáles son tres metas específicas que tengo para estos diez días?
- ¿Cuáles son las tres cosas principales que me impiden bajar de peso? (Por ejemplo, comer por cuestiones emocionales, la adicción al azúcar, elegir alimentos de baja calidad, tener una vida ocupada, estar rodeado de personas o circunstancias que fomentan los malos hábitos, el miedo al fracaso, el miedo al éxito).
- ¿Qué creencias tengo que podrían estarme deteniendo? ("Lo he intentado antes y he fracasado" o "Bajar de peso es demasiado difícil" o "No merezco darme todo este tiempo y atención").
- ¿Cuál es mi relación con la comida y cómo me gustaría nutrirme a mí mismo?
- ¿De qué manera tener sobrepeso o estar enfermo disminuye o aparta la atención de mi felicidad y de mi capacidad de cumplir con mi propósito en la vida?
- ¿Cómo imagino que cambiará mi vida al aprender a nutrirme adecuadamente y a cuidar de mí mismo?
- ¿Qué experiencias positivas he tenido en el pasado que resultaron de comer bien, cuidarme y consentirme a mí mismo?

Cuanto más logres revelar los obstáculos y oportunidades que pueden estar escondidos en tu mente subconsciente, mejores posibilidades tendrás de superarlos. Y tal vez, algo aún más importante, conectarte profundamente con tu propósito y tu intención te dará un incremento interno de motivación que quizá te sorprenda.

En realidad, ¿por qué estás haciendo este programa? ¿Para quién es? ¿De qué manera tu vida podría ser diferente si crearas una salud vibrante?

Tengo una hija de ocho años con diabetes tipo 1 que también tiene hipotiroidismo y no come gluten. Así que estoy muy consciente del azúcar en la sangre. ¡Pero nunca pensé que yo tuviera un problema al respecto! Sucedió que el Día 1 en que inicié el programa recibí los resultados de mis análisis de sangre y mostraban que mi azúcar en ayunas era de 91, demasiado alto para una salud óptima. Bajé cuatro libras durante la desintoxicación y tres pulgadas de cintura y cadera, mi IMC pasó de un rango de sobrepeso a un rango normal de 24.7 y mi inflamación cedió. Pero lo que realmente me sorprendió fue que mi azúcar en la sangre pasó de un promedio de 90 a 78. ¡Me di cuenta de que tenía un problema con todos mis refrigerios "saludables" sin gluten!

Estoy haciendo la Dieta de desintoxicación en 10 días con el fin de sanar para mi hija. Quiero que tenga una relación buena y saludable con la comida y la nutrición. Para ella, es cuestión de vida o muerte… y ahora me doy cuenta de que para mí también. Soy una mamá mayor y, si quiero vivir mucho tiempo con calidad de vida, necesito comprometerme con este nivel de atención hacia mí misma. Estoy haciendo esto por longevidad, vitalidad y por mis hijos.

–TERRI FRIEDMAN

TOMAR TUS MEDIDAS

Toma las siguientes medidas el día antes de empezar el programa y regístralas en tu Diario de desintoxicación (o ve a www.10daydetox. com/resources para usar nuestras herramientas en línea para monitorear tu salud):

- **Tu peso.** Pésate a primera hora de la mañana, sin ropa y después de haber ido al baño.
- **Tu altura.** Mídela en pies y pulgadas.
- **Tu talla de cintura.** Usa una cinta métrica, busca el punto más ancho alrededor de tu ombligo, no en donde va el cinturón.
- **Tu talla de cadera.** De nuevo, usando una cinta métrica, busca el punto más ancho alrededor de tu cadera.
- **La circunferencia de tus muslos.** Mide el punto más ancho alrededor de cada uno de tus muslos.
- **Tu presión.** Esto lo puede hacer tu médico o te la pueden tomar en la farmacia, o bien, compra un medidor de presión casero (consulta www.10daydetox.com/resources).

Además, asegúrate de llenar el Cuestionario de toxicidad que se encuentra en las páginas xx a xxiv. Y, si estás planeando hacerte análisis de laboratorio básicos y un perfil de colesterol (¡lo cual te recomiendo mucho que hagas!), éste es el momento. Ve a la página 72 para saber cuáles son los análisis específicos que necesitas hacerte.

UNIRTE A LA COMUNIDAD DE INTERNET DE LA SOLUCIÓN DEL AZÚCAR EN LA SANGRE

Creo que la mejor parte del programa fue tener un grupo de apoyo con el cual podía estar en contacto varias veces al día. Sólo puse comentarios dos o tres veces, pero era muy alentador ver lo bien que les estaba yendo a todos.

–ANGELA CHRISTIAN

La Dieta de desintoxicación en 10 días de la solución del azúcar en la sangre es más que un simple programa o un simple libro. Es una comunidad. ¡Recuerda, bajar de peso y volverte saludable es una actividad social! *Puedes* hacer el programa solo, pero si encuentras un amigo, reúnes o creas un grupo o te unes a nuestra comunidad de Internet en www.10daydetox.com/resources, no sólo encontrarás apoyo para tu viaje y amigos en el camino que te ayudarán si tienes preguntas o si te desanimas, sino que obtendrás el doble de resultados.

También puedes unirte a uno de nuestros grupos de apoyo en línea más pequeños o incluso obtener consejo nutricional en línea o individual de uno de mis nutriólogos que he entrenado personalmente. Te animo a que te unas al Curso en línea de la Dieta *detox* en 10 días de la solución del azúcar en la sangre para obtener todas las herramientas que necesitas y para conectarte con un pequeño grupo o comunidad en línea para contar con apoyo diario.

También soy un gran defensor del coaching de vida para ayudarte a salir adelante. Yo lo he usado con éxito durante muchos años para ayudarme a crecer y a cambiar comportamientos que me impedían prosperar. Puedes tener acceso a todos estos recursos en www.10daydetox.com/resources.

UNA PETICIÓN ESPECIAL QUE TE HAGO

A medida que te embarques en este emocionante viaje, te animo a que diseñes estos diez días como un retiro. ¿Qué tan a menudo puedes hacer esto? Considéralo un regalo para ti, una oportunidad de tomar vacaciones y descansar. Libera tu cuerpo de basura, libera tu mente de basura, libera tu espacio de basura, libera tu vida de basura. Es tan fácil dejarse absorber por el caos de la vida cotidiana, así que considera este tiempo como un retiro personal, sabiendo que transformará tu cuerpo de manera radical.

LISTA DE VERIFICACIÓN PARA LA FASE DE PREPARACIÓN

Haz la desintoxicación de tu cocina. ¡Aparta un par de horas para esto y hazlo!

- Revisa la Lista de compras básicas de la Dieta de *detox* en 10 días, lee el plan de comidas para elegir tus menús y compra los ingredientes para los próximos días.
- Si no lo has hecho todavía, compra tus suplementos.
- Compra los ingredientes para el Baño de UltraDesintoxicación.
- Compra un filtro de agua de carbón y una botella portátil de acero inoxidable o de vidrio.
- Elimina de golpe el alcohol y todos los azúcares líquidos (bebidas y jugos).
- Disminuye la cafeína, los alimentos procesados y otras formas de azúcar.
- Alista tus tenis y tu ropa para hacer ejercicio.
- Consigue un Diario de desintoxicación y responde las preguntas de la página 112.
- Toma tus medidas (peso, altura, cintura, caderas, muslos y presión sanguínea).
- Llena el Cuestionario de toxicidad de las páginas xx a xxiv.
- Opcional: Compra un monitor de glucosa y aprende a usarlo.
- Opcional: Compra una báscula inteligente FitBit Aria con Wi-Fi o una báscula Withings y un monitor de presión sanguínea.
- Opcional: Compra un rastreador personal de movimiento como el FitBit, el Up de Hawbone, el Withings Pulse o el FuelBand de Nike.
- Opcional: Considera hacerte análisis de laboratorio.
- Únete a la comunidad de Internet para contar con apoyo a lo largo del programa. Consulta www.10daydetox.com/resources.
- Considera contar con coaching de vida y/o consejo nutricional para apoyarte en tu viaje en www.10daydetox.com/resources.

PARTE IV

LA DESINTOXICACIÓN
EN 10 DÍAS

7

Tus prácticas diarias

Tu rutina para los diez días es fácil. Aunque las cosas que tienes que hacer todos los días son las mismas, las recetas y el tema diario están diseñados para que sepas exactamente qué cocinar, qué comer y en qué concentrarte cada día. Lo único que tienes que hacer es seguir cada paso cuidadosamente y los resultados se presentarán de manera automática.

TU HORARIO DIARIO

A continuación tienes el plan que vas a seguir durante los próximos diez días. Te animo a que hagas cada una de estas prácticas aproximadamente a la misma hora del día para equilibrar tus ritmos biológicos y ayudarte a sanar.

1. Tomar tus medidas y registrar tus resultados en tu Diario de desintoxicación o a través de la herramienta en línea.
2. Caminar (o hacer alguna otra forma de ejercicio moderado) durante treinta minutos.
3. Tomar los suplementos según las indicaciones.

4. Preparar tu Batido de desintoxicación para el desayuno (toma el PGX con un vaso de agua antes de comer).

5. Comer un refrigerio (opcional).

6. Sentarte a comer (toma el PGX con un vaso de agua antes de comer).

7. Comer un refrigerio por la tarde (opcional).

8. Disfrutar la cena (toma el PGX con un vaso de agua antes de comer).

9. Escribir en tu Diario de desintoxicación, para registrar tu experiencia y responder las preguntas de ese día.

10. Poner en práctica el Descanso de cinco minutos para respirar durante cinco minutos.

11. Tomar tu Baño de UltraDesintoxicación.

12. Dormir de siete a ocho horas.

13. A lo largo del día: Tomar ocho vasos de agua limpia, de filtro.

14. A lo largo del día: estar consciente del poder que tiene ayunar de los dispositivos de comunicación durante el programa, y limitar sólo a las actividades laborales y personales esenciales tu uso del teléfono, el correo electrónico y el tiempo que pasas frente a la pantalla. Te prometo que el mundo seguirá estando ahí cuando regreses.

LOS COMPONENTES DE CURACIÓN DE LA DESINTOXICACIÓN

Los elementos incluidos en la Desintoxicación en 10 días están diseñados para trabajar en conjunto con el fin de generar resultados poderosos. No tienes que creer en ellos ni entenderlos, sólo hazlos. Funcionan de manera automática. Una vez que los pongas en práctica, descubrirás sus poderes de curación sinérgicos escondidos. A continuación tienes todo lo que necesitas saber sobre cómo llevar a cabo cada una de las prácticas:

Caminar (o hacer otro ejercicio)
Haz tu ejercicio como primera actividad de la mañana para poner en marcha tu metabolismo y encauzar tu día en el camino adecuado.

Si nunca antes has hecho ejercicio, comienza con treinta minutos de caminata suave. Si el ejercicio ya forma parte de tu vida o si te sientes listo para movimientos un poco más fuertes, ¡adelante! Quizá te sorprenda lo motivado y lleno de energía que te sentirás.

Registrar tus resultados

Todas las mañanas, antes de caminar y de desayunar, registra los siguientes números en tu Diario de desintoxicación o a través de la herramienta en línea. Las investigaciones demuestran que el simple hecho de registrar esos números multiplica tu éxito e incrementa tu pérdida de peso:

- Peso
- Talla de cintura (mide la parte más ancha, alrededor del ombligo)
- Cadera (mide la parte más ancha)
- Muslos (mide la parte más ancha)
- Presión sanguínea
- Azúcar en la sangre (opcional; esto idealmente se hace antes de desayunar y dos horas después de haber comido; también puedes hacerlo dos horas después de cenar para ver de qué manera tu comida afecta tu nivel de azúcar en la sangre)

Todas las noches, registra los siguientes datos en tu Diario de desintoxicación o a través de la herramienta en línea:

- Cuánto dormiste la noche anterior y qué tan bien dormiste (de manera profunda o inquieta)
- Lo que comiste ese día
- Cuántos minutos de ejercicio hiciste
- Cuantos minutos dedicaste a las prácticas de relajación
- Cualquier efecto que hayas notado relacionado con alguno de los puntos anteriores

Nunca había seguido ningún otro programa, pero mi amiga me animó a intentarlo, diciendo que sabía que yo podía hacerlo porque me gusta el orden y la organización. Me alegra decir que lo seguí al pie de la letra ¡y fue mucho más fácil de lo que pensé! Ser responsable de registrar los números todas las mañanas fue una gran motivación.

–FAY SWITSKY

Suplementos

Recuerda, los nutrientes engrasan las ruedas de tu metabolismo, ayudan a controlar tu apetito y aceleran la pérdida de peso. Toma estos suplementos todos los días según las indicaciones que se encuentran en la siguiente tabla de referencia:

- Un suplemento multivitamínico y multimineral de alta calidad, según las indicaciones de la etiqueta
- 1 gramo de aceite de pescado purificado (EPA/DHA), dos veces al día
- 2,000 unidades de vitamina D3, una vez al día
- 250 a 500 microgramos de cromo, dos veces al día
- 15 a 30 miligramos de zinc, una vez al día
- 150 a 300 miligramos de ácido alfa lipoico, dos veces al día
- 250 a 500 miligramos de catequinas de té verde, dos veces al día
- 2.5 a 5 gramos de PGX en un vaso de agua (polvo o cápsulas); tomar justo antes de cada comida
- Opcional: 100 a 150 miligramos de citrato de magnesio, dos veces al día para prevenir el estreñimiento

De todos los suplementos, el PGX es el más efectivo para el proceso de desintoxicación, dado que inhibe las elevaciones de insulina y ayuda a limpiar tus intestinos al incrementar la carga de fibra en tu dieta (para más información sobre el PGX, por favor consulta la página 108). Si eres propenso al estreñimiento, asegúrate de añadir el citrato de magnesio como se mencionó antes.

Suplemento	Dosis diaria total
Multivitamínico	Tómalo todos los días en el desayuno, según las indicaciones de la etiqueta
Aceite de pescado purificado (EPA/DHA)	1 gramo, dos veces al día en el desayuno y la cena
Vitamina D3	2,000 IU diarias, una vez al día en el desayuno
Cromo*	250 a 500 microgramos, dos veces al día en el desayuno y la cena
Zinc*	15 a 30 miligramos, una vez al día en el desayuno
Ácido alfa lipoico *	150 a 300 miligramos, dos veces al día en el desayuno y la cena
Canela*	250 a 500 miligramos, dos veces al día en el desayuno y la cena
Catequinas del té verde*	50 a 100 miligramos, dos veces al día en el desayuno y la cena
PGX (en polvo o en cápsulas)	2.5 a 5 gramos justo antes de cada comida; se pueden tomar dosis adicionales opcionales a lo largo del día si se necesita controlar antojos
Citrato de magnesio	100 a 150 miligramos, dos veces al día, según se necesite

*Estos nutrientes se pueden encontrar combinados en un suplemento especial; revísalo en tu tienda de alimentos saludables más cercana.

Batidos de desintoxicación para el desayuno

Los Batidos de desintoxicación para el desayuno encienden tu fuego metabólico para quemar más calorías durante todo el día, acelerando la pérdida de peso. Están llenas de superalimentos, proteínas, grasas saludables y fitonutrientes que mantendrán tu azúcar equilibrada y tu energía alta a lo largo del día. Además, te dejan con la sensación de estar lleno y satisfecho… aquí no tendrás que preocuparte por tener hambre. Como dijo uno de los participantes en la Dieta de desintoxicación en 10 días: "Podía mantenerme todo el día con el batido para el desayuno. ¡Tenía que obligarme a almorzar!"

En la sección de recetas, he incluido varias de mis recetas favoritas de batidos. Te animo a que pruebes todas para descubrir cuál te gusta más. El Batido proteico de ingredientes integrales (página 293) es mi favorito. Sabe delicioso y mantiene tu azúcar en la sangre equilibrado todo el día.

Comidas y refrigerios

Me gustó la idea de saber exactamente qué comer y de no tener que tomar decisiones complicadas. ¡Tener el plan trazado fue maravilloso! Compré lo que necesitaba, lo tenía en casa y era capaz de prepararlo. Planear menús siempre me ha resultado estresante, pero, una vez que empecé a ver lo fáciles de preparar que eran las comidas, se me quitó el estrés. Y cada día fue más y más sencillo. Saber que podía planear y organizar comidas saludables mucho más fácil de lo que pensaba incrementó mi confianza.

–KAREN COLE

Cada día tiene un plan de menús trazado para ti, para eliminar las adivinanzas y garantizar que obtengas el equilibrio adecuado de alimentos y nutrientes que te hagan desintoxicarte y sentirte lleno. Así es como serán tus comidas:

Desayuno: Elige el Batido de desintoxicación para el desayuno que prefieras.

Comida: Todos los días, tienes dos opciones en tu Plan de Base para la comida: Puedes elegir una de las sopas de la sección de recetas, junto con proteína, o puedes optar por la Superbarra de ensaladas del Dr. Hyman, que también se encuentra en la sección de recetas, junto con proteína. Como alternativa, puedes elegir la opción del Plan de Aventura planteada para ese día.

Cena: Elige ya sea la receta para la cena del Plan de Base de ese día (muy simple y fácil) o la receta para la cena del Plan de Aventura (para un poco de diversión adicional, si tienes tiempo y ganas de explorar).

Refrigerios: El refrigerio matutino de cada día consiste en un puñado pequeño de nueces (de diez a doce nueces). Pueden ser almendras, nueces, pacanas o macadamias. Esto es opcional; tal vez no lo necesites si te sigues sintiendo lleno por el batido del desayuno. En cuanto al refrigerio de la tarde, disfruta cualquiera de los dips y untables que se encuentran en la sección de recetas, para comerlos con crudités (vegetales crudos rebanados, como zanahorias, pepinos, pimientos o apio). Estos dips y untables se pueden mezclar y combinar como quieras a lo largo de los diez días. O bien, si prefieres, puedes optar por comer nueces como refrigerio vespertino (en vez de los vegetales).

Como expliqué antes, si estás muy presionado de tiempo o si no te gustan las recetas del Plan de Base ni del Plan de Aventura para ese día (¡aunque te animo a que tengas la mente abierta y pruebes cosas nuevas!), siempre tienes la opción de preparar una proteína básica (pollo, pescado, tofu o carne roja magra, pero limita la carne roja a una ración durante los diez días) acompañada de verduras sin almidón (al vapor, salteados, a la parrilla o asados). Puedes comer una cantidad ilimitada de vegetales no almidonados y en cada comida puedes comer todos los vegetales distintos que quieras, como tomates, pepinos, brócoli, vegetales de hojas verdes de cualquier tipo, espárragos y ejotes. En el Capítulo 20, encontrarás una sección de "Fundamentos de cocina" que te da métodos supersimples para preparar estas proteínas y vegetales sencillos.

Escribir en un diario

Todas las noches, emplea un poco de tiempo en calma para escribir sobre tu experiencia del día. ¿Cómo te estás sintiendo? ¿Qué te ha emocionado o frustrado? ¿Qué cambios estás notando en tu cuerpo? ¿En tu estado de ánimo? Éste es tu tiempo privado para dejar que tus pensamientos y sentimientos realmente vuelen. ¡Escribe lo que te venga a la mente sin filtrarlo ni reprimirlo! Las investigaciones demuestran que escribir tiene poderes de transformación significativos para sanar y fomentar la pérdida de peso.

Cuando escribas en tu diario por la noche, también responderás preguntas específicas diseñadas de acuerdo al enfoque de ese día. Esas preguntas fueron creadas específicamente para guiar tu exploración interior a niveles más profundos y para eliminar cualquier obstáculo mental o emocional que pueda aparecer en el camino.

Toma descansos de cinco minutos para respirar

Hoy tuve un día muy estresante y, en un punto, pensé en simplemente ir por un té helado. De hecho, me estacioné frente al lugar y pedí mi té y luego pensé: "¿Por qué estoy renunciando al progreso que he hecho?" Entonces, me quedé sentada en el coche por un rato e hice los ejercicios de respiración profunda, luego, con calma, encendí el coche y regresé al trabajo. Me sentí muy orgullosa de mí misma.

–ANALYN READER

Recuerda, el estrés te hace engordar y la relajación te adelgaza. La relajación te ayuda a reiniciar tu metabolismo y a disminuir tu cortisol. Contar con un periodo consciente, deliberado y concentrado de relajación profunda y autoconciencia todos los días puede influir profundamente en tu salud y en tu peso.

Me gustaría que todos los días te tomaras cinco minutos para sentarte en silencio y practicar el siguiente ejercicio de respiración profunda:

1. Siéntate en una silla, apóyate en almohadas en tu cama o siéntate con las piernas cruzadas sobre un cojín en el piso.
2. Cierra los ojos y la boca.

3. Respira lentamente por la nariz a la cuenta de cinco.

4. Contén la respiración a la cuenta de cinco y luego, lentamente, exhala a la cuenta de cinco.

5. Hazlo durante cinco minutos.

Si haces esto antes de cada comida, vas a relajar tu sistema nervioso y, en consecuencia, tu digestión y tu metabolismo funcionarán mucho mejor. Cuando lo hagas antes de comer, sólo haz cinco de esos ciclos de respiración y luego observa lo que le sucede a tu apetito y a tu relación con la comida a través de este sencillo acto de conciencia.

Incluso si haces este ciclo de respiración sólo cinco veces, vas a transformar por completo tu química cerebral y vas a crear un sentido de calma y de bienestar profundo. Funciona todas las veces. Y está disponible para todo el mundo, en cualquier lugar, en cualquier momento. Si dices que no tienes cinco minutos al día para este importante ritual, ¡entonces, te digo que necesitas reexaminar tu vida seriamente!

El Baño de UltraDesintoxicación

Me encantó la parte de relajación del programa. El UltraBaño fue glorioso… Usé velas y música suave. ¡Nunca había experimentado tanto lujo para mí misma todos los días!

–DORA CONRAD

El Baño de UltraDesintoxicación combina sales de Epsom (sulfato de magnesio), bicarbonato (alcalinizante) y aceite de lavanda (aromaterapia para reducir el estrés y el cortisol). Cuando se usa todas las noches, este ritual genera una relajación y desintoxicación profundas.

A continuación tienes la receta:

- Calienta el agua lo más que la puedas soportar.
- Agrega 2 tazas de sales de Epsom, ½ taza de bicarbonato y 10 gotas de aceite de lavanda. (Opcional: enciende velas y pon música relajante para mejorar la experiencia).
- Agrega una persona estresada.
- Sumérgete durante 20 a 30 minutos.

Te gustará tanto este relajante ritual que probablemente querrás seguir haciéndolo después de terminar la desintoxicación. Yo tomo un Baño de UltraDesintoxicación casi todas las noches. Me ayuda a hacer la transición al sueño, a liberarme de la prisa y de las preocupaciones del día y a obtener el triple beneficio de la relajación de la mente y de los músculos y la desintoxicación de todo el cuerpo. Lo uso cuando viajo, en especial cuando regreso de un viaje largo; es mi remedio para el *jet lag*. Tomar un Baño de UltraDesintoxicación con tu pareja crea un tiempo de curación aún más mágico para conectarse y reiniciar su sistema.

Llevo veintiséis años de casada y durante este tiempo he visto a mi marido tomar poquísimos baños. Se dio un Baño de UltraDesintoxicación todas las noches y le encantó. Realmente fue de ayuda para nuestras vidas estresantes.

–CHRIS VAUPEL

Duerme bien

Durante estos diez días, querrás tener un mínimo de siete (pero idealmente ocho) horas de sueño todas las noches. Recuerda, la falta de sueño no sólo daña tu función cognitiva y tu salud, sino que te hace tener antojos de azúcar y carbohidratos. Tener suficiente sueño reparador es una herramienta poderosa para detener los antojos y promover la pérdida de peso.

Además del Baño de UltraDesintoxicación y del Descanso de cinco minutos para respirar, a continuación tienes algunos de mis consejos favoritos para relajarte y dormir fácilmente:

- **Acuéstate y despiértate a la misma hora todos los días,** para instaurar un ritmo de sueño regular.

- **Usa la cama únicamente para dormir y para el romance.**

- **Crea un medio ambiente de descanso, de calma y sin desorden** que fomente el sueño. Tu recamara debería ser un santuario que te proporcione paz y tranquilidad al final de tus días ocupados.

- **Crea absoluta calma y oscuridad** (los antifaces y los tapones para los oídos son excelentes herramientas). Quita o cubre cualquier reloj encendido o pantalla digital electrónica.

- **Exponte a la luz del sol por lo menos veinte minutos al día,** de preferencia esto debe ser una de las primeras cosas que hagas. La luz del sol entra en tus ojos y hace que tu cerebro libere químicos específicos, como la melatonina, que son vitales para tener ciclos de sueño saludables y estados de ánimo equilibrados y para ayudar a prevenir el envejecimiento prematuro.

- **No comas tres horas antes de acostarte.** Comer una comida pesada antes de acostarte te hará a dormir mal. La energía se volcará en digerir la comida en vez de en la reparación y sanación que deben tener lugar en la noche. Comer muy tarde también es una forma garantizada de subir de peso, porque tu cuerpo estará inclinado a almacenar la comida en vez de quemarla.

- **Evita tener pantallas brillantes y estimulantes frente a la cama.** Alteran los químicos naturales del sueño de tu cerebro. No revises tu correo electrónico, ni leas en tu iPad ni revises tu teléfono. Ver televisión justo antes de dormir también puede interferir de manera significativa con un sueño adecuado.

- **Tómate una hora (o por lo menos veinte minutos) para desconectarte por completo.** El Baño de UltraDesintoxicación es excelente para eso. O prueba leer algo relajante en la cama.

■ **Escribe tus preocupaciones.** Ya estás haciendo un excelente uso de tu Diario de desintoxicación, así es que siéntete en libertad de usarlo según sea necesario para descargar todo lo que te esté ocasionando ansiedad y pueda alterar tu sueño. Hacer tu lista de pendientes para el día siguiente libera tu mente y te ayuda a pasar al estado de relajación.

■ **Recibe un masaje, estírate antes de acostarte** o relaja el cuerpo. O bien, aprende algunas posturas de yoga restaurativa. Una postura sencilla consiste en acostarte en el suelo y levantar las piernas apoyándolas en la pared. Este tipo de estiramiento pasivo ayuda a calmar tu cuerpo, a tranquilizar tu mente y a reiniciar tu sistema nervioso. En www.10daydetox.com/resources, puedes encontrar muchos DVD y recursos para aprender rutinas de yoga sencillas. O, mejor aún, busca una clase de yoga cercana y pruébala.

■ **Calienta tu entorno.** Esto eleva tu temperatura corporal y ayuda a generar la química propicia para dormir. Una botella de agua caliente, una almohadilla caliente o un cuerpo cálido pueden ser de utilidad.

■ **Evita tomar medicamentos que interfieren con el sueño.** Éstos incluyen sedantes (que al final producen una alteración de los ritmos de sueño normales), antihistamínicos, estimulantes, medicamentos para combatir el resfriado, esteroides y medicamentos para quitar el dolor de cabeza que contienen cafeína.

■ **Usa terapias herbales.** Prueba tomar 300 a 600 miligramos de pasiflora (*Passiflora*) o 320 a 480 miligramos de extracto de raíz de valeriana (*Valeriana officinalis*) una hora antes de acostarte.

■ **Prueba otras hierbas y suplementos que mejoren el sueño.** Puedes probar 1 a 3 miligramos de melatonina, 150 a 300 miligramos de magnesio, 200 a 400 miligramos de teanina, 500 a 1,000 miligramos de GABA (un aminoácido relajante), 50 a 200 miligramos de 5-hidroxitriptofano y 365 miligramos de magnolia. Es mejor tomar todos estos suplementos justo antes de acostarse. Comienza con la melatonina y añade el magnesio. Si sigues sin dormir, puedes añadir otros. Entra a www.10daydetox.com/resources para consultar buenas fuentes de ayuda para dormir ligeras y no adictivas.

- **Consigue un CD de relajación, meditación o visualización guiadas.** En www.10daydetox.com/resources encontrarás mi programa de relajación guiada llamado *UltraCalm* [UltraCalma], que te puede ayudar a liberarte del estrés y a preparar tu cuerpo para el descanso y la sanación.

Nunca he sido una persona diurna. Ahora me despierto temprano, estoy en la oficina temprano… ¡Honestamente no puedo creer que soy una persona diurna! Antes me volvía a dormir una hora más si podía. Ahora mi energía ha cambiado tanto que me levanto de inmediato y tengo energía constante todo el día. Siempre pensé que dormía profundamente, pero ahora sí me siento descansada por la mañana.

–JACKIE WOODS

Hidrátate... multiplicado por ocho

Asegúrate de tomar por lo menos ocho vasos de agua limpia y pura a lo largo del día para ayudar a controlar tu apetito y a eliminar las toxinas metabólicas y ambientales a través de tus riñones. Intenta beber dos vasos de agua antes de comer; eso por sí solo ha demostrado ser útil para bajar de peso. Si quieres, a lo largo del día, también puedes tomar agua caliente con un poco de limón o tés herbales sin cafeína (calientes o fríos) como el Yogi tea, Mighty Leaf tea o Tazo.

> **Nota:** Es especialmente importante beber suficiente agua si estás tomando PGX para evitar el estreñimiento. ¡No puedo enfatizarlo lo suficiente!

Bájale a la tecnología y haz un ayuno de dispositivos de comunicación

Apaga la televisión. Pon en silencio tu celular. Desconéctate de Internet. Durante los próximos diez días, con excepción de la comunicación esencial, toma un breve descanso de los estímulos de la tecnología y las noticias. Pasa tiempo con tu familia, con tus amigos o simplemente inmerso en tus pensamientos tranquilos; todos estos elementos son ricas fuentes de nutrientes, restauración e inspiración. Tu mente, tu sensación de bienestar, tu salud y tu cintura te lo agradecerán.

Me di cuenta de que una casa en silencio era una tranquilidad bienvenida...

–DONNA STANFIELD

LISTA DE VERIFICACIÓN PARA LOS DIEZ DÍAS

- Toma tus medidas y registra los resultados.
- Haz tus treinta minutos de ejercicio.
- Toma tus suplementos (el PGX justo antes de cada comida con un vaso de agua y el resto de tus suplementos matutinos justo antes de desayunar).
- Haz tu Batido de desintoxicación para el desayuno.
- Sigue los planes de menús diarios para los refrigerios, la comida y la cena.
- Escribe en tu Diario de desintoxicación.
- Pon en práctica el Descanso de cinco minutos para respirar.
- Toma tu Baño de UltraDesintoxicación.
- Duerme durante siete u ocho horas.
- Bebe por lo menos ocho vasos de agua limpia y filtrada a lo largo del día.
- Disfruta tu ayuno de los dispositivos de comunicación.

8

Día 1: Satisfácete

Una de las cosas más satisfactorias que he descubierto es que casi NO tengo antojos de alimentos dulces ni salados como antes. Las personas del trabajo suelen llevar galletas, dulces o algunas otras golosinas y yo solía disfrutarlas en grande. De hecho, me avergüenza decir que solía llevarme a escondidas porciones extra a mi oficina para después… aunque nunca duraban para después.

Desde que abracé este cambio, soy capaz de pasar de largo junto a las golosinas y rechazarlas con amabilidad cuando alguien me las trae específicamente. ¡Qué gran regalo es éste! No me molesta ver a mis amigos comer cosas que yo solía comer y no le doy mucha importancia ni digo "Ay, pobre de mí, no puedo comer eso". Honestamente, ya no quiero.

–ANALYN READER

¡Bienvenido al Día 1 de tu revolución corporal!

A continuación, tienes la lista de verificación de lo que tienes que hacer hoy, seguida por el plan de menús completo:

Mañana:

- Tomar tus medidas y registrar tus resultados en tu Diario de desintoxicación o a través de la herramienta de Internet. También registra cuántas horas de sueño tuviste la noche anterior y cómo fue la calidad de ese sueño.
- Comienza el día con treinta minutos de caminata ligera o algún otro ejercicio.
- Justo antes de desayunar, toma de 2.5 a 5 gramos de fibra PGX: de 3 a 6 cápsulas o ½ a 1 cucharada de polvo en 10 onzas de agua.
- Toma el resto de tus suplementos (página 122) con el desayuno.
- Haz tu Batido de desintoxicación para el desayuno (ve el plan de menús que está más adelante).
- Opcional: Disfruta un refrigerio de media mañana (ve el plan de menús que está más adelante).

Tarde:

- Justo antes de la comida, toma de 2.5 a 5 gramos de fibra PGX con un vaso de agua.
- Almuerza (ve el plan de menús que está más adelante).
- Opcional: Disfruta de un refrigerio a media tarde (ve el plan de menús que está más adelante).

Noche:

- Justo antes de cenar, toma de 2.5 a 5 gramos de fibra PGX con agua.
- Toma el resto de tus suplementos (página 122) con la cena.
- Cena (ve el plan de menús que está más adelante).

Pasa quince minutos registrando tu experiencia y respondiendo las Preguntas del Día 1 para responder en tu Diario, las cuales se encuentran en la página 140. Escribe todo lo que comiste e hiciste hoy, cómo te sientes, cualquier mejora o cambio en tu energía y tu concentración y cómo te hacen sentir esos cambios física, mental y emocionalmente.

▪ Pon en práctica el Descanso de cinco minutos para respirar (página 126) durante cinco minutos.

▪ Toma tu Baño de UltraDesintoxicación durante veinte o treinta minutos (página 127).

▪ Duerme de siete a ocho horas.

Las comidas de hoy:

▪ Desayuno: Batido de desintoxicación para el desayuno de tu preferencia (página 293)

▪ Refrigerio de media mañana (opcional): 10 a 12 nueces (almendras, nueces, pacanas, macadamias).

▪ Almuerzo:
  • Plan de Base: Sopa de tu elección con proteína (página 300) o Superbarra de ensaladas del Dr. Hyman con proteína (página 297)
  • Plan de Aventura: Ensalada de col rizada y berza roja picadas con albóndigas de pavo (página 317)

▪ Refrigerio de media tarde (opcional): Dip o untable de tu elección (página 352) con vegetales frescos

▪ Cena:
  • Plan de Base: Salmón a la parrilla con mermelada de cebolla sobre verduras (página 305)
  • Plan de Aventura: Curry de coco con pescado o tofu (página 332)

> **Nota:** Recuerda, cuando estás presionado de tiempo o simplemente quieres una opción superrápida y fácil, siempre puedes preparar una proteína simple con verduras para comer o cenar de la sección "Fundamentos de cocina" que se encuentra en el Capítulo 20.

EL ENFOQUE DE HOY: SATISFÁCETE

Muchos hemos sentido la necesidad –el antojo irrefrenable– que nos lleva a buscar algo dulce y devorarlo en un instante. Son esas incontrolables ansias de galletas, pastel o helado o de toda la canasta de pan que te dicen que te la termines. ¿Por qué esa galleta tiene tanto poder sobre ti, aunque sabes que te hará engordar y enfermar?

Porque la mayoría de nosotros no controlamos la comida, la comida nos controla a nosotros. Y, como sabes, no es un signo de debilidad moral ni de falta de fuerza de voluntad. La ciencia demuestra que lo que nos hace anhelar pan o galletas es una poderosa respuesta cerebral. Por fortuna, es una respuesta que se puede reprogramar y hoy has dado el primer paso importante para hacer que eso suceda.

En el Día 1, controlar tu apetito y tus antojos es probablemente el punto medular de tu mente. Puede que en este momento te parezca inconcebible que tus antojos puedan llegar a detenerse o que puedas navegar entre el hambre y la satisfacción con equilibrio y gracia, porque nunca lo has experimentado. Es probable que hayas estado tratando de "conquistar" tus antojos, pero los antojos no se pueden combatir con fuerza de voluntad. Realmente no puedes dejar ir tus antojos. Pero puedes reprogramar tus caminos biológicos y neurales para que los antojos te dejen ir a ti y eso es exactamente lo que vas a hacer con esta desintoxicación.

Hay ciencia real detrás de estar satisfecho. Los cambios en la insulina manejan tus antojos. El azúcar o cualquier cosa que se convierta en azúcar es lo que maneja tus antojos. Los alimentos adictivos que contienen moléculas parecidas a la heroína provenientes del azúcar, la harina y los químicos (como las papas fritas, las galletas, los dulces, la comida rápida, los refrescos e incluso los refrescos de dieta) manejan tus antojos. Si puedes acabar con el ciclo biológico de la adicción, de repente, serás libre. Ya no tienes que luchar para controlar tus antojos, porque simplemente ya no están. Tu apetito está controlado por hormonas y neurotransmisores y ellos, a su vez, están controlados por lo que comes. Así es que hacer grandes cambios en tu dieta puede generar grandes cambios en tu química cerebral y, por extensión, en tu apetito. Y la buena noticia es que este cambio sucede muy rápido.

Para algunos de ustedes, los antojos desaparecerán de inmediato. Muchos de los participantes en la Desintoxicación en 10 días me escribieron para contarme que les sorprendió lo rápido que habían desaparecido esas ansias de azúcar. Para otros, tomará un día o dos. Qué tan rápido se desvanezcan tus antojos depende de qué tan fuera de balance estaban tu bioquímica y tu metabolismo en un inicio. Pero, si sigues el programa, la química cerebral sin lugar a dudas se reiniciará en cuestión de días. Este programa está diseñado científica y nutricionalmente para liberarte.

Además del componente bioquímico de la adicción, hay un componente emocional que puede tener una enorme influencia. Para algunos de nosotros, comer es una actividad muy cargada. Esto se ve en nuestra relación con la comida, en nuestras creencias y actitudes respecto a la comida y en cómo la usamos: como consuelo, como droga, como una forma de lidiar con algo, de recompensarnos o de adormecer nuestros sentimientos. Estas exploraciones profundas forman parte de la Desintoxicación en 10 días de la cual hablaremos el Día 5, pero siéntete en libertad de adelantarte (página 160) si el aspecto emocional te está afectando en este momento.

Sabrás si estás teniendo una reacción emocional junto con una reacción física si te sientes demasiado agitado, con pánico o incapaz de desviar tu atención de los alimentos que no estás comiendo. Para tener apoyo adicional con esto, te recomiendo dos libros del renombrado psicólogo de la nutrición Marc David. *Nourishing Wisdom* [Sabiduría nutritiva] se enfoca en los cimientos emocionales de algunas de las dificultades que tenemos con la comida y *The Slow Down Diet* [La dieta del sosiego] proporcionan un mapa del laberinto de la comida emocional. También puedes obtener apoyo de su Instituto para la Psicología del Comer (www.psychologyofeating.com).

Sin importar cuál sea tu relación con la comida, simplemente sigue estas "vacaciones de las drogas" y ve qué pasa. Puede que sea difícil de creer, pero un día muy pronto serás capaz de estar en una tienda de donas o en una pastelería y ver las golosinas sin tener ganas de comerlas. Sólo dejan de ser atractivas. Es entonces cuando sabes que otra vez eres dueño de tu cuerpo.

Sé que es difícil confiar en que, si haces unos cuantos cambios sencillos en cuándo, qué y cómo comes, tu cuerpo responderá sin dificultad. Te estoy pidiendo que saltes de un precipicio sin saber qué hay en el fondo. Sin embargo, he visto la prueba de esos resultados en miles de pacientes y participantes de la Dieta de desintoxicación en 10 días. Funciona. Así que por favor ten fe en la capacidad que tiene tu cuerpo de sanar. ¡No tienes nada que perder más que tus antojos! El peor lugar en el que puedes terminar es justo donde empezaste.

Si aún no lo has hecho, éste sería un excelente momento para consultar la comunidad de la Desintoxicación en 10 días. Lee lo que otras personas están experimentando para que puedas ver por ti mismo los cambios rápidos y milagrosos que pueden tener lugar. Y en "Estrategias para frenar los antojos" a continuación, encontrarás algunos consejos útiles que te ayudarán.

A la mitad de la desintoxicación, empaqué todos los productos hechos con granos que había en mi casa y los envié como donación a un refugio de comida cercano. No tienen idea de lo inmenso que esto fue para mí. Hubiera renunciado a todos los demás alimentos —tóxicos o no— antes que a los carbohidratos. En el pasado, había dejado de lado todo tipo de azúcar, pero no los carbohidratos. En este momento, no hay carbohidratos (excepto vegetales) en mi casa y me siento muy tranquila al respecto. Nunca, ni en un millón de años, había pensado que sucedería.

—ANGELA JANNOTTA

ESTRATEGIAS PARA FRENAR LOS ANTOJOS

- **SIGUE EL PROGRAMA, al pie de la letra.** La combinación de alimentos, horarios, protocolos y prácticas especiales de estilo de vida cuidadosamente seleccionados está diseñada de manera científica para eliminar tus antojos.

▪ **HAZLO DE TAJO**. Una pequeña cantidad de droga detonará tu química cerebral. Un solo cigarro… una sola copa… Con lo que estamos lidiando aquí es con una adicción e incluso una pequeña cantidad de lo que te está controlando te volverá a poner en sus manos. El azúcar, la harina, los alimentos procesados, el alcohol y los aditivos adictivos como el MGS estimulan el centro del placer del cerebro. Incrementan la dopamina, lo cual nos hace sentir felices y alertas y nos da energía. A todos nos encanta esa sensación. Es lo que hace la cocaína. También es lo que hace el azúcar. Esos centros de placer se estimulan y eso ocasiona que quieras más de esa sensación. Y más… y más… y más…

▪ **Evita tus zonas de tentación**. Ten cuidado de controlar tu medio ambiente y a dónde vas durante esos primeros días críticos. Si fueras alcohólico, no irías a un bar en los primeros días (o semanas) después de dejar de tomar. Hasta que hayas pasado por el periodo inicial de abstinencia, sólo concéntrate en los puntos que para ti son detonantes: las máquinas expendedoras, las tienditas o lugares de comida rápida por los que pasas camino a casa, el escritorio de tu compañero de trabajo que está lleno de dulces, la mesa de la fiesta llena de entremeses, etc. Incluso si esto significa mentir un poco y posponer algunos planes sociales por el momento, está bien; es un alto temporal que pronto te permitirá abrazar la vida por completo y con alegría, libre de la tiranía de la comida.

▪ **Llena de poder tu día con la combinación adecuada de alimentos**. Come temprano y come lo correcto. El desayuno adecuado es fundamental. La razón por la que tu Batido de desintoxicación para el desayuno funciona es que está lleno de nutrientes. Es alta en proteínas, fibra y grasa saludable, elementos que cambian tus hormonas en una forma que elimina los antojos. Las semillas y nueces contienen proteínas, grasa y fibra y también son ricas en magnesio, zinc y selenio. La manteca de coco proporciona un combustible constante que te hace sentir lleno. Si quieres fortalecer aún más tu batido, puedes agregar una cucharada de polvo de proteínas buenas de cáñamo, chía, arroz, chícharo o polvo de soya entera no modificada genéticamente. Yo tomo un batido a las 7 de la mañana y no tengo hambre hasta el mediodía.

- **Tomar PGX antes de cada comida** absorbe agua, te hace sentir lleno, disminuye tu apetito y reduce el incremento de insulina. Es una manera rápida de calmar a las hormonas que generan apetito. Recuerda tomarlo siempre con un vaso lleno de agua.

- **Mantén el ritmo diario de comer** siguiendo aproximadamente el mismo horario todos los días. Esto mantiene tus niveles de azúcar y de insulina más equilibrados. Los altibajos de azúcar en la sangre generan antojos primitivos de alimentos. Si mueres de hambre entre comidas, es una señal de que tu nivel de azúcar está cayendo. Cuando el azúcar en la sangre está baja, comes cualquier cosa. No esperes hasta que mueras de hambre. Incorpora los refrigerios opcionales enumerados en el plan de comidas para mantener en equilibrio tu azúcar en la sangre.

- **Haz que dormir sea una prioridad**. Cuando no duermes, la hormona estimulante del apetito llamada grhelina aumenta y la hormona supresora del apetito PYY disminuye. Luego empiezas a usar la comida, en vez del sueño, para elevar tu energía. Piénsalo: Si estás cansado, instintivamente te inclinas a comer para ayudarte a mantenerte despierto.

PREGUNTAS DEL DÍA 1 PARA RESPONDER EN TU DIARIO

- ¿Cómo me estoy sintiendo físicamente hoy?
- ¿Qué pensamientos y emociones están presentes hoy?
- ¿Cuáles son mis creencias sobre mi relación con la comida? ¿Tengo el control?
- ¿Cuáles son las creencias falsas que podría tener sobre mis antojos?
- ¿Cómo sería mi vida si no fuera adicto al azúcar, a la cafeína, a la harina?
- ¿Cómo me hace sentir imaginar eso?
- ¿Cómo puedo crear nuevos hábitos que me mantengan?

9

Día 2: Desintoxícate

Tengo cincuenta y siete años y padezco obesidad mórbida. Bajé dieciséis libras en diez días. El primer día, tenía el dolor de cabeza más grande del mundo. El segundo día, sólo un dolor de cabeza moderado. El tercer día, desperté sin dolor de cabeza y el dolor casi constante de mis pantorrillas había desaparecido. El cuarto día, pude ponerme unos tenis por primera vez en cuatro meses. El octavo día, usé zapatos normales para ir a la iglesia por primera vez en más de un año.

–ROBYN JENSEN

Mañana:

- Tomar tus medidas y registrar tus resultados en tu Diario de desintoxicación o a través de la herramienta de Internet. También registra cuántas horas de sueño tuviste la noche anterior y cómo fue la calidad de ese sueño.
- Comienza el día con treinta minutos de caminata ligera o algún otro ejercicio.

- Justo antes de desayunar, toma de 2.5 a 5 gramos de fibra PGX: de 3 a 6 cápsulas o ½ a 1 cucharada de polvo en 10 onzas de agua.
- Toma el resto de tus suplementos (página 122) con el desayuno.
- Haz tu Batido de desintoxicación para el desayuno (ve el plan de menús que está más adelante).
- Opcional: Disfruta un refrigerio de media mañana (ve el plan de menús que está más adelante).

Tarde:

- Justo antes de la comida, toma de 2.5 a 5 gramos de fibra PGX con un vaso de agua.
- Almuerza (ve el plan de menús que está más adelante).
- Opcional: Disfruta de un refrigerio a media tarde (ve el plan de menús que está más adelante).

Noche:

- Justo antes de cenar, toma de 2.5 a 5 gramos de fibra PGX con agua.
- Toma el resto de tus suplementos (página 122) con la cena.
- Cena (ve el plan de menús que está más adelante).

  Pasa quince minutos registrando tu experiencia y respondiendo las Preguntas del Día 2 para responder en tu Diario, las cuales se encuentran en la página 147. Escribe todo lo que comiste e hiciste hoy, cómo te sientes, cualquier mejora o cambio en tu energía y tu concentración y cómo te hacen sentir esos cambios física, mental y emocionalmente.
- Pon en práctica el Descanso de cinco minutos para respirar (página 126) durante cinco minutos.
- Toma tu Baño de UltraDesintoxicación durante veinte o treinta minutos (página 127).
- Duerme de siete a ocho horas.

Las comidas de hoy:

- Desayuno: Batido de desintoxicación para el desayuno (página 293)
- Refrigerio de media mañana (opcional): 10 a 12 nueces (almendras, nueces, pacanas, macadamias).
- Almuerzo:
  - Plan de Base: Sopa con proteína (página 300) o Superbarra de ensaladas del Dr. Hyman con proteína (página 297)
  - Plan de Aventura: Ensalada de bok choy con tofu o almendras naturales (página 319)
- Refrigerio de media tarde (opcional): Dip o untable de tu elección (página 352) con vegetales frescos
- Cena:
  - Plan de Base: Pargo a la parrilla con ensalada (página 306)
  - Plan de Aventura: Pechuga de pollo con ratatouille y brócoli al vapor (página 334)

EL ENFOQUE DE HOY: DESINTOXÍCATE

El proceso no fue fácil. Tuve dolores de cabeza y dolores en las articulaciones. Mi sueño se vio afectado por un tiempo y los antojos estaban llenando mi cerebro con mensajes peligrosos que decían "¡aliméntame!". Pero perseveré y ¿sabes qué? Los mensajes se hicieron más silenciosos. Mis niveles de energía aumentaron y mis problemas de reflujo literalmente desaparecieron. No puedo pensar en ninguna otra palabra para describirlo más que "milagroso".

–JENN WIELGOSZINSKI

Este libro no incluye la palabra "desintoxicación" por accidente. Estás aquí para liberarte de la adicción a la comida y, al igual que al desintoxicarte de cualquier droga, eso puede generar un periodo de incomodidad. Son drogas potentes que han tomado posesión de tu química cerebral y han generado adicciones biológicas y tiene sentido que tu cuerpo tenga una reacción igualmente potente al eliminarlas. Estás reprogramando caminos químicos y neurales muy engranados y se pueden presentar síntomas a medida que tu cuerpo limpia la casa y hace su trabajo para restaurar tu salud.

Los siguientes síntomas son comunes al inicio del programa:

- Mal aliento
- Estreñimiento
- Dolor de cuerpo, similar a cuando se tiene gripe
- Fatiga
- Dolor de cabeza
- Hambre
- Irritabilidad
- Comezón en la piel
- Náusea
- Mal olor corporal
- Sueño irregular (dormir demasiado o muy poco, dificultad para conciliar el sueño)
- Niebla mental

Estos síntomas de desintoxicación son reales y el proceso de abstinencia en ocasiones puede ser difícil y doloroso. Los síntomas de desintoxicación a menudo empeoran antes de mejorar, eso es parte del proceso a medida que tu cuerpo se limpia de las drogas y de las toxinas. Cuantas más toxinas tengas y más enfermo estés al principio, más intensos serán los síntomas. Sé que esto puede ser desmotivante… ¡buscas sentirte mejor, no peor! Pero, no te preocupes; sentirse bien está a un día o dos de distancia. Aunque pueden ser incómodos, por lo general los síntomas pasan en cuarenta y ocho horas.

He visto que la mayoría de las personas podían lidiar mejor con los síntomas de la desintoxicación cuando entendían por qué se estaban presentando (y cuando creían que había luz al final del túnel, lo cual, te lo prometo, es así). Ésta es tu biología en su mejor punto, haciendo su mejor esfuerzo por sanarte. Una de las razones por las que se presentan síntomas de desintoxicación es porque tu cuerpo creó anticuerpos para combatir los alimentos que no le gustan y, cuando dejas de comerlos, esos anticuerpos están buscando algo que hacer. Entonces, se juntan unos con otros y forman complejos inmunes gigantes. Esas enormes señales de alerta le indican a tu cuerpo que algo malo está sucediendo y activan tu sistema inmunológico. Tus síntomas de abstinencia son la manera que tiene tu cuerpo de intentar combatir esos anticuerpos. De hecho, este fenómeno tiene un nombre: se llama enfermedad del suero.

Probablemente te has estado sintiendo pésimo todo este tiempo, quizá sin siquiera darte cuenta. Cuando comemos comida chatarra y azúcar, nuestra sangre literalmente está inflamada, tóxica o envenenada. Sólo nos hemos acostumbrado a ello poco a poco, con el tiempo. Cuando dejas de comer esos alimentos, tu sistema inmunológico sigue estando activado y te puedes sentir peor durante algunos días. Se necesita todo ese tiempo para que el cuerpo elimine los efectos de los alimentos inflamatorios y tóxicos del sistema.

Otra razón de síntomas adversos como la irritabilidad, la agitación o la ansiedad es una abstinencia biológica real de la sustancia adictiva. Esto es exactamente el mismo síndrome que ocurre con la abstinencia del alcohol, la nicotina o la cocaína. Incluso se presenta en ratas adictas al azúcar.

Lo bueno es que por lo general tiene lugar sólo unos días y luego desaparece. Recuerdo un taller de desintoxicación que impartí hace unos años, durante el cual, en sólo cinco breves días, los participantes veían resultados radicales al seguir un protocolo muy similar al que estás siguiendo ahora. Los primeros días, las personas estaban cansadas, acostadas en el piso y se sentían ausentes y fuera de concentración.

Pero, para el quinto día, una persona estaba moviendo los dedos y los veía con atención. Cuando le pregunté qué estaba haciendo, dijo: "Ésta es la primera vez que no he tenido dolor en las manos en años". Otros experimentaron alivio de migrañas crónicas, insomnio, dolor de las articulaciones, intestino irritable, reflujo, alergias y congestión. Perdieron el exceso de líquido y bajaron de peso rápidamente. Muchos se fueron diciendo que se sentían como personas distintas.

Así es que lo sé por experiencia: Estás tan sólo a unos días de distancia de sentirte bien.

Y, si sigues las estrategias y los consejos que te doy a continuación para pasar por la etapa inicial de desintoxicación, lo *lograrás*. Al igual que tus antojos, los síntomas de desintoxicación pronto habrán desaparecido. Aguanta hasta que llegues al otro lado, porque pronto te sentirás mejor de lo que puedas imaginar.

Estrategias para aliviar los síntomas de la desintoxicación

- **Concédete un poco de tiempo de descanso** en los primeros días. Descansa, toma una siesta, relájate. Es esencial para el proceso. Involucrar activamente a tu sistema nervioso parasimpático ("descanso y relajación") le da un descanso a tu sistema nervioso simpático ("huir o luchar") y ayuda a restaurar la energía que tu cuerpo necesita para repararse a sí mismo. Haz espacio para un breve periodo de retirada en el que puedas sentirte no muy bien durante un par de días si es necesario y confía en que pasará. Recuerda, esas cuarenta y ocho horas son en las que sucede gran parte de la magia de la desintoxicación.

- **Considera los síntomas como una prueba de que la desintoxicación está funcionando**. Quizá sea difícil de creer en este momento, pero, si te sientes terrible, es una buena señal. Significa que tu cuerpo está haciendo lo necesario para eliminar las toxinas de tu cuerpo.

- **Limpia tu sistema**. Ve a la sauna, recibe un masaje, haz un poco de yoga suave o de estiramientos para limpiar tu circulación y tu sistema linfático o toma un Baño de UltraDesintoxicación adicional.

Cualquiera de estos elementos mejora la circulación, disminuye la inflamación y, por consiguiente, reduce el dolor, mueve las toxinas, incrementa la excreción de químicos y te ayuda a purificar tu cuerpo.

■ **Asegúrate de que tus intestinos estén limpios y trabajando bien**. Esto previene los dolores de cabeza. Si estás estreñido, por favor consulta el Día 3 (página 153) para leer estrategias efectivas para poner las cosas en marcha.

■ **Muévete**. El ejercicio suave mantiene tu circulación en movimiento y elimina los fluidos tóxicos que se acumulan en tu sistema linfático. Incluso sólo acostarte de espaldas y levantar las piernas contra la pared durante veinte minutos puede hacer una enorme diferencia.

■ **Toma 2,000 miligramos de vitamina C una o dos veces al día**; esto ayuda a aliviar los síntomas.

■ **Bebe muchos líquidos**. Asegúrate de tomar tu mínimo de ocho vasos de agua todos los días. También puedes tomar tés herbales si quieres (prueba el Detox Tea de la marca Yogi teas).

PREGUNTAS DEL DÍA 2 PARA RESPONDER EN TU DIARIO

■ ¿Cómo me estoy sintiendo físicamente?

■ ¿Qué pensamientos y emociones están presentes hoy?

■ ¿Qué síntomas de desintoxicación estoy experimentado (si es que se presentan)?

■ ¿Cómo estoy respondiendo mental y emocionalmente a esos síntomas? (Por ejemplo, ¿me están haciendo sentir frustrado, preocupado, motivado?)

■ ¿Puedo ver que esas respuestas mentales son sólo "los químicos" en funcionamiento y que en realidad nada está mal en este momento? ¿O sigo creyendo que esas respuestas mentales son reales y justificadas?

■ ¿Puedo darme permiso de tener un día de calma … para aceptar lo que está sucediendo y permitir que el proceso se desarrolle?

■ ¿De qué manera puedo consentirme y apoyarme a lo largo de este proceso inicial de desintoxicación?

10

Día 3: Vacíate

Pensé que era normal ir al baño cada dos o tres días. Así ha sido toda mi vida. Al cambiar mi dieta, agregando fibra y tomando magnesio, he ido todos los días. Por primera vez me siento vacía y limpia y mi energía, mi digestión y mi niebla mental han mejorado mucho. Mi inflamación ha desaparecido y me siento más ligera y más feliz. No tenía idea de que así se sentía estar normal.

–SUSAN BERNSTEIN

Mañana:

- Tomar tus medidas y registrar tus resultados en tu Diario de desintoxicación o a través de la herramienta de Internet. También registra cuántas horas de sueño tuviste la noche anterior y cómo fue la calidad de ese sueño.
- Comienza el día con treinta minutos de caminata ligera o algún otro ejercicio.
- Justo antes de desayunar, toma de 2.5 a 5 gramos de fibra PGX: de 3 a 6 cápsulas o ½ a 1 cucharada de polvo en 10 onzas de agua.

- Toma el resto de tus suplementos (página 122) con el desayuno.
- Haz tu Batido de desintoxicación para el desayuno (ve el plan de menús que está más adelante).
- Opcional: Disfruta un refrigerio de media mañana (ve el plan de menús que está más adelante).

Tarde:

- Justo antes de la comida, toma de 2.5 a 5 gramos de fibra PGX con un vaso de agua.
- Almuerza (ve el plan de menús que está más adelante).
- Opcional: Disfruta de un refrigerio a media tarde (ve el plan de menús que está más adelante).

Noche:

- Justo antes de cenar, toma de 2.5 a 5 gramos de fibra PGX con agua.
- Toma el resto de tus suplementos (página 122) con la cena.
- Cena (ve el plan de menús que está más adelante).
- Pasa quince minutos registrando tu experiencia y respondiendo las Preguntas del Día 3 para responder en tu Diario, las cuales se encuentran en la página 154. Escribe todo lo que comiste e hiciste hoy, cómo te sientes, cualquier mejora o cambio en tu energía y tu concentración y cómo te hacen sentir esos cambios física, mental y emocionalmente.
- Pon en práctica el Descanso de cinco minutos para respirar (página 126) durante cinco minutos.
- Toma tu Baño de UltraDesintoxicación durante veinte o treinta minutos (página 127).
- Duerme de siete a ocho horas.

Las comidas de hoy:

- Desayuno: Batido de desintoxicación para el desayuno (página 293)
- Refrigerio de media mañana (opcional): 10 a 12 nueces (almendras, nueces, pacanas, macadamias).

- Almuerzo:
  - Plan de Base: Sopa con proteína (página 300) o Superbarra de ensaladas del Dr. Hyman con proteína (página 297)

    Plan de Aventura: Paté de nuez con salsa de tomate fresco (página 320)
- Refrigerio de media tarde (opcional): Dip o untable de tu elección (página 352) con vegetales frescos
- Cena:
  - Plan de Base: Brochetas de pollo sabor oriental con verduras de hoja marchitas (página 307-308)
  - Plan de Aventura: Brochetas de verduras con salmón o tofu a la parrilla (página 336)

Día 3: ¡Día de felicidad! Estoy despierta y no tengo hinchados los tobillos ni las pantorrillas. También parece que mi abdomen se está encogiendo. ¡Creo que me he convertido en la increíble mujer que se encoge! Espero que mi azúcar en la sangre haga lo propio y baje a un rango normal pronto. Este nuevo estilo de vida está funcionando. Adelante con la carrera. ¡Todos vamos a cruzar la meta!

—WENDY FREEMAN

EL ENFOQUE DE HOY: VACÍATE

El Día 3 nos trae uno de mis temas favoritos. Sí, exacto: hacer popó.

Es esencial para eliminar las toxinas del cuerpo a medida que avanzas. Necesitas asegurarte de mover tus intestinos, de hacer pipí con mucha frecuencia y de sudar. Puedes desintoxicar tu dieta y tus pensamientos, pero también tienes que limpiar tu casa, por decirlo así.

Tu cuerpo tiene ciertos sistemas de desintoxicación incluidos, pero, si se han vuelto perezosos, tienes que activarlos. Esto es particularmente cierto con respecto a nuestros intestinos, que muchos de nosotros no vaciamos por completo. Si estás conteniendo mucho popó, se puede hacer tóxico y puede causar desde gases e hinchazón hasta salpullidos y erupciones de la piel.

Incluso si estás relativamente saludable, puede haber una cantidad de popó sorprendente (y poco saludable) acumulada en tus intestinos que necesita eliminarse. La razón es la siguiente: A medida que te desintoxiques, tu cuerpo moviliza las toxinas de tus células y de tus tejidos y las envía a tu hígado. Luego, se empaquetan y se excretan a través de la bilis y hacia el sistema digestivo y, de ahí, tu trabajo consiste en asegurarte de que salgan de tu cuerpo. De lo contrario, se reabsorben en una forma concentrada y, de hecho, eso te puede poner muy enfermo.

El estreñimiento puede ocasionar que te sientas perezoso, cansado, hinchado, malhumorado e irritable e incluso puede causar dolores de cabeza. Si quieres sentirte genial, asegúrate de que tus intestinos se están moviendo todos los días, por lo menos una vez, y de preferencia más.

Muchas personas tienen problemas de estreñimiento y ni siquiera se dan cuenta. Yo lo veo con frecuencia: las personas van al baño un día sí y uno no y creen que es normal. ¡Pero *no* es normal! Una mujer que vino a mi consultorio me dijo que iba regularmente… y 'regularmente' significaba una vez a la semana. Sin embargo, si estás moviendo tus intestinos menos de una vez al día, estás estreñido. Incluso si vas todos los días, pero de manera incompleta, estás en riesgo. Las personas que están estreñidas tienen un riesgo mayor de padecer cáncer y hasta Parkinson. ¡Es bien sabido que el Parkinson es ocasionado por las toxinas, ya sean pesticidas o popó!

El estreñimiento es la clave de que algo malo le ha sucedido a tu sistema. La causa puede ser tu dieta, en especial si comes muchos lácteos y poca fibra. Los lácteos pueden ocasionar intolerancia a la lactosa y diarrea en algunas personas, pero, en otras, ocasionan estreñimiento. De hecho, son la causa número uno de estreñimiento en los bebés. El estreñimiento puede tener lugar si tienes deficiencia de magnesio, si tu flora intestinal está desequilibrada (el crecimiento excesivo de hongos es muy común en personas con problemas de azúcar) o si estás estresado. La deshidratación es una causa enorme de estreñimiento, razón por la cual recomiendo tomar por lo menos ocho vasos de agua al día. Si comes fibra, como PGX, y no tomas suficiente agua, te puedes estreñir debido a que la fibra adquiere una consistencia similar al cemento en tus intestinos. Sin importar la causa, el arte y la ciencia de mover tus intestinos es vital para la salud.

Durante la desintoxicación, querrás estar especialmente atento a vaciar tus intestinos por lo menos una vez al día. Los siguientes consejos y estrategias le funcionarán a casi cualquier persona. No hagas todo; empieza con los primeros tres puntos y, si no estás yendo todos los días o no te sientes vacío al final, avanza a los siguientes puntos de la lista.

ESTRATEGIAS PARA UNA FÁCIL ELIMINACIÓN

- **Asegúrate de tomar mucha agua,** para limpiar tu intestino y vaciar tus riñones.
- **Agrega dos cucharadas de semillas de linaza molidas** al día a tus ensaladas, sopas o Batidos de desintoxicación para el desayuno. La semilla de linaza absorbe mucha agua y es rica en fibra.
- **Toma dos cápsulas en 100 a 150 miligramos de citrato de magnesio** dos veces al día. Puedes incrementar la dosis de magnesio sin riesgo (a menos que padezcas insuficiencia renal) a un máximo de seis cápsulas dos veces al día hasta que vayas al baño con facilidad. Ésta es la mejor manera de ir con regularidad. Reduce o elimina el magnesio si tus intestinos se sueltan demasiado.
- **Toma 1,000 a 2,000 miligramos de vitamina C** una o dos veces al día.
- **Toma un laxante herbal.** Aunque esto pocas veces es necesario si sigues las estrategias anteriores, si realmente estás tapado, puedes tomar un laxante herbal, como cáscara, sena o ruibarbo (prueba Senekot o Laxablend de Vitanica, mis favoritos) antes de dormir.

Por favor toma nota. No recomiendo que los uses con regularidad, pues generan un colon flojo. Pero están bien y son seguros de usar durante estos diez días si los necesitas.

- **Si estás muy estreñido, prueba citrato de magnesio líquido.** El magnesio líquido con frecuencia se usa para vaciar el intestino antes de una colonoscopia. Está disponible en tu farmacia más cercana, pero es poderoso y realmente te puede hacer ir, así es que debes estar listo y no salir de casa. Por lo general, funciona en menos de cuatro horas.

- **Usa un supositorio o enema.** Si los métodos anteriores no producen resultados, puedes probar un supositorio de Dulcolax o Bisacodyl o un enema Fleet, los cuales están disponibles en la farmacia.

- **Ponte en movimiento para que se ponga en movimiento.** El ejercicio es un poderoso estimulante de los intestinos. El ejercicio diario (ve el Día 4: Muévete, en la página 160) estimula el colon para hacer su trabajo. ¡Éste es sólo uno de los muchos beneficios del ejercicio!

- **Suda mucho por lo menos una vez al día.** Además de estimular el colon, el ejercicio intenso permite que tu cuerpo libere toxinas a través de la piel. Si tu rutina diaria de ejercicio no te hace sudar mucho, de ser posible, toma un baño de vapor o ve a la sauna.

- **Si ninguna de estas estrategias funciona,** es momento de ir al médico para ver si podría estar sucediendo algo más.

PREGUNTAS DEL DÍA 3 PARA RESPONDER EN TU DIARIO

- ¿Cómo me estoy sintiendo físicamente?
- ¿Qué cambios noto en mi cuerpo?
- ¿Qué pensamientos y emociones están presentes hoy?
- ¿Qué tan a menudo voy al baño por lo general? (Reflexiona al respecto y escribe cómo son tus hábitos de eliminación)
- ¿Por lo general bebo suficiente agua o consumo suficiente fibra en mi dieta? Si no, ¿qué cambios puedo hacer?
- Si estoy yendo al baño con regularidad en este programa, ¿cómo me siento como resultado?

11

Día 4: Muévete

Comencé con 209 libras y muchas esperanzas de tener una buena salud. Mis análisis de sangre iniciales revelaron que estaba anémica, lo cual me dio una razón más para comer bien. En el transcurso del año pasado, me ha faltado el aliento constantemente y el corazón me latía con fuerza cada vez que intentaba hacer alguna actividad física. Los primeros dos días en la caminadora fueron duros; lo único que podía hacer era terminar una milla en treinta minutos. Para el día 10, estaba caminando a 3 mph y hasta 1.5 millas en veinte minutos.

Literalmente vi cómo regresaba mi salud y estoy muy agradecida por ello. Hoy he bajado 9 libras y cuatro pulgadas de cintura y de cadera. Es sencillamente asombroso en tan sólo diez días… sin antojos, sin carencia de comida, sin privación.

–NINA MEFFORD

Mañana:

- Tomar tus medidas y registrar tus resultados en tu Diario de desintoxicación o a través de la herramienta de Internet. También registra cuántas horas de sueño tuviste la noche anterior y cómo fue la calidad de ese sueño.

- Comienza el día con treinta minutos de caminata ligera o algún otro ejercicio.

- Justo antes de desayunar, toma de 2.5 a 5 gramos de fibra PGX: de 3 a 6 cápsulas o ½ a 1 cucharada de polvo en 10 onzas de agua.

- Toma el resto de tus suplementos (página 122) con el desayuno.

- Haz tu Batido de desintoxicación para el desayuno (ve el plan de menús que está más adelante).

- Opcional: Disfruta un refrigerio de media mañana (ve el plan de menús que está más adelante).

Tarde:

- Justo antes de la comida, toma de 2.5 a 5 gramos de fibra PGX con un vaso de agua.

- Almuerza (ve el plan de menús que está más adelante).

- Opcional: Disfruta de un refrigerio a media tarde (ve el plan de menús que está más adelante).

Noche:

- Justo antes de cenar, toma de 2.5 a 5 gramos de fibra PGX con agua.

- Toma el resto de tus suplementos (página 122) con la cena.

- Cena (ve el plan de menús que está más adelante).

- Pasa quince minutos registrando tu experiencia y respondiendo las Preguntas del Día 4 para responder en tu Diario, las cuales se encuentran en la página 162. Escribe todo lo que comiste e hiciste hoy, cómo te sientes, cualquier mejora o cambio en tu energía y tu concentración y cómo te hacen sentir esos cambios física, mental y emocionalmente.

- Pon en práctica el Descanso de cinco minutos para respirar (página 126) durante cinco minutos.
- Toma tu Baño de UltraDesintoxicación durante veinte o treinta minutos (página 127).
- Duerme de siete a ocho horas.

Las comidas de hoy:

- Desayuno: Batido de desintoxicación para el desayuno (página 293)
- Refrigerio de media mañana (opcional): 10 a 12 nueces (almendras, nueces, pacanas, macadamias).
- Almuerzo:
  - Plan de Base: Sopa con proteína (página 300) o Superbarra de ensaladas del Dr. Hyman con proteína (página 297)
  - Plan de Aventura: Tortas de bacalao sobre ensalada mixta (página 326)
- Refrigerio de media tarde (opcional): Dip o untable de tu elección (página 352) con vegetales frescos
- Cena:
  - Plan de Base: Verduras salteadas con almendras (página 313)
  - Plan de Aventura: Verduras estilo Bibimbap con huevo o tofu en salsa de chile picante (página 343)

ENFOQUE DEL DÍA: MUÉVETE

Si te has estado resistiendo a hacer ejercicio, no estás solo. Ochenta y ocho por ciento de los estadounidenses no hacen suficiente ejercicio. Pero tu cuerpo se está volviendo más fuerte y más sano con cada día que pasa en la desintoxicación, así es que ahora es un buen momento para ver en tu interior y explorar qué es lo que podría estar obstaculizando que te muevas.

Muchos de nosotros tenemos creencias muy arraigadas sobre nuestra habilidad (o con mayor frecuencia falta de habilidad) para el ejercicio. Algunas de esas creencias nacieron a comienzos de nuestra vida, a través de mensajes que recibimos. Angela, una participante en la Desintoxicación de los 10 días, quien había padecido asma, se había pasado toda su juventud al margen o relegada sólo a las actividades más aburridas. Aunque el resto de sus compañeros hacían educación física, a Angela la enviaban sola y humillada a usar una bicicleta estacionaria en el gimnasio. Creció con la creencia de que no podía hacer nada que incluyera actividad física. ¡Qué creencia tan terrible!

Cuando llegó a los cuarenta, el peso de Angela había subido a 267 libras. Tenía dolor en la parte inferior de la espalda, dolor de rodilla y tobillos hinchados, lo cual hacía que subiera las escaleras con lentitud, haciendo una pausa a cada paso en lugar de alternar los pies. Le lastimaba el simple hecho de meterse y salir de una butaca. En sus palabras: "Me sentía físicamente incómoda todo el tiempo. El dolor y la incomodidad eran mi estado normal... y estaba lista para dejarlos ir. De hecho, la parte correspondiente al ejercicio del plan de desintoxicación en 10 días me preocupaba más que los cambios en la alimentación. Sabía que todo trabajaba en conjunto para sanar: la comida, el ejercicio y otros medios de autocuidado. Y eso era lo que quería, tanto que estaba dispuesta a hacerlo".

Entonces, Angela cambió su creencia negativa a: "Puedo encontrar una actividad física que me funcione". Se puso un par de tenis y por primera vez comenzó a caminar con regularidad. Lo hizo con disciplina… sin excusas (¡y era enero en Minnesota!). Un paso tras otro, Angela literalmente se alejó de las creencias que la saboteaban y consiguió una mentalidad más saludable. Dos meses después, me escribió: "Todavía me falta un largo camino, pero hoy me siento mucho mejor que hace dos meses. Mi cuerpo se mueve con mayor facilidad y duermo mejor. En vez de hacer mi caminata de quince minutos desde la rampa del estacionamiento hasta mi trabajo, ahora sólo me toma diez minutos. Puede que aún sea corpulenta por fuera, pero por dentro me siento como una supermodelo. Y con toda esta energía por quemar, encontré un ejercicio que realmente me encanta: los aeróbics en agua. ¡Es tan divertido! Es suave con mis articulaciones y no representa ningún riesgo para mi asma. De hecho, espero con ansias la clase y voy tres veces a la semana. Eso en verdad es milagroso para mí".

Todos estamos ocupados con las exigencias del trabajo y la familia y muchos creemos que simplemente no tenemos tiempo para hacer ejercicio. No obstante, los estadounidenses encuentran dos horas libres al día para navegar por Internet. Pasamos más tiempo viendo programas de cocina en la televisión que haciendo ejercicio y, sin lugar a dudas, pasamos más tiempo viendo deportes que haciendo actividades físicas nosotros.

En mis charlas, a menudo comparto una caricatura graciosa. En ella se ve un médico que le está diciendo a su paciente: "¿Qué le viene mejor a su ocupada agenda: hacer ejercicio una hora al día o estar muerto veinticuatro horas al día?"

En lo que respecta al ejercicio, hacer poco sí cuenta. ¡Algo siempre es mejor que nada! El simple hecho de dar más pasos cada día es excelente. Estaciónate más lejos en el trabajo. Usa las escaleras en vez del elevador o las escaleras eléctricas. Consigue un cuentapasos (como el FitBit) y haz competencias con tus amigos, tu familia o tus compañeros de trabajo para dar 10,000 pasos al día. O simplemente usa tu cuentapasos todos los días; cuando cuentas tus pasos, estás motivado a dar más. Busca un amigo con quien caminar. ¡O camina en círculos cuando hables por teléfono!

Trata de hacer ejercicio cada vez que puedas y donde puedas. Si buscas oportunidades, las vas a encontrar. Cuando estoy de viaje, siempre llevo un par de tenis para poder salir a correr treinta minutos entre mis compromisos. Recientemente, encontré una nueva rutina de entrenamiento de intervalos que dura siete minutos y que casi siempre puedo hacer al levantarme o antes de cenar o de salir (ve el cuadro de la página 163 para más información sobre el entrenamiento de intervalos). Sólo se requiere un poco de planeación y de intención.

Una de las mejores maneras de ponerte en movimiento es tener listos los detonantes de tu vida que te facilitan hacer lo correcto. Yo odio las lagartijas, pero me doy cuenta de que las necesito hacer si quiero mantener tonificada y fuerte la parte superior de mi cuerpo. Así es que decidí hacerlas justo antes de entrar en la regadera. Como me ducho todos los días, siempre recuerdo hacer mis lagartijas, lo cual me toma menos de un minuto. Simple, automático y fácil (bueno, ¡fácil de recordar, pues siguen siendo difíciles de hacer!). Esto ha representado una enorme diferencia para mí. Comencé con diez lagartijas y ahora puedo hacer de cuarenta a cincuenta de una sola vez.

Si Angela puede superar sus dificultades para hacer ejercicio, tú puedes superar las tuyas. Lo único que necesitas son algunas estrategias para liberar las creencias limitantes que tienes en relación con el ejercicio y contar con formas reales y demostradas de motivarte. Sigue leyendo.

ESTRATEGIAS DE MOTIVACIÓN

- **Ponte de acuerdo con un amigo o inscríbete en un grupo de ejercicio.** Las investigaciones han demostrado que las personas que tienen una responsabilidad hacia otros tienen más probabilidades de seguir una rutina de ejercicio. Y la presión social (del mejor tipo) es una forma excelente de impulsarte a hacer más. Hace poco fui a esquiar con unos amigos que me llevaron a una pista doble diamante negro, de esas en las que necesitas una baliza de avalancha y una pala. Normalmente habría dicho que de ninguna manera, pero me aseguraron que podía hacerlo. Son amigos en los que confío, así es que respiré profundo y descendí… ¡y ME ENCANTÓ! Fui capaz de hacer mucho más de lo que pensaba que podía hacer con la motivación y el apoyo de amigos.

- **Busca una razón.** ¿Por qué estás buscando ponerte en forma? ¿Es para poder vivir sin dolor? ¿Es para ser un ejemplo de persona saludable y vivir una vida larga para tus hijos? ¿Para sentirte bien contigo mismo? ¿Para que tu ropa te quede mejor? ¿O tal vez para lucir bien para alguien a quien amas? ¡Está bien! Sea como sea, conectarte con tus razones es uno de los mejores motivadores del cambio.

Este programa es justo la patada en el trasero que necesitaba para cambiar mi vida. Me acabo de divorciar, a los cincuenta y dos años, y me gustaría conocer a alguien. Sin embargo, ¡sé que necesito cuidar de mí y ponerme en forma si quiero atraer a un hombre activo y en buen estado físico! Estoy haciendo esto por mí, primero y antes que nada, pero también por mis dos hijos y mi futura pareja. Este programa hizo posible todo esto... ¡o debería decir probable!

–SARAH PETERS

- **Invierte un poco de tiempo y de esfuerzo en encontrar una actividad física que disfrutes**. Personalmente, odio ir al gimnasio... soy mucho más feliz jugando tenis o basquetbol, esquiando, andando en bicicleta, haciendo yoga o algún otro tipo de deporte. Para algunas personas es bailar, a otras les encanta el power yoga. Encuentra lo que te gusta y te parecerá divertido, no una tortura.
- **Diviértete explorando equipo deportivo**. Ve a una tienda de deportes y consiéntete con algo que te parezca divertido y emocionante, como tenis nuevos, una cuerda de saltar, un top para hacer ejercicio o un par de buenos goggles para nadar. O sencillamente compra algunas revistas sobre cómo estar en forma para leerlas en casa. No tienes que gastar mucho dinero para sentirte inspirado.
- **Establece tus detonantes automáticos**. Ponte tu ropa para hacer ejercicio a primera hora de la mañana en cuanto despiertes, pase lo que pase. Ten tu *playlist* para hacer ejercicio en tu iPod o tu DVD listo en el reproductor y fija una alarma que te recuerde poner "play". Inscríbete en una clase de ejercicio a la que tengas que asistir en un

cierto momento todos los días o todas las semanas. Sea lo que sea que se necesite para hacer del ejercicio una parte automática de tu rutina, hazlo.

■ **Fija metas**. A veces, tener metas te ayuda a motivarte. Tal vez quieras hacer una caminata especial con tus hijos, un paseo de cincuenta millas en bicicleta o participar en una carrera. Ya sea una caminata de 5K o un triatlón Ironman, tener una meta te hace seguir adelante. Cada verano, ando en bicicleta alrededor de la isla Cabo Cod con unos amigos ¡y eso definitivamente me motiva a subirme a la bicicleta y poner en forma mi trasero! Tener algo hacia lo que debes trabajar a menudo representa la diferencia entre hacer algo y no hacer nada. Planea algo y, cuando ese algo suceda, planea algo más. Sólo síguete moviendo y moviendo hacia adelante. ¡Se vuelve cada vez más fácil y más divertido con cada logro!

■ **Tómate un poco de tiempo extra hoy en la noche para responder las preguntas del diario** y explora las creencias y miedos sobre el ejercicio que podrían estarse interponiendo en tu camino. En estos cuatro días, has llegado muy lejos y ahora tienes la oportunidad única de hacer algunos cambios profundos y fundamentales en lo que realmente cuenta.

PREGUNTAS DEL DÍA 4 PARA RESPONDER EN TU DIARIO

■ ¿Cómo me estoy sintiendo físicamente?

■ ¿Qué cambios noto en mi cuerpo?

■ ¿Qué pensamientos y emociones están presentes hoy?

■ ¿Qué considero cierto sobre mí y sobre el ejercicio?

■ ¿Qué me ha impedido ponerme en forma en el pasado?

■ ¿Qué nuevo conjunto de creencias me serviría mejor y me ayudaría a ponerme en forma? (Por ejemplo, cambiar tu creencia de que no tienes tiempo por la creencia de que puedes hacer tiempo para algo que te resulta importante).

■ ¿Cuáles son las tres razones principales por las que me quiero poner en forma?

- ¿Cómo sería mi vida si estuviera en forma y saludable? ¿Hay algo sobre esa imagen que me preocupa o asusta?

- ¿Qué tipos de actividad física siempre he querido probar?

- ¿Cómo puedo explorar esas actividades? (Consejo: Comienza dando pasos de bebé... investiga un poco, consigue un DVD, prueba una clase de principiantes, etcétera).

- ¿Qué prácticas puedo implementar para mantenerme en mi rutina de ejercicio? (Por ejemplo, organizarte con un amigo para hacer caminatas diarias, comprometerte a asistir a una clase de ejercicio semanal o fijar metas pequeñas y específicas de ejercicio hacia las cuales avanzar).

¿Estás listo para más?

En esta etapa, si estás listo para subir la apuesta de tu ejercicio diario, te recomiendo incorporar entrenamiento de intervalos en tu rutina. Tu capacidad de quemar calorías está relacionada con cuánto oxígeno puedes consumir por minuto (denominado VO2 máx). Si tienes un VO2 máx muy alto, te resultará muy fácil bajar de peso. ¿Cómo haces que tus células consuman más oxígeno? No al respirar más rápido, sino al hacer que tus células sean más listas y estén en mejor forma. Esto lo puedes lograr a través del entrenamiento de intervalos, un ejercicio en el que te mueves rápido y lento alternadamente, o en una intensidad alta seguida por una intensidad baja. El entrenamiento de intervalos puede ayudar a cambiar tu metabolismo al producir más mitocondrias (las pequeñas fábricas que queman energía en tus células).

El entrenamiento de intervalos también te ayuda a hacer un mejor uso de tu tiempo. El entrenamiento de intervalos de intensidad alta (o HIIT, por sus siglas en inglés) consiste en trabajar al máximo de tu capacidad durante cuarenta y cinco a sesenta segundos y luego recuperarte por tres minutos al caminar o trotar lentamente. Después, tienes que regresar a la intensidad muy alta durante otros cuarenta y cinco a sesenta segundos. Si puedes mantener este ciclo durante unos cuantos minutos de una sola vez, verás cómo muy rápido logras avances significativos en tu desempeño físico. Y lo puedes hacer caminando, corriendo, en bicicleta, saltando la cuerda, bailando o incluso nadando. Sólo concéntrate en elevar la intensidad a un 9 en una escala del 1 al 10 durante los intervalos de intensidad y luego permite que tu sistema se recupere lo más posible durante el resto de los ciclos. ¡Y prepárate para sudar!

(Continúa)

Sin embargo, incluso si no te sientes apto para ejercitarte a ese nivel de intensidad, puedes obtener el beneficio del entrenamiento de intervalos. Hablando en términos generales, cualquier rutina rápido/lento/rápido/ lento te ayudará a sacar más provecho de tus treinta minutos de ejercicio que una rutina de ritmo fijo. Por ejemplo, si estás caminando treinta minutos, podrías hacer algo similar a esto:

- Dos minutos caminando a un ritmo de lento a moderado para calentar.
- Cuatro minutos caminando a un ritmo moderado.
- Dos minutos caminando o corriendo a un ritmo rápido (lo suficientemente rápido como para respirar con dificultad).
- Sigue alternando cuatro minutos a un ritmo moderado con dos minutos a un ritmo rápido tres veces más.
- Termina con tres minutos caminando lentamente como enfriamiento.

Tuve un paciente que corría ocho millas al día y su estado físico no estaba tan bien. Logré que hiciera ejercicio con mucha menos frecuencia, pero incorporando intervalos rápidos y lentos ¡y bajó cincuenta libras! Así es: Puedes hacer menos ejercicio y bajar más de peso. Algunos estudios han demostrado que las personas que hacen ejercicio de intervalos pueden hacer menos ejercicio y, no obstante, quemar 9 por ciento más grasa corporal.

Si estás en buena forma, tal vez necesites trabajar más para lograr el nivel de intensidad. Si estás en muy mala forma, comienza lentamente. Si tienes alguna enfermedad cardíaca o diabetes, deberías hacerte una prueba de esfuerzo o consultar a tu médico antes de iniciar un programa de ejercicio vigoroso. Pero recuerda, ¡cualquiera puede empezar caminando!

Hay muchos tipos diferentes de programas de intervalos que puedes explorar. Un estudio reciente encontró que puedes mejorar drásticamente tu estado físico y tu metabolismo con una simple rutina de intensidad alta de siete minutos. Yo lo he estado haciendo últimamente; es difícil pero vale la pena. Después de siete minutos, me siento tan lleno de energía como si hubiera tenido un gran entrenamiento. Consulta www.7-min.com para contar con un cronómetro que indicará exactamente qué hacer y cuándo hacerlo. Muchos de mis lectores han tenido un enorme éxito con otro poderoso programa de entrenamiento de intervalos que encontré llamado Pace Express. Consulta www.10daydetox.com/resources para saber más sobre ambos programas.

12

Día 5: Escúchate

Antes del programa de desintoxicación en 10 días, me había convencido de que nunca volvería a ver a la persona segura, relajada y positiva que solía vivir dentro de mi cuerpo. Durante los últimos veinte años, la comida se había vuelto mi enemiga en lugar de mi amiga. Ni siquiera me daba cuenta de la relación entre la comida y mis emociones porque creía que estaba siguiendo los principios de una dieta saludable… como la pirámide alimenticia. Ahora, puedo ver en retrospectiva que la comida que había estado comiendo me dejaba deprimida, irritable y, a mitad del día, aletargada. Mi actitud se veía muy afectada y me hacía responder con frustración e impaciencia frente a los que me rodeaban. Después de veinte años de intentar "comer bien", había aumentado sesenta libras y ya ni siquiera me gustaba a mí misma. Me sentía atrapada, no digna de ser amada y muy avergonzada, atorada en lo que me parecía una tierra sin regreso.

Después de la Desintoxicación en 10 días, mis emociones están cambiando de una manera milagrosa. Me siento más segura, menos ansiosa, más entusiasta y llena de energía. Eliminar esas toxinas aclaró mi mente. Ahora siento que puedo lograr tener salud a largo plazo, recuperarme de esos años perdida en la oscuridad y avanzar hacia adelante con una actitud y resolución positivas. He bajado nueve libras y sigo trabajando hacia un estilo de vida más saludable. Nunca volveré a mi vieja forma de comer. Desintoxicar mi cuerpo y mi mente ha recuperado la esperanza de que la persona que fui creada para ser sigue viviendo dentro de mi cuerpo… y realmente me gusta.

–WENDY FREEMAN

Mañana:

- Tomar tus medidas y registrar tus resultados en tu Diario de desintoxicación o a través de la herramienta de Internet. También registra cuántas horas de sueño tuviste la noche anterior y cómo fue la calidad de ese sueño.
- Comienza el día con treinta minutos de caminata ligera o algún otro ejercicio.
- Justo antes de desayunar, toma de 2.5 a 5 gramos de fibra PGX: de 3 a 6 cápsulas o ½ a 1 cucharada de polvo en 10 onzas de agua.
- Toma el resto de tus suplementos (página 122) con el desayuno.
- Haz tu Batido de desintoxicación para el desayuno (ve el plan de menús que está más adelante).
- Opcional: Disfruta un refrigerio de media mañana (ve el plan de menús que está más adelante).

Tarde:

- Justo antes de la comida, toma de 2.5 a 5 gramos de fibra PGX con un vaso de agua.
- Almuerza (ve el plan de menús que está más adelante).
- Opcional: Disfruta de un refrigerio a media tarde (ve el plan de menús que está más adelante).

Noche:

- Justo antes de cenar, toma de 2.5 a 5 gramos de fibra PGX con agua.
- Toma el resto de tus suplementos (página 122) con la cena.
- Cena (ve el plan de menús que está más adelante).
- Pasa quince minutos registrando tu experiencia y respondiendo las Preguntas del Día 5 para responder en tu Diario, las cuales se encuentran en las páginas 173 a 174. Escribe todo lo que comiste e hiciste hoy, cómo te sientes, cualquier mejora o cambio en tu energía y tu concentración y cómo te hacen sentir esos cambios física, mental y emocionalmente.
- Pon en práctica el Descanso de cinco minutos para respirar (página 126) durante cinco minutos.
- Toma tu Baño de UltraDesintoxicación durante veinte o treinta minutos (página 127).
- Duerme de siete a ocho horas.

Las comidas de hoy:

- Desayuno: Batido de desintoxicación para el desayuno (página 293)
- Refrigerio de media mañana (opcional): 10 a 12 nueces (almendras, nueces, pacanas, macadamias).
- Almuerzo:
  - Plan de Base: Sopa con proteína (página 300) o Superbarra de ensaladas del Dr. Hyman con proteína (página 297)
  - Plan de Aventura: Rollos de verduras con pollo deshebrado y crema de frutos secos (página 321)
- Refrigerio de media tarde (opcional): Dip o untable de tu elección (página 352) con vegetales frescos
- Cena:
  - Plan de Base: Pechugas de pollo cubiertas de hierbas con ajo asado (página 309)
  - Plan de Aventura: Cacerola de pescado asado con hinojo y puerros (página 338)

ENFOQUE DEL DÍA: ESCÚCHATE

Hoy es un día para sintonizarte con lo que ha estado sucediendo en tu corazón y en tu mente. Tras unos días de llevar a cabo la desintoxicación, las cosas comienzan a cambiar en niveles más profundos y no es poco común sentir oleadas de emociones que te pueden tomar desprevenido. Justo por el Día 5, vemos que muchos de los participantes de la Desintoxicación en 10 días experimentan cambios profundos y adquieren una mayor claridad con respecto a sus vidas, sus relaciones, su trabajo y demás.

Tal vez nunca hayas hecho algo como esto (darle a tu cuerpo cuatro días sin azúcar, sin comida procesada ni cafeína). A medida que tu cuerpo sana, ciertos sentimientos, sensaciones, pensamientos y problemas que tendías a manejar con comida ahora pueden quedar expuestos. Antes de esta desintoxicación, mejorabas tu estado de ánimo con drogas como el alcohol, el azúcar y la cafeína que te mantenían estimulado o distraído artificialmente y no te permitían experimentar lo que en verdad estabas sintiendo. De hecho, de manera deliberada, consumías algunas de esas drogas de tal manera que no *tuvieras* que sentir.

Ahora, en lugar de *comerte* tus sentimientos, estás *sintiendo* tus sentimientos. Ya no estás bajo la influencia de drogas que te adormecen; te estás conectando con lo que realmente está pasando en tu vida, lo bueno y lo malo. Y es importante prestar atención. Aunque eso a veces puede ser doloroso, también puede ser sumamente catártico y puede transformar tu vida. Es una oportunidad de desintoxicar tu vida y tus emociones al nivel más profundo, de arreglar los problemas de raíz, no sólo los síntomas. Esta práctica de sintonizarte y sanar los problemas de tu vida emocional tiene un valor enorme para tu salud. La manera en que nos sentimos desempeña un papel fundamental en la forma en que nos cuidamos en un nivel físico y ahora es tu oportunidad de limpiar la casa y dejar listo el escenario para el éxito a largo plazo.

Tal vez te sintonices y descubras que estás triste, solitario o asustado. Es útil prestar atención a las emociones que quizá hayas estado reprimiendo durante años; pueden ser una llamada de atención respecto a cambios que necesitas hacer en tu vida. Esto puede parecer sorprendente, pero una de cada cuatro personas, por ejemplo, ha sufrido abuso sexual. Y muchas se repremen con comida para no tener que enfrentar los sentimientos asociados con ese abuso. Esto lo he visto con muchos de mis pacientes; cuando quitamos el distractor de la comida, abrimos una oportunidad para sanar más profundamente al lidiar con la raíz de los sentimientos. A menudo es preferible lidiar con esos sentimientos con el apoyo de un terapeuta o consejero preparados que puedan ayudarte a sortear éste u otros problemas similares.

Una paciente, Sarah, tenía una relación de abuso por parte de su madre y seguía viviendo con ella siendo ya adulta. Su madre la regañaba, la menospreciaba y la avergonzaba casi todos los días. Sarah tenía una carrera muy exitosa, pero no podía controlar su peso. En lugar de confrontar a su madre, reprimía sus sentimientos con comida y azúcar y terminó por desarrollar diabetes tipo 2. La cura para su diabetes, sugerí, quizá no era la dieta ni el ejercicio, ¡sino mudarse! Sarah necesitaba tener una conversación real y honesta con su madre sobre la relación más sana que quería construir.

Al examinar tus sentimientos, puede que descubras que te estás sintiendo culpable por no haberte cuidado a ti mismo. Ésa es una emoción bastante común que sale a la superficie en las personas cuando despiertan y se dan cuenta de lo que le han estado haciendo a su cuerpo. Esos sentimientos pueden ser útiles porque te permiten ver cuánto te has saboteado en el pasado. Aún mejor, son una señal de que ya estás tomando mejores decisiones. Usa esas lecciones para crear un mapa de lo que *no* debes hacer al avanzar. Sólo asegúrate de no regodearte en los sentimientos de culpa o remordimiento, ya que pueden convertirse en una distracción tan grande como la comida. Simplemente observa esos sentimientos y las lecciones que puedes aprender de ellos y sigue adelante.

Quizá también experimentes sentimientos positivos y es igual de importante que los observes. Tal vez te estás sintiendo más despierto, alerta y lleno de energía. Quizá finalmente estés libre de niebla mental, tus articulaciones no te duelan tanto o simplemente estés feliz de que tu ropa te está quedando mejor. Una de las participantes de la Desintoxicación en 10 días subrayó que se había pasado el día corriendo atrás de su hijo pequeño, molesta de que se le estaban cayendo los pantalones. Hasta que cayó en cuenta: "Espera un minuto, se me están cayendo los pantalones... ¡eso no me ha pasado en AÑOS!". Reconocer y celebrar un resultado positivo te ayuda a generar la motivación y la confianza para emprender cosas más grandes en la vida, así que no dejes pasar la oportunidad de reconocer un trabajo bien hecho.

Es importante detenerse, prestar atención y sintonizarte con lo que está sucediendo internamente sin intentar arreglarlo, controlarlo ni sentir apego. Una de las herramientas más poderosas que podemos aprender es simplemente notar y observar nuestros pensamientos y sentimientos sin enfrascarnos en ellos. Los sentimientos cambian. Se modifican, a menudo sin que tengamos que hacer nada para modificarlos.

Cuando estaba en la universidad, estudié meditación con un maestro zen. Era la práctica más básica; consistía en sentarme, observar mi respiración y notar cómo mis pensamientos iban y venían como anillos en la superficie del océano. Para mí, era una experiencia poderosa ese sencillo acto de ser consciente de que había algo más profundo y más esencial que me hacía ser quien soy que mis pensamientos dispersos. Al bajar el ritmo, respirar y observar con tranquilidad el ir y venir de pensamientos tanto agradables como tontos, comencé a darme cuenta de que yo no era mis pensamientos ni mis percepciones... estaba "yo" y estaban "mis pensamientos" y no eran una y la misma cosa. Esto me permitió relajarme más en la vida y no aferrarme al pasado ni preocuparme demasiado por el futuro.

Éste es un día importante para sacar tu diario y explorar tus emociones, tanto buenas como malas. Escribe sobre las dificultades, pero también celebra los éxitos. Hoy tómate un poco de tiempo extra para escuchar a esa voz interior y explorar ese mundo interno que, de manera consciente, ha estado controlando tu comportamiento, y escribe lo que descubras. Hoy es una oportunidad de escuchar profundamente sin juzgar. Esta sencilla práctica de escritura consciente es algo que querrás cultivar a medida que avances. Has despertado a lo que realmente está sucediendo en tu cuerpo y en tu vida... has llegado demasiado lejos como para volver a enterrar todo bajo la niebla de la comida.

Hoy, recuerda acercarte a otras personas que estén siguiendo el programa; no estás solo en esto. Aquí es donde tu comunidad realmente te puede ayudar.

ESTRATEGIAS PARA SINTONIZARTE

- **Haz la práctica de meditación básica.** Ésta es una de las cosas más poderosas que puedes hacer para acceder a tu vida espiritual y emocional más profundas (así como para calmar tu mente, que abordaremos en el Día 7). Hay muchas vías de meditación que puedes probar, pero aquí está mi técnica básica favorita, que puedes hacer:

- **Siéntate en calma en un lugar cómodo.** Busca sentarte en una posición cómoda, quizá con las piernas cruzadas y las manos descansando suavemente en tu regazo o, si te funciona mejor, siéntate derecho en una silla. Lo importante es que puedas quedarte sentado durante diez minutos sin necesidad de estarte moviendo en el asiento.

- **Fija un cronómetro durante diez minutos.** A medida que tu práctica se haga más profunda, intenta incrementar el tiempo cinco minutos cada día hasta que llegues a treinta.

- **Cierra los ojos y comienza con unas cuantas respiraciones profundas, para limpiar.**

- **Concentra tu atención en tu interior.** Observa tu respiración a medida que entra y sale de tu nariz. Tu respiración es la constante a la que debes regresar una y otra vez. No trates de pensar ni de no pensar. Si los pensamientos o sentimientos llegan a la superficie (cosa que sucederá) déjalos. Lo que venga está bien. No lo juzgues ni intentes darle forma. Puedes vivir una vida entera en diez minutos, pasando de pensamientos y sentimientos agradables y pacíficos a sentimientos de tristeza o enojo. Sólo deja que los pensamientos y sentimientos vayan y vengan, observando y liberando suavemente cada uno a medida que se presenta (puedes imaginar que se van flotando en una nube o que se desvanecen en el aire en forma de vapor como una voluta de humo), y luego regresa a tu respiración. No necesitas hacer nada más que escuchar, observar, respirar y liberar.

▪ **Cuando el cronómetro se apague, abre los ojos suave y lentamente.** Pasa unos minutos escribiendo en tu Diario de desintoxicación lo que tuvo lugar en tu práctica de meditación: lo que experimentaste, cómo se sintió, qué revelaciones o cambios puedes haber experimentado.

Con el tiempo, tendrás más calma y claridad y esta práctica cambiará tu cerebro y la manera en que respondes a tus propios pensamientos y sentimientos. Para más información sobre meditación, consulta www.10daydetox.com/resources. Mi CD *UltraCalm* [UltraCalma] proporciona una serie de experiencias simples de relajación, meditación y visualización guiadas que puede resultar muy útil.

▪ **Sintonízate con tu cuerpo**. Éste es el momento de prestar atención a cómo te sientes en un nivel físico sin el azúcar ni otras sustancias que quizá hayas estado usando para manejar tus sentimientos y tu energía. ¿Qué le está pasando a tu cuerpo? ¿Cómo te sientes a partir de los cambios en la dieta? ¿Cómo están tus síntomas crónicos? ¿Qué tal estás durmiendo? ¿Cómo está tu energía? Bajar el ritmo es clave ahora, para que realmente puedas sintonizarte con lo que tu cuerpo te está diciendo. ¿Los antojos han desaparecido o están disminuyendo (para este momento en la mayoría de las personas habrán desaparecido)? ¿Qué te dice eso sobre lo que creías que era cierto para ti?

▪ **Déjate ser**. Ser amable contigo es fundamental para sanar. No necesitas arreglar nada en este momento; éste es el momento simplemente de observar cómo te sientes. Sólo escucha lo que tu cuerpo y tu mente están diciendo y escríbelo. La paradoja es que cuanto más aceptes cómo están las cosas, más espacio habrá para que se transformen y cambien. Te estás abriendo a una nueva conciencia y a una nueva visión de ti mismo; confía en que puedes seguir haciendo cambios positivos que te van a consentir.

■ **Esta noche, extiende lo más posible el tiempo que pasas escribiendo en tu diario** y escribe las respuestas a las preguntas que se encuentran más adelante. Es clave registrar todo lo que se te revele cuando aún está fresco en tu mente; aunque quizá pienses que vas a recordar las poderosas epifanías que tienes durante esta meditación de consciencia, a menudo se desvanecen cuando regresamos a lo ocupado de nuestra vida cotidiana. Escribe todo de manera que lo puedas capturar por completo. Luego, en los días y semanas siguientes, puedes regresar y releer lo que escribiste y comenzar a hacer los cambios en tu vida que sean apropiados para reflejar esos cambios internos. El simple acto de escribir es poderoso y curativo. La ciencia ha demostrado que pasar veinte minutos registrando de manera auténtica y honesta tus sentimientos, pensamientos y emociones puede crear profundos beneficios de salud, entre los cuales está bajar de peso.

PREGUNTAS DEL DÍA 5 PARA RESPONDER EN TU DIARIO

■ ¿Cómo me estoy sintiendo físicamente?

■ ¿Qué cambios noto en mi cuerpo?

■ ¿Alguna emoción problemática ha salido a la superficie hoy? ¿Estoy triste, enojado, solitario, deprimido, frustrado?

■ ¿Tengo alguna idea sobre la fuente de esas emociones problemáticas?

■ ¿De qué manera he estado usando la comida para evitar lidiar con los sentimientos del pasado? (Para calmar el estrés, adormecerme, como recompensa, etc.).

■ ¿Cómo puedo manejar los sentimientos difíciles en una forma más constructiva cuando se presenten en el futuro? (Por ejemplo, hacer ejercicio, escribir en el diario, hacer una actividad favorita, hablar con un amigo o con un consejero profesional, consultar la comunidad en línea de la Dieta de desintoxicación en 10 días o simplemente estar con personas a quienes quieres rápidamente puede detener una espiral de emociones negativas y puede mejorar tu estado de ánimo. Para calmarte, vuélcate en lo que te da alegría en lugar de en la comida).

- ¿Cuál es una manera en la que podría poner eso en práctica en este momento?

- ¿Necesito ayuda o apoyo adicional con estos viejos patrones y creencias y con estos comportamientos inconscientes?

- ¿Qué emociones positivas han salido a la superficie para mí hoy? ¿Me estoy sintiendo emocionado, orgulloso, contento?

- ¿Qué idea tengo sobre la fuente de esas emociones? ¿Están conectadas con los cambios de mi cuerpo? ¿Con mi experiencia de desintoxicación? ¿De qué manera están afectando mi manera de pensar?

- ¿Qué estrategias planeo usar para mantenerme conectado con las emociones positivas que estoy sintiendo hoy? (Consejo: ¡Releer tu diario para recordar las revelaciones que has tenido en tu meditación de consciencia de hoy es una herramienta poderosa para anclarte a lo positivo!).

13

Día 6: Piensa

Por fin me siento satisfecha por la noche, lo cual es poco habitual para mí. En el pasado, ha habido noches en las que, sin importar lo que pusiera en mi estómago, sentía que no era suficiente. Para mí, no es poco común tener una "cruda" de comida en la mañana por haber comido demasiado azúcar la noche anterior. Este programa me ayudó a reafirmar que no quiero tratar mi cuerpo como un bote de basura. Las ideas del Dr. Hyman sobre cómo la comida les habla a nuestras células y se usa como una droga son muy poderosas. El hecho de que puedo curarme a mí misma en vez de dañarme a mí misma con cada bocado es algo de lo que ahora estoy más consciente.

–HEATHER CUMMINGS

Mañana:

■ Tomar tus medidas y registrar tus resultados en tu Diario de desin-toxicación o a través de la herramienta de Internet. También registra cuántas horas de sueño tuviste la noche anterior y cómo fue la calidad de ese sueño.

▓ Comienza el día con treinta minutos de caminata ligera o algún otro ejercicio.

▓ Justo antes de desayunar, toma de 2.5 a 5 gramos de fibra PGX: de 3 a 6 cápsulas o ½ a 1 cucharada de polvo en 10 onzas de agua.

▓ Toma el resto de tus suplementos (página 122) con el desayuno.

▓ Haz tu Batido de desintoxicación para el desayuno (ve el plan de menús que está más adelante).

▓ Opcional: Disfruta un refrigerio de media mañana (ve el plan de menús que está más adelante).

Tarde:

▓ Justo antes de la comida, toma de 2.5 a 5 gramos de fibra PGX con un vaso de agua.

▓ Almuerza (ve el plan de menús que está más adelante).

▓ Opcional: Disfruta de un refrigerio a media tarde (ve el plan de menús que está más adelante).

Noche:

▓ Justo antes de cenar, toma de 2.5 a 5 gramos de fibra PGX con agua.

▓ Toma el resto de tus suplementos (página 122) con la cena.

▓ Cena (ve el plan de menús que está más adelante).

▓ Pasa quince minutos registrando tu experiencia y respondiendo las Preguntas del Día 6 para responder en tu Diario, las cuales se encuentran en la página 181. Escribe todo lo que comiste e hiciste hoy, cómo te sientes, cualquier mejora o cambio en tu energía y tu concentración y cómo te hacen sentir esos cambios física, mental y emocionalmente.

▓ Pon en práctica el Descanso de cinco minutos para respirar (página 126) durante cinco minutos.

▓ Toma tu Baño de UltraDesintoxicación durante veinte o treinta minutos (página 127).

▓ Duerme de siete a ocho horas.

Las comidas de hoy:

- ▨ Desayuno: Batido de desintoxicación para el desayuno (página 293)
- ▨ Refrigerio de media mañana (opcional): 10 a 12 nueces (almendras, nueces, pacanas, macadamias).
- ▨ Almuerzo:
  - • Plan de Base: Sopa con proteína (página 300) o Superbarra de ensaladas del Dr. Hyman con proteína (página 297)
  - • Plan de Aventura: Ensalada de verduras picadas con salmón (página 323)
- ▨ Refrigerio de media tarde (opcional): Dip o untable de tu elección (página 352) con vegetales frescos
- ▨ Cena:
  - • Plan de Base: Bacalao horneado con pesto de aceituna y alcaparra (página 310)
  - • Plan de Aventura: Pollo cubierto de almendra y linaza (página 340)

EL ENFOQUE DE HOY: PIENSA

A estas alturas, es probable que estés empezando a sentirte muy bien (¡si es que no sucedió desde antes!). Las toxinas están saliendo de tu sistema, así que éste es un gran momento para hacer un poco de lo que yo llamo limpieza mental profunda. Ayer observaste tus sentimientos, hoy vamos a observar tus pensamientos.

Tal vez creas que los resultados que obtienes en la vida provienen de tus acciones. Después de todo, si comes bien, entonces, tendrás un cuerpo saludable; si comes veneno, tendrás un cuerpo enfermo. Pero, ¿dónde se originan esas acciones? ¿Qué permite que una persona tenga éxito comiendo bien y otra fracase?

Tus pensamientos son el centro de control que determina las acciones que emprendes. Si cada vez que pasas por una panadería piensas: "*Mmm, eso huele bien. Apuesto a que un croissant no me hará daño. He tenido un día difícil, así es que me merezco un gustito*", entonces, las probabilidades indican que tarde o temprano entrarás a la panadería y comprarás el croissant. Si, por otro lado, pensaras: "*Se siente tan bien estar en mi cuerpo saludable. Estos días he tenido mucha energía y estoy orgulloso de mí. Eso se desvanecerá en el momento en que le dé una mordida al croissant… ¡no vale la pena!*", entonces, es mucho menos probable que comas el croissant. Así, puedes ver lo importante que es que aprendas a diseñar tu diálogo interno para que trabaje *a favor* de tus sueños y no en contra.

El primer paso es ser consciente de los pensamientos que tienes a diario que no trabajan a tu favor. Todos tenemos cientos de pensamientos al día y si creyéramos cada idea estúpida que tenemos, nos volveríamos locos. Tristemente, eso es lo que hacemos muchos de nosotros, lo cual nos lleva a una infelicidad e insatisfacción profundas. Pero hoy tenemos la oportunidad de poner un alto y desintoxicarnos no sólo de la comida chatarra, sino también de los pensamientos chatarra. Podemos liberar nuestros cuerpos *y* nuestras mentes.

Para hacerlo, tómate un minuto para reflexionar sobre uno de los sueños que tienes para tu vida. Puede ser el sueño para tu cuerpo, tu carrera, tu relación de pareja o cualquier otro sueño que tengas. Piensa en grande. ¿Qué es lo que más quieres para ti? ¿Qué te dará un profundo sentido de alegría y logro?

A continuación, pregúntate si crees que es posible convertir en realidad ese sueño. Si no, ¿por qué crees que no es posible? ¿Qué se interpone en tu camino? Registra con exactitud lo que dice la voz de tu cabeza, palabra por palabra.

Por ejemplo, cuando estás pensando en cuáles son los obstáculos para tener un cuerpo saludable y lleno de energía, quizá tu voz interna dice: "No tengo los genes adecuados para ser delgado. Todos en mi familia tienen sobrepeso y no hay nada que yo pueda hacer al respecto. Y, además, incluso si fuera posible adelgazar al comer los alimentos adecuados, con mi agitado horario de trabajo, simplemente no tengo tiempo para preparar comidas". Has reunido mucha evidencia mental para demostrar que estás en lo correcto con respecto a tus genes y a tu incapacidad logística para bajar de peso.

A medida que lean ese diálogo interno (que también se conoce como las historias que nos contamos a nosotros mismos), muchos de ustedes probablemente se rían. Una vez que sacamos de nuestra mente nuestro diálogo interno y lo ponemos en papel, los pensamientos que en un momento parecían tan convincentes y verdaderos con frecuencia se ven un poco tontos. En esa limpieza de nuestros pensamientos, es probable que empecemos a ver más claramente nuestras propias creencias limitantes sobre lo que es posible y lo que no. Lo que sucede con esas creencias es que por lo general no son la verdad absoluta. La mayor parte del tiempo, las hemos inventado. Esas historias que nos contamos a nosotros mismos –completadas con "evidencia" de su precisión– son lo que nos mantiene atorados.

Hay muchas formas en que nuestros pensamientos interfieren con permanecer saludables a nivel emocional y mental y esos pensamientos pueden cobrar vida propia. Crecen en nuestra mente y parecen ciertos, incluso cuando no lo son, y pueden tener un poder enorme sobre nosotros si no los examinamos.

Por ejemplo, supongamos que crees que no puedes bajar de peso debido a tus genes. Claro, tal vez muchos miembros de tu familia tengan sobrepeso, pero ¿cómo sabes que es genético? ¿Has revisado la secuencia de tu propio genoma y has encontrado ahí el gen del "sobrepeso"? (Recuerda, hay sólo treinta y dos genes de obesidad y, aun cuando tuvieras todos, eso sólo representaría un aumento de peso de veintidós libras en total. Los hábitos que heredamos de nuestros padres son más importantes que los genes que nos transmiten). ¿Has seguido a la perfección los planes de alimentación que plantea este libro y no has experimentado resultados (¡lo cual es casi imposible!)? Las probabilidades indican que tu creencia es muy poco cierta. Tal vez simplemente te estás aferrando a ella porque es una excusa convincente para no hacer el trabajo que se necesitaría para que tu cuerpo esté saludable. O tal vez tu creencia te da una razón conveniente para no arriesgarte a cambiar tu vida en una forma muy positiva y significativa.

Si has encontrado una creencia en tu forma de pensar que no trabaja a tu favor, es momento de reunir evidencia de una nueva creencia que *sí* lo haga. En el ejemplo genético, una mejor creencia podría ser: "Puedo tener el cuerpo y la salud que yo quiera, sin importar cómo se vean otros miembros de mi familia". Luego, deberías salir y recopilar evidencia que apoye esa nueva teoría. Encontrarías ejemplos de familias con sobrepeso en las que hay miembros delgados. Pensarías en una época del pasado en la que eras más delgado. Incluso puede que quieras demostrar la nueva teoría correcta siguiendo al pie de la letra el plan de desintoxicación de este libro para ver qué sucede.

¿En dónde te saboteas a ti mismo? Quiero invitarte a ver con honestidad en dónde tus pensamientos y creencias pudieron haber interferido en tu camino en el pasado o incluso en donde pueden estarte poniendo el pie en este momento. ¿Crees que no es posible estar saludable? ¿Tener un matrimonio feliz? ¿Tener éxito como tú quieres en la vida? Estamos buscando llegar a las creencias innatas que te permitan ser amable contigo mismo, en oposición a las que llenan tu mente –y tu vida– de pensamientos tóxicos, creencias que te debilitan y estrés que genera acumulación de grasa abdominal.

Las creencias afectan el comportamiento. Piensas y actúas conforme a esos pensamientos. Si tienes un pensamiento desordenado, tienes un comportamiento desordenado. Si tienes pensamientos poco saludables, van a crear comportamientos poco saludables. Queremos limpiar los pensamientos que se están interponiendo en el camino de que estés en forma, feliz y saludable.

La estrategia de hoy es singular: Sintonízate con tu diálogo interno, encuentra aquellas creencias limitantes que te impiden ser la versión más saludable y más vital de ti mismo ¡y tíralas! A partir de ahí, puedes enfocarte en los pensamientos que funcionan a favor de tus sueños, no en contra. Para hacerlo, responde en tu diario las preguntas que se encuentran a continuación, te llevarán de la mano a lo largo del proceso de crear un diálogo interno nuevo que te llene de poder.

> ## *Considera el life coaching*
>
> En mi vida, he luchado contra creencias limitantes o historias internas sobre las cosas (racionalizando por qué debería evitar el conflicto o repetir patrones de pensamiento negativos que me mantienen atorado y crean infelicidad, malas decisiones o malos resultados. Por esa razón, trabajo con coaches tanto en mi vida personal como profesional. Es una estrategia que a menudo recomiendo a otras personas que están buscando hacer cambios significativos en su forma de pensar, en sus decisiones y en su comportamiento.
>
> Uno de los enfoques que me ha gustado en especial es el modelo de coaching del Grupo Handel. Me ha hecho pensar con claridad y ha hecho que mis acciones sean directas y consistentes con mis sueños y metas. Si estás interesado en que el coaching te apoye en tu viaje, te dé el empujón que necesitas y te enseñe cómo dejar de ser un obstáculo para ti mismo, consulta http://offerings.handelgroup.com/drhyman.

PREGUNTAS DEL DÍA 6 PARA RESPONDER EN TU DIARIO

- ¿Cómo me estoy sintiendo físicamente?
- ¿Qué cambios noto en mi cuerpo desde que empecé la desintoxicación?
- ¿Qué pensamientos y emociones están presentes hoy?
- ¿Cuál es mi sueño para mi salud y mi bienestar? (Describe esto con el mayor detalle posible. Articula tu visión de tu vida ideal, incluyendo cómo te ves y cómo te sientes, dónde vas a estar, qué estarás haciendo y con quién lo estarás haciendo. ¡Sueña en grande!).
- ¿Cuáles son mis creencias sobre mi capacidad de lograr las metas de peso y de salud que he fijado para mí? ¿Pienso que es posible?
- ¿Qué de lo que creo obstaculiza que pueda alcanzar dichas metas?
- ¿Qué evidencia mental he reunido para "demostrar" esa historia de autoderrota?
- ¿Puedo sostener el hecho de que esas creencias tal vez no son la verdad absoluta?
- ¿Qué creencia positiva funcionaría mejor para mí?
- ¿Qué ejemplos puedo pensar que demuestran la creencia positiva?
- ¿Qué historia nueva de transformación puedo crear sobre hacia dónde me dirijo con mi salud, mi peso y mi bienestar?

14

Día 7: Cuídate

Desde que puedo recordar, he estado comiendo de manera inconsciente. ¿Cómo llegué al fondo de esa bolsa de galletas o de papas fritas? ¿Adónde se fue esa pinta de helado? Con frecuencia, como de pie, en el coche o mientras estoy haciendo otra cosa y, por tanto, nunca me siento realmente satisfecha. Es como si yo en realidad no estuviera ahí mientras la comida va bajando. El ritual del Descanso de cinco minutos para respirar que consiste en detenerse y hacer cinco respiraciones antes de cada comida cambió todo para mí. Notaba cómo me sentía y calmaba mi cuerpo en vez de comer en un estado de estrés (que siempre me hace comer más). Probaba la comida en vez de succionarla y en realidad podía notar cuando me sentía satisfecha. Es sorprendente cómo un ejercicio tan simple pudo hacer tanto por cambiar mi relación con la comida. Incluso, a lo largo del día, podía notar que me sentía mucho más feliz y calmada.

–JENNIFER GENARA

Mañana:

■ Tomar tus medidas y registrar tus resultados en tu Diario de desintoxicación o a través de la herramienta de Internet. También registra cuántas horas de sueño tuviste la noche anterior y cómo fue la calidad de ese sueño.

■ Comienza el día con treinta minutos de caminata ligera o algún otro ejercicio.

■ Justo antes de desayunar, toma de 2.5 a 5 gramos de fibra PGX: de 3 a 6 cápsulas o ½ a 1 cucharada de polvo en 10 onzas de agua.

■ Toma el resto de tus suplementos (página 122) con el desayuno.

■ Haz tu Batido de desintoxicación para el desayuno (ve el plan de menús que está más adelante).

■ Opcional: Disfruta un refrigerio de media mañana (ve el plan de menús que está más adelante).

Tarde:

■ Justo antes de la comida, toma de 2.5 a 5 gramos de fibra PGX con un vaso de agua.

■ Almuerza (ve el plan de menús que está más adelante).

■ Opcional: Disfruta de un refrigerio a media tarde (ve el plan de menús que está más adelante).

Noche:

■ Justo antes de cenar, toma de 2.5 a 5 gramos de fibra PGX con agua.

■ Toma el resto de tus suplementos (página 122) con la cena.

■ Cena (ve el plan de menús que está más adelante).

■ Pasa quince minutos registrando tu experiencia y respondiendo las Preguntas del Día 7 para responder en tu Diario, las cuales se encuentran en la página 191. Escribe todo lo que comiste e hiciste hoy, cómo te sientes, cualquier mejora o cambio en tu energía y tu concentración y cómo te hacen sentir esos cambios física, mental y emocionalmente.

■ Pon en práctica el Descanso de cinco minutos para respirar (página 126) durante cinco minutos.

▪ Toma tu Baño de UltraDesintoxicación durante veinte o treinta minutos (página 127).

▪ Duerme de siete a ocho horas.

Las comidas de hoy:

Desayuno: Batido de desintoxicación para el desayuno (página 293)

Refrigerio de media mañana (opcional): 10 a 12 nueces (almendras, nueces, pacanas, macadamias).

Almuerzo:

- Plan de Base: Sopa con proteína (página 300) o Superbarra de ensaladas del Dr. Hyman con proteína (página 297)
- Plan de Aventura: Ensalada de pepino con atún falso de girasol (página 324)

Refrigerio de media tarde (opcional): Dip o untable de tu elección (página 352) con vegetales frescos

Cena:

- Plan de Base: Pechuga de pollo asada con romero (página 312)
- Plan de Aventura: Carne de res con bok choy (página 341)

No podía estar más complacida con mi progreso en la Desintoxicación en 10 días. Comencé con 202 libras. Tenía mucha inflamación en los tobillos y, con toda honestidad, me sentía avergonzada por mi peso y por cómo me hacía sentir. No había usado una falda en años porque no quería que nadie viera mis tobillos hinchados. Hasta los zapatos me apretaban.

Ahora, después de apenas seis días de seguir este maravilloso programa, me veo y me siento genial. Esta mañana pesé 195 libras. Mi hija me dijo que todo mi cuerpo luce más delgado. ¡No he tenido un solo antojo! No extraño el azúcar a la cual era adicta ni el pan ni la pasta. Siento que he recuperado mi vida... simplemente me siento mejor.

–DORIS LEE SPRING

EL ENFOQUE DE HOY: CUÍDATE

En lo que respecta a tu salud, hay un factor que quizás es más importante que cualquier otro. Si no está en tu vida, ocasiona o empeora el 95 por ciento de todas las enfermedades. Se ha asociado con reducciones drásticas de enfermedades, con longevidad y con pérdida de peso. No viene en una pastilla y no lo puedes encontrar en el consultorio de tu médico… porque está dentro de ti.

¿Qué es este factor crítico que tiene tanto que ver con lo saludable o enfermo, gordo o delgado que estás? Es la salud de tu mente y de tu espíritu. De hecho, aparte de desayunar, el elemento más importante para predecir la longevidad es la resistencia psicológica… ser capaz de capotear los problemas que la vida nos presenta. En otras palabras: Nuestra manera de lidiar con el estrés dicta la duración y, quizá más importante, la calidad de nuestra vida.

Como dije antes, el estrés crónico hace que tu cerebro se encoja y que tu abdomen crezca. Eso se debe a que la principal hormona del estrés, el cortisol, daña el cerebro, haciendo que se encoja el centro de la memoria (el hipocampo). El estrés acorta nuestros telómeros, los pequeños extremos de nuestros cromosomas. Entre más cortos son tus telómeros, más corta es tu vida. Y, como leíste en el Capítulo 5, el estrés también activa una respuesta biológica en el cuerpo que hace que tengas hambre. Incrementa tu nivel de insulina y de cortisol, genera un aumento en el antojo de carbohidratos y azúcar y, al mismo tiempo, también incrementa el almacenamiento de grasa abdominal de tu cuerpo.

Pero eso no es todo. El estrés crónico no controlado afecta prácticamente a cada sistema de tu cuerpo, disminuyendo tu inmunidad y envejeciendo de manera prematura tus células al tiempo que erosiona tus relaciones y tu placer por vivir.

El asunto con el estrés es que simplemente sigue ahí, como el sol. Todos los días, vamos a tener que enfrentar responsabilidades y exigencias. Tenemos un empleo, una familia y una hipoteca con los que tenemos que lidiar. Habrá conflictos por enfrentar y crisis por manejar. Hasta cierto punto, las condiciones de la vida moderna hacen que el estrés sea inevitable.

Por esa razón, a menudo les digo a mis pacientes: "El estrés te encuentra, pero tú tienes que ir a buscar la relajación". Te guste o no, de ti depende buscar formas de tomarte un descanso y controlar tu estrés, por el bien de tu salud, de tu cordura… ¡y de la talla de tu cintura!

Antes mencioné que el sistema nervioso tiene dos partes: el simpático y el parasimpático. El sistema nervioso simpático es la parte que se activa en la respuesta de lucha o huida, cuando tu biología entra a la carga para darte fuerza en las dificultades. En contraste, el sistema nervioso parasimpático gobierna la respuesta de descanso y relajación, esa sensación de calma que sientes cuando puedes bajar la guardia, respirar con calma y simplemente *ser*.

El problema, para muchos de nosotros, es que nuestro sistema nervioso simpático está activo demasiado tiempo. Es como si se hubiera quedado atorado en la posición de "encendido". Si quieres sanar tu cerebro, tu metabolismo y tus cromosomas, necesitas aprender cómo poner el "botón de pausa" para darle un descanso a tu sistema nervioso simpático y activar en su lugar el sistema nervioso parasimpático.

Sin embargo, eso no significa tomar una copa de chardonnay mientras ves televisión ni llevar a cabo una terapia de compras. Para que la relajación tenga el efecto restaurativo que estamos buscando, tiene que ser activa, no pasiva. Sentarse en el sillón puede ser algo disfrutable, pero no es relajante. Estoy hablando de una respuesta de relajación biológica en el cuerpo que se activa a través de ciertos comportamientos: ejercicios de respiración, yoga, meditación, masaje, incluso el Baño de UltraDesintoxicación; todos estos elementos fomentan una respiración profunda y una relajación total de nuestro sistema nervioso.

El detonante de la respuesta de relajación es tu respiración. Cuando respiras profundamente, estimulas el nervio vago, una parte muy especial de tu sistema nervioso que ayuda a calmar tu mente y genera una cascada de curación. El nervio vago corre desde tu cerebro a lo largo de tu cavidad torácica y hacia todos tus órganos, como un pulpo que estira sus tentáculos hacia cada célula de tu cuerpo. Tus células inmunes, tus células madre y todos los demás órganos y tejidos de tu cuerpo están conectados a este nervio.

Estimular el nervio vago activa la señal de producción de hormonas que calma tu sistema nervioso, reduce el cortisol, ayuda a metabolizar la comida, mejora tu función cerebral y regula tu apetito de manera natural. Con el simple hecho de respirar profundamente y activar el nervio vago, tu cuerpo empieza a acelerar el metabolismo y a incrementar la quema de grasa. Es sorprendente.

La ciencia ha demostrado que, al estimular tu nervio vago (que se conecta directamente con tus células grasas y el intestino), puedes detonar lo siguiente:

- Reducción del apetito y del consumo de comida.
- Reducción del ritmo al cual la comida se convierte en grasa.
- Aceleración del metabolismo y del gasto de energía o quema de calorías.
- Mayor quema de grasa en tus células.
- Reducción de las hormonas que estimulan el apetito.
- Mejor sensibilidad a la insulina.
- Reducción de la inflamación.
- Mayor número de conexiones entre las neuronas.
- Reducción del peso corporal.

La mejor parte es la siguiente: Tienes el poder de estimular ese nervio *cada vez que quieras*. No cuesta, es de fácil acceso y siempre está disponible. No necesitas ningún equipo ni medicación especial. Literalmente, puedes cambiar tu ritmo cardíaco, tus neuronas, tus ondas cerebrales y tu peso con tan sólo cambiar tu respiración. Es *así* de poderoso.

ESTRATEGIAS PARA CONSENTIRTE Y LIBERAR EL ESTRÉS

■ **Recuerda hacer los Descansos de cinco respiraciones**. Si no lo has estado haciendo, nunca es demasiado tarde para iniciar. Empieza (o vuelve a empezar) hoy.

■ **Busca una forma adicional de relajación activa** que te ayude a reiniciar tu sistema nervioso parasimpático. Elige una herramienta demostrada que te haga entrar en un estado de relajación profunda. Yoga, meditación, tai chi, qigong, biorretroalimentación, música… busca una actividad que disfrutes y que también active la respuesta de relajación. Ver televisión o leer un libro no cuenta. Para mí, estar en la naturaleza tiene un efecto de sanación profundo. Una de mis maneras favoritas de apretar el "botón de pausa" es estar en el exterior, cerca del mar, en las montañas, a la orilla de un río, en el bosque. El simple hecho de estar en el exterior, en la tranquilidad y la belleza de la naturaleza, me ayuda a reiniciar mi mente, mi cuerpo y mi alma. Tengo la suerte de vivir en un área rural con montañas, lagos, ríos y bosques, así es que lo único que tengo que hacer es cruzar el umbral de la puerta. Pero, incluso si vives en una ciudad, sube a la azotea de tu edificio, ve al parque y observa el amanecer o el atardecer. Tiene poderes curativos asombrosos.

Meditación para liberar el estrés

La meditación no sólo estimula el nervio vago y activa la respuesta de relajación, también se ha demostrado científicamente que mejora y hace más grandes nuestros cerebros. El estrés acorta nuestros telómeros (los pequeños extremos de nuestros cromosomas) y eso tiene un impacto directo en nuestra longevidad; la meditación lo revierte. Por todas estas razones y más, te animo a que desarrolles una práctica diaria aunque sea de cinco minutos. También consulta el Capítulo 12, "Día 5: Escúchate". Para más información, ve a www.10daydetox.com/resources.

■ **Mueve tu cuerpo**. El ejercicio vigoroso es una forma poderosa y bien estudiada de liberar los químicos del estrés y sanar la mente. El ejercicio ayuda a mejorar el humor, a incrementar la energía y a reducir el estrés general de tu cuerpo y de tu mente.

■ **Usa terapia de calor**. Toma un Baño de UltraDesintoxicación o ve a la sauna para encender la respuesta de relajación. Incrementar tu circulación e incrementar tu temperatura corporal tiene beneficios de curación y puede reiniciar tu sistema nervioso autónomo. La sauna incrementa la variabilidad del ritmo cardíaco, una medida de tu resistencia al estrés. Entre más complejo y variable es tu ritmo cardíaco, más saludable estás y mayor capacidad tienes de lidiar con el estrés.

■ **Conéctate, conéctate, conéctate**. Nuestro sentido de significado, propósito y conexión desempeña un papel enorme para determinar nuestra salud y nuestro bienestar. ¿A qué te sientes conectado? ¿Qué le da significado a tu vida? ¿Para hacer qué te pusieron en este planeta? Hay muchas maneras de conectarte: Pasa tiempo real y de calidad con las personas que quieres, únete a un grupo de personas que piensen como tú, involúcrate en tu comunidad u ofrécete como voluntario y sé de tu utilidad para otros. Éstas son maneras maravillosas de nutrirte y de fortalecer los lazos de pertenencia y conexión.

■ **Prueba hierbas**. Puedes usar hierbas que la ciencia ha demostrado que mejoran la respuesta al estrés. Incluso, a los astronautas se les han dado hierbas para ayudarlos a soportar las dificultades del viaje espacial. Suelo recomendar a mis pacientes las siguientes, la mayoría de las cuales se encuentran en combinaciones (consulta www.10daydetox.com/resources):

• 400 a 800 miligramos de ginseng dos veces al día
• 100 a 200 miligramos de *Rhodiola rosea* dos veces al día
• 100 a 200 miligramos de ginseng siberiano dos veces al día
• 800 a 1,600 miligramos de cordyceps dos veces al día
• 500 miligramos de ashwagandha dos veces al día

Algunas de esas hierbas están disponibles en suplementos combinados, diseñados para ayudar al funcionamiento de tus adrenales y para crear resistencia frente al estrés.

■ **Busca herramientas para aliviar el estrés**. ¡Tu smartphone de hecho puede ser una máquina de biorretroalimentación! El iPhone 5 tiene un monitor de ritmo cardíaco dentro de la cámara. El *Huffington Post* ha creado una aplicación llamada *GPS for the Soul* [GPS para el alma], que tiene muchas herramientas de relajación sencillas (entre las cuales se encuentra una que yo diseñé) las cuales te ayudan a reiniciar y a medir la variabilidad de tu ritmo cardíaco (entre más complejo y variable es tu ritmo cardíaco, más saludable estás). La meditación, la respiración, el yoga o incluso la sauna incrementan la variabilidad del ritmo cardíaco. Esto se relaciona directamente con tu estado general de salud e incluso con tu longevidad. Puedes encontrar otras herramientas de biorretroalimentación y de alivio del estrés en www.10daydetox.com/resources.

PREGUNTAS DEL DÍA 7 PARA RESPONDER EN TU DIARIO

■ ¿Cómo me estoy sintiendo físicamente?

■ ¿Qué cambios noto en mi cuerpo desde que empecé la desintoxicación?

■ ¿Qué pensamientos y emociones están presentes hoy?

■ ¿Qué es lo que más me relaja? (Recuerda, estamos hablando de relajación activa, no pasiva).

■ ¿De qué manera puedo programar estas actividades en mi vida de una manera más consistente?

■ Por lo general, ¿qué eventos o circunstancias de mi vida generan estrés?

■ ¿Cómo suelo responder al estrés?

■ ¿Cómo me gustaría responder al estrés avanzando hacia adelante?

■ ¿Cómo puedo lograr que eso suceda?

■ ¿Cómo puedo recordar implementar mi práctica de reducción de estrés en momentos de dificultad?

15

Día 8: Diseña

La Dieta de desintoxicación en 10 días fue una experiencia que me abrió los ojos y cambió mi vida, por decir lo menos. El plan me proporcionó justo lo que necesitaba: un proyecto sólido de cómo recuperar mi salud. No puedo pensar en ninguna otra palabra para describirlo más que "milagroso". Bajé nueve libras y tres pulgadas. Mi corazón no se me sale del pecho cuando subo un piso de escaleras. Mi cabello ya no parece estarse cayendo a mechones. Recuperé mi energía. Puedo correr y jugar con mis pequeños hijos gemelos sin necesidad de un descanso. ¡Y puedo levantarme de la cama por la mañana sin tener que rodar para salir!

Mi esposo ha estado en el ejército durante veinte años y hace poco lo volvieron a movilizar. Percibió un cambio en mi voz cuando llamó para ver cómo estábamos. Me dijo que está orgulloso de mí… quizá ésa sea la mejor parte de este proceso. Yo paso tanto tiempo sintiéndome orgullosa de él por lo que hace todos los días que el hecho de que haya dicho lo mismo respecto a mí significa mucho.

¿Cómo agradecer a alguien como el Dr. Hyman por ofrecerte la oportunidad de cambiar tu vida de esta manera? ¿Qué puedes hacer para mostrar tu aprecio por la nueva vida que te ha dado? Lo único que se me ocurre es seguir en este camino… mantenerse saludable y llevar a tu familia contigo en el viaje… seguir con las prácticas y ser un testimonio de este programa. El mejor agradecimiento en que puedo pensar es aprovechar al máximo este regalo todos los días de mi vida y eso es justo lo que voy a hacer.

–JENN WIELGOSZINSKI

Mañana:
- Tomar tus medidas y registrar tus resultados en tu Diario de desintoxicación o a través de la herramienta de Internet. También registra cuántas horas de sueño tuviste la noche anterior y cómo fue la calidad de ese sueño.
- Comienza el día con treinta minutos de caminata ligera o algún otro ejercicio.
- Justo antes de desayunar, toma de 2.5 a 5 gramos de fibra PGX: de 3 a 6 cápsulas o ½ a 1 cucharada de polvo en 10 onzas de agua.
- Toma el resto de tus suplementos (página 122) con el desayuno.
- Haz tu Batido de desintoxicación para el desayuno (ve el plan de menús que está más adelante).
- Opcional: Disfruta un refrigerio de media mañana (ve el plan de menús que está más adelante).

Tarde:
- Justo antes de la comida, toma de 2.5 a 5 gramos de fibra PGX con un vaso de agua.
- Almuerza (ve el plan de menús que está más adelante).
- Opcional: Disfruta de un refrigerio a media tarde (ve el plan de menús que está más adelante).

Noche:

- Justo antes de cenar, toma de 2.5 a 5 gramos de fibra PGX con agua.
- Toma el resto de tus suplementos (página 122) con la cena.
- Cena (ve el plan de menús que está más adelante).
- Pasa quince minutos registrando tu experiencia en tu diario. Escribe todo lo que comiste e hiciste hoy, cómo te sientes, cualquier mejora o cambio en tu energía y tu concentración y cómo te hacen sentir esos cambios física, mental y emocionalmente.
- Pon en práctica el Descanso de cinco minutos para respirar (página 126) durante cinco minutos.
- Toma tu Baño de UltraDesintoxicación durante veinte o treinta minutos (página 127).
- Duerme de siete a ocho horas.

Las comidas de hoy:

- Desayuno: Batido de desintoxicación para el desayuno (página 293)
- Refrigerio de media mañana (opcional): 10 a 12 nueces (almendras, nueces, pacanas, macadamias).
- Almuerzo:
  - Plan de Base: Sopa con proteína (página 300) o Superbarra de ensaladas del Dr. Hyman con proteína (página 297)
  - Plan de Aventura: Rúcula, aguacate y pargo a la parrilla (página 327)
- Refrigerio de media tarde (opcional): Dip o untable de tu elección (página 352) con vegetales frescos
- Cena:
  - Plan de Base: Bistec a la parrilla con pimienta (página 314)
  - Plan de Aventura: Pechugas de pollo rellenas de pesto de tomate secado al sol, con espinacas salteadas (página 345)

EL ENFOQUE DE HOY: DISEÑA

En los últimos días, hemos examinado formas de volvernos saludables de adentro hacia afuera al atender nuestros sentimientos, pensamientos y creencias limitantes. Ahora es momento de enfocarse en apoyar tu salud de modo que puedas seguir tomando decisiones saludables de manera fácil y automática después de estos diez días. Cambiar tu comportamiento es mucho más fácil si preparas tu entorno. Entre menos tengas que pensar al respecto, más fácil será hacerlo. Si lo único que tienes en casa son nueces o crudités como botana, eso es lo que comerás. Si me sentía cansado o estresado y tenía una bolsa de mis galletas de chispas de chocolate favoritas en la despensa, me comía la bolsa completa (aunque sé que no está bien). Sin embargo, si tengo que conducir diez millas para comprarlas, ¡no lo hago! Es tan fácil como hacer que los defectos de tu entorno trabajen a tu favor en lugar de en tu contra. Puede ser una tarea difícil cuando hay comida procesada y comida chatarra a la vuelta de cada esquina, pero hoy te voy a mostrar cómo puedes prepararte para tener éxito.

En 2009, Dan Buettner, experto en longevidad y autor del bestseller *Blue Zones* [Zonas azules] vino a un pequeño pueblo de Minnesota con el objetivo de cambiar el diseño estructural de la vida de las personas para crear comportamientos más saludables de manera automática. Lo hizo al llevar oportunidades de ser más saludables al núcleo de la comunidad: a las escuelas, los lugares de trabajo, los hogares, los restaurantes, las tiendas de comida y los vecindarios. Juntó al pueblo, a los líderes de la comunidad y a otros expertos para replantear el problema completo de la salud. Era una solución basada en la comunidad y todo consistió en crear cambios sencillos en el entorno que conducían a cambios en la salud.

Los expertos en comer de manera inconsciente (el estudio de cómo los hábitos inconscientes de alimentación nos hacen engordar y enfermar) hicieron que, en casa, las personas reemplazaran sus platos tamaño estándar por platos más pequeños de diez pulgadas. Buettner hizo que la gente pusiera la comida chatarra en un lugar de difícil acceso en las despensas de sus casas (o que se deshiciera de ella por completo) y puso a la mano fruta y nueces. Convenció a las tiendas de comida de que etiquetaran y exhibieran alimentos que ayudan a promover la salud y la longevidad. Animó a los negocios a que las donas, los dulces y los refrescos fueran desplazados por alimentos más saludables. Los restaurantes agregaron opciones saludables a sus menús. Los expertos en transporte diseñaron una desviación alrededor de un lago en medio del pueblo y fomentaron el uso de "autobuses escolares peatonales" al hacer que los abuelos llevaran a sus nietos caminando a la escuela. Dan y su equipo animaron a las personas a formar *moais*, palabra japonesa que se usa para designar a grupos de personas que se apoyan entre sí en la vida (ve el Día 10: Conecta) y a caminar o hacer ejercicio juntos en persona en vez de "conectarse" a través de las redes sociales.

Dan no les aconsejó a las personas que hicieran más ejercicio ni les dijo qué comer. Simplemente cambió su entorno inmediato. En otras palabras, reestructuró el pueblo de tal manera que fuera más fácil hacer lo correcto. Como resultado, el pueblo vio una reducción del 28 por ciento en los costos de los servicios de salud. A los niños ya no se les permitió comer en los salones ni en los pasillos. En general, vieron una disminución del 10 por ciento en el peso corporal. Hubo cambios drásticos con sólo alterar la infraestructura. Fue un experimento revolucionario que demostró el poderoso efecto transformacional que tiene diseñar tu entorno para el éxito.

La clave para cambiar hábitos es entender cómo sucede realmente el cambio. Y, para la mayoría, sucede a través del diseño, no por accidente ni por tener buenas intenciones. Sucede al transformar las decisiones inconscientes que tomamos todos los días, modificándolas para que las decisiones automáticas, fáciles y por defecto se conviertan en decisiones saludables, no mortales.

B.J. Fogg, profesor de Standford y científico social, se especializa en crear sistemas que cambian el comportamiento humano. A esto lo llama diseño de comportamiento. Fogg explica que, para cambiar el comportamiento, se necesitan tres cosas: la motivación de cambiar, la capacidad de cambiar y el detonante del cambio. Si quieres comer un desayuno lleno de proteínas para tener energía, entonces tienes la motivación. Ahora necesitas la capacidad y el detonante.

En cuanto a la capacidad, necesitas tener en la despensa y en el refrigerador los ingredientes para prepararlo. Tal vez quieras medir los ingredientes secos (nueces, semillas o polvo de proteínas) e incluso ponerlos en la licuadora la noche anterior. Piensa en un cambio de comportamiento de poca fricción, de modo que sea tan fácil que ni siquiera lo notes.

Lo siguiente que necesitas es un detonante. Tal vez pongas en el refrigerador la receta de un batido de proteínas, con un título grande que diga: "DESAYUNA ESTO". Tal vez te deshagas de todas las demás opciones de desayuno que hay en tu casa o las pongas fuera de tu vista para que tu hambre se convierta en el detonante. El punto es que necesitas un catalizador para tu comportamiento nuevo y recién elegido. Necesitas un empujón que te haga avanzar en la dirección correcta.

A continuación tienes otro ejemplo: Si estás motivado a hacer flexiones en una barra, pero nunca te acuerdas y no tienes lugar para hacerlas, no sucederá. Para generar la capacidad y el detonante necesarios, tal vez quieras comprar primero una barra para flexiones y luego instalarla en la puerta del baño o de tu dormitorio para que la veas cada vez que pasas. Con este elemento, que implica capacidad y es un detonante puesto justo frente a ti, de manera natural harás más flexiones.

Hoy nos vamos a enfocar en rediseñar *tu* entorno para facilitar hacer lo correcto y generar salud. Nuestro mundo es un ambiente de salud hostil (vivimos en un mundo de Double Gulps y Big Macs a cada paso), así es que necesitamos crear nuestra propia "burbuja de salud". Quiero que descubras cómo sincronizar tu motivación, tu capacidad y tu entorno para que hacer lo correcto sea automático. Vamos a diseñar tu mundo para que te apoye para perder peso mucho después de que terminen estos diez días.

¿En qué te ayuda y en qué te obstaculiza tu entorno para ayudarte a mantenerte en el camino? ¿Qué puedes hacer para que tus acciones en torno a la comida, al ejercicio y a la reducción del estrés sean automáticas? ¡Vamos a quitar los obstáculos que te impiden estar saludable y en forma!

A continuación, he combinado las secciones de Estrategias y de Preguntas para responder en tu diario con el fin de ayudarte a revelar los obstáculos y diseñar tu vida para lograr una salud y una pérdida de peso óptimas. Te animo a que escribas las respuestas y los planes en tu Diario de desintoxicación para fortalecer tu intención y convertirla en compromiso. No te saltes este importante paso, es la clave para tu éxito continuo.

ESTRATEGIAS PARA DISEÑAR UNA VIDA SALUDABLE

▪ **Organiza tu cocina para una preparación de alimentos saludable.** Ya has hecho una renovación de la despensa y del refrigerador para la Dieta de desintoxicación en 10 días y ése es un excelente comienzo. Ahora echa un vistazo al resto de tu cocina. ¿Qué te facilitaría seguir preparando y comiendo comidas saludables para siempre? Tal vez podrías:
  - Limpiar los cajones y gabinetes para que estén libres de desorden.
  - Asegurarte de tener o comprar todos los utensilios de cocina que necesitas para tener éxito.
  - Arreglar tus cacerolas y sartenes para que estén más accesibles.
  - Conseguir platos más pequeños.
  - Volver a surtir tu suministro de especias, condimentos, aceites, vinagres y salsas de tal manera que puedas cocinar cualquier cosa, en cualquier momento, sin tener que ir corriendo al supermercado.
  - Buscar nuevas recetas en línea o en libros de cocina (como las *Recetas de cocina de la Solución del azúcar en la sangre*) y colocarlos en un lugar accesible para que estén listos cuando los necesites.

Identifica tres cosas que hoy te ayudarían a hacer de tu cocina una fuente de comidas saludables y nutritivas. Como un compromiso contigo mismo, en tu Diario de desintoxicación, escribe tu plan para organizar tu cocina, incluyendo cómo y cuándo lo harás. Sé lo más específico posible, entre más claro sea tu plan y más responsable seas respecto a los tiempos, es más probable que lo cumplas. Tu plan escrito podría ser más o menos así:

Mi cocina saludable	Mi estrategia	Cómo/Cuándo lo haré posible
Facilitar encontrar y usar mis utensilios de cocina	Organizar mis cacerolas y sartenes	Este sábado por la tarde
Usar platos más pequeños	Comprar un juego de platos económicos de 8 o 10 pulgadas	Pedirlos por Internet hoy en la noche
Buscar algunas nuevas recetas que le gusten a mi familia	Leer el libro *Recetas de cocina de la Solución del azúcar en la sangre*	Preparar una nueva receta para la cena familiar el viernes por la noche

- **Abastece tu cocina con las cosas adecuadas.** Después de la desintoxicación, sigue llenando tu despensa y tu refrigerador con todos los ingredientes y alimentos que favorecen la salud y el bienestar. Inevitablemente, cuando tengas hambre, cansancio o estrés, abrirás el refrigerador en busca de algo. Entonces, asegúrate de que las opciones que tengas te ayuden y no te perjudiquen. Acomoda los alimentos de manera que los más saludables estén más accesibles y atractivos. Corta verduras y frutas y guárdalas en pequeños contenedores de vidrio apilados para que estén a la mano. Ten refrigerios saludables (como nueces, semillas o carne seca de pavo, res o búfalo orgánicos o alimentados con pasto) que sean fáciles de llevar cuando tengas prisa. En tu Diario de desintoxicación, escribe una lista de tus alimentos y botanas favoritos para llevar y comprométete a tenerlos a la mano desde el Día 11 en adelante.

■ **Haz que tu recámara sea un santuario.** En comparación con la cocina, tal vez no consideres que tu recámara es un área que influye en tus esfuerzos por bajar de peso y estar saludable, pero lo es. ¿Tu recámara está diseñada para ser un entorno tranquilo, sin estrés y que favorece el descanso? ¿Qué te impide dormir bien por la noche? Mira a tu alrededor e identifica tres cosas que puedes hacer para convertir tu recámara en un lugar de rejuvenecimiento. Las opciones pueden incluir limpiar el desorden, comprar unas persianas, comprar tapones para los oídos o un antifaz o comprometerte a leer en vez de ver televisión antes de dormir (ve las páginas 129 a 131 para leer más de mis consejos favoritos para relajarse y conciliar el sueño con facilidad). Registra en tu Diario de desintoxicación esas tres ideas para diseñar una recámara de descanso y escribe un plan detallado de cómo y cuándo las implementarás. Recuerda, sé lo más específico posible. Tu plan escrito podría ser más o menos así:

Ajustes a mi recámara	Mi estrategia	Cómo/Cuándo lo haré posible
Quitar el desorden	Limpiar mi mesa de noche	El sábado por la tarde
Convertirla en un lugar más silencioso	Comprar cortinas para reducir el ruido	Medir mis ventanas e ir a la tienda el próximo domingo
No dormir con la televisión encendida	Ver el noticiero nocturno únicamente en la sala	Todas las noches de esta semana

■ **Planea tus comidas con anticipación.** ¡Piensa de antemano! La meta es impedir que termines envuelto en una emergencia de comida en la que lo único abierto sea un restaurante de comida rápida o una tienda de abarrotes. Por lo general, ¿cuándo te enfrentas con este tipo de situación? ¿Es a las 5 pm, cuando estás demasiado cansado para preparar la cena? ¿Cuando estás presionado de tiempo entre los compromisos diarios y estás a la carrera? Identifica tus tres "zonas de tiempo problemáticas" principales y registra en tu Diario de desintoxicación una estrategia correspondiente para tener comida a la mano para enfrentar cada una. Sé específico: ¿Qué alimentos puedes comprar o preparar con anticipación para evitar tus emergencias de comida habituales?

¿Cómo, cuándo y dónde vas a comprar o preparar esos alimentos? También puedes tener listo lo que yo llamo un Paquete de emergencia vital (página 207) para llevarlo contigo y garantizar que nunca te quedes atrapado sin opciones saludables. El horario que escribas en tu Diario de desintoxicación podría ser más o menos así:

Mis zonas de tiempo problemáticas	Mi estrategia	Cómo/Cuándo lo haré posible
En las mañanas, cuando salgo de prisa al trabajo	Preparar el desayuno con anticipación	Reunir los ingredientes para el Batido de desintoxicación para el desayuno hoy en la noche y así tenerlos listos mañana en la mañana
El domingo tarde en la noche cuando estoy demasiado cansado de las actividades del fin de semana como para preparar la cena	Preparar una cena más abundante el viernes y el sábado por la noche para que sobre comida para el domingo	Este viernes, voy a cocinar _____, el sábado voy a cocinar _____ y el domingo vamos a disfrutar lo que haya sobrado

■ **Haz que las compras de víveres sean un ritual semanal.** Esto va de la mano con planear tus comidas con anticipación. Ten una lista de compras que puedas ir completando conforme avanza la semana. Elige un día y un momento específico para hacer tus compras cada semana para que se convierta en un ritual arraigado. Escribe tu plan de compras semanales en tu Diario de desintoxicación.

■ **Coloca refrigerios saludables en tu entorno.** Pon nueces u otros refrigerios saludables en tu guantera, en el cajón de tu escritorio, en tu bolso o en tu mochila para que estén a mano y te permitan pasar de largo la máquina dispensadora o el "drive-through" cuando tengas hambre. En tu Diario de desintoxicación, escribe tu plan específico en cuanto a dónde, cuándo y qué alimentos saludables vas a colocar en tu entorno. Tu plan podría ser más o menos así:

Colocar refrigerios saludables	Qué refrigerios voy a almacenar ahí	Cuándo y cómo lo haré
En mi cajón del escritorio en el trabajo	Almendras	Agregar una bolsa extra de almendras a la lista de compras semanales cada domingo y llevarlas al trabajo todos los lunes en la mañana
En la bolsa que llevo cuando salgo de viaje	Salmón ahumado, barras de proteínas (con ingredientes como nueces, semillas o frutos secos), moras azules secas	Colocar una nota al lado de la bolsa para recordar empacar los refrigerios
En la casa en los fines de semana	Crudités y dip en el refrigerador	Hacer un lote de dip y cortar las verduras en la mañana del sábado después de mi caminata matutina

■ **Mantente alejado de tus zonas de peligro.** Si el servicarro por el que pasas todas las mañanas camino a trabajar te atrae como la canción de una sirena, busca otra ruta hacia el trabajo. Si el aroma de la panadería junto a la que pasas camino al trabajo te resulta irresistible, camina por una cuadra distinta. Literalmente, ¡ponte en el camino hacia la salud en vez de en el camino hacia la tentación! Registra en tu Diario de desintoxicación tus zonas de peligro principales y crea una tabla como ésta:

Mi zona de peligro	Cómo evitarla	Cuándo voy a implementar mi nuevo plan
Las máquinas expendedoras que están en el cuarto de las fotocopias en el trabajo	Sacar mis copias en el piso de abajo, donde no tienen máquinas expendedoras	La próxima vez que necesite usar la fotocopiadora
El puesto de comida que está en el campo donde mi hijo juega fútbol	Colocar mi silla en lado opuesto del campo, lejos del puesto y llevar mis propias bebidas y botanas para no caer en la tentación	Este sábado

■ **Protege tu burbuja de salud en situaciones sociales.** ¿Cuándo y con quién te sientes presionado o tentado a comer o beber cosas que van en contra de tus metas de salud? ¿En el trabajo, cuando llevan charolas de comida y refrescos para la hora de la comida? ¿Cuando sales con amigos? ¿En las vacaciones con la familia? Identifica tus tres zonas de tentación principales (idealmente las que tengas actualmente o estén próximas) y escribe en tu Diario de desintoxicación tu plan específico para protegerte en esas situaciones. Las estrategias incluyen llevar tu propia comida a eventos, hablar con tu familia sobre tu plan de alimentación para que estén al corriente y apoyen tus esfuerzos o comer algunas verduras crudas y dip antes de salir a cenar con amigos para que no tengas tanta hambre y estés a merced de la canasta de pan. Tu tabla podría ser más o menos así:

Mi zona de tentación	Mi estrategia	Cómo/Cuándo lo haré posible
Cenas	Ofrecerme a llevar un platillo saludable que yo voy a comer	En tres semanas, cuando vamos a ir a cenar a casa de los Smith
Salir a cenar con mi familia	Pedirle a mi familia que me apoye en mis esfuerzos por bajar de peso (y que respeten mi decisión de no compartir postres con ellos). O elegir yo el restaurante para tener opciones saludables	Este viernes por la noche

(Continúa)

Mi zona de tentación	Mi estrategia	Cómo/Cuándo lo haré posible
Comidas de trabajo los viernes	Llevar mi propia comida para no caer en la tentación de comer lo que hay en las bandejas	Preparar mi comida con anticipación los jueves en la noche

■ **Haz que hacer ejercicio sea fácil.** Identifica los tres obstáculos principales que se interponen en tu camino para hacer ejercicio todos los días. ¿Es tener la ropa que necesitas limpia y a la mano? ¿Es cuando hay mal clima? Haz un plan de respaldo para tu caminata diaria si hay mal clima (usa la caminadora en el gimnasio, prueba un DVD de ejercicios, etcétera). Piensa en sistemas que puedas poner en marcha para generar que hagas lo correcto. Por ejemplo, yo odio las lagartijas, pero me gustan las duchas, así es que todos los días antes de ducharme hago de treinta a cuarenta lagartijas (¡sólo podía hacer diez cuando empecé!). Escribe tu plan específico en tu Diario de desintoxicación para hacer del ejercicio algo automático y disfrutable. Otros ejemplos incluyen:

Mi obstáculo para hacer ejercicio	Mi estrategia	Cómo/Cuándo lo haré posible
Mal clima	Usar una caminadora en el gimnasio	Los próximos días de lluvia
Falta de tiempo	Incorporar a mi agenda una rutina diaria de treinta minutos de ejercicio como un compromiso permanente	Incluir esto en mi calendario electrónico para que el tiempo esté bloqueado automáticamente (usa como respaldo la rutina de ejercicio de siete minutos que se encuentra al final del Día 4).
Aburrimiento	Probar una nueva clase de ejercicio	Registrarme hoy en una clase de Pilates para el jueves

▪ **Tener listos tus suministros para las prácticas que consisten en consentirte.** Piensa en tres cosas que puedes hacer para mantener en marcha tus prácticas de relajación. Algunas ideas podrían ser tener en el gabinete del baño una cantidad adicional de sales de Epsom, bicarbonato y aceite de lavanda, de tal manera que siempre tengas lo que necesitas para darte un Baño de UltraRelajación. Programa un cronómetro que te recuerde hacer tu práctica de meditación de conciencia. Piensa en lo que te da paz y genera una respuesta de relajación, luego establece las condiciones necesarias para que puedas hacer esas prácticas a menudo. En tu diario de desintoxicación, crea una tabla como la siguiente:

Práctica de relajación que seguiré realizando	De qué manera haré que sea fácil y automático	Cuándo implementaré mi plan
Tomar un Descanso de relajación de cinco respiraciones antes de cada comida	Colocar una nota en el cajón de los cubiertos para que cuando necesite un utensilio para comer tenga un recordatorio automático	Hoy en la noche
Práctica de meditación	Poner una alerta diaria en mi teléfono todos los días a las 8 de la noche	En cuanto termine de escribir esto en mi diario
Caminar con mi mejor amigo los sábados por la mañana	Todos los viernes por la noche, ponerme en contacto con mi amigo para saber si nos veremos en la mañana	Este viernes en la noche

Arma tu Paquete de Emergencia Vital

Si tuvieras alergia a la picadura de las abejas o a los cacahuetes, jamás saldrías de casa sin un EpiPen. Del mismo modo, si tienes un cuerpo, necesitas un paquete de emergencia vital para que nunca te quedes varado sin opciones saludables. Tiene sentido que, si quieres sobrevivir a nuestro entorno nutricional tóxico, necesitas preparar y llevar contigo tu propio kit de supervivencia. Consulta www.10daydetox.com/resources para conocer marcas específicas y dónde encontrar los mejores artículos para tu Paquete de emergencia vital. El mío contiene lo siguiente:

Artículos no perecederos
- Salmón enlatado
- Sardinas enlatadas
- Salmón ahumado
- Carne seca de pavo o de res alimentada con pasto o pastura (sin nitratos)
- Almendras, nueces, semillas de calabaza
- Mantequilla de frutos secos (almendra, macadamia, nuez)
- Galletas de semilla de linaza sin gluten marca Mary's Gone Crackers
- Tarro de corazones de alcachofa
- Barras de proteína integral
- Moras azules secas sin endulzar
- Agua

Algunos artículos perecederos para colocar en una hielera
- Huevos cocidos
- Hummus (se puede encontrar en paquetes de raciones pequeñas no perecederos)
- Bastones de zanahorias y de apio, pepino rebanado, tomates cherry Manzana o pera

Tengo comida de emergencia en mi coche, en los cajones de mi oficina y en mi bolsa de viaje. ¡Diviértete creando tu propio Paquete de emergencia vital!

16

Día 9: Date cuenta

Ha pasado más de un año desde mis últimos análisis porque no quería saber los números. Bueno, la negación definitivamente no es un remedio. Decidí que quería saber (necesitaba saber) mi punto de partida para poder rastrear mi progreso. Quería saber TODOS los números, no sólo los de los análisis, sino también los de mis medidas corporales.

Inicié la desintoxicación pensando: "Haré mi parte, Dr. Hyman, y veamos qué tan bien se pueden poner las cosas en tan sólo diez días". Después de diez días, casi todos mis números mejoraron. ¡Estaba sorprendida! Bajé 7 libras y un total de 11.5 pulgadas de todo mi cuerpo. Mi glucosa pasó de 88 a 73, mi insulina bajó de 11 a 6, los triglicéridos de 197 a 140 y mi colesterol total disminuyó 64 puntos.

Este seguimiento le dio a toda la experiencia una sensación distinta. Por primera vez, sentí que no estaba probando otra Dieta. Revisar los números le dio a todo un mayor propósito y me ayudó a comprometerme por completo en el proceso. Es como mi propio experimento científico con resultados positivos garantizados. ¿La mejor parte? La disminución en la talla de la ropa. Como resultado de la Dieta de desintoxicación en 10 días de la solución del azúcar en la sangre, bajé una talla completa. Ver los números por escrito es algo que da mucha seguridad y motivación.

¿Qué tanto pueden mejorar las cosas a partir de aquí? Aún no lo sé… Sigo en el viaje. Al final de la Desintoxicación en 10 días, el Dr. Hyman nos desafía a seguir el plan durante otros noventa días. Si las cosas pudieron mejorar tanto en apenas diez días, ¡imagínate lo que podría suceder durante noventa días más!

–ANGELA JANNOTTA

Mañana:

- Tomar tus medidas y registrar tus resultados en tu Diario de desintoxicación o a través de la herramienta de Internet. También registra cuántas horas de sueño tuviste la noche anterior y cómo fue la calidad de ese sueño.
- Comienza el día con treinta minutos de caminata ligera o algún otro ejercicio.
- Justo antes de desayunar, toma de 2.5 a 5 gramos de fibra PGX: de 3 a 6 cápsulas o ½ a 1 cucharada de polvo en 10 onzas de agua.
- Toma el resto de tus suplementos (página 122) con el desayuno.
- Haz tu Batido de desintoxicación para el desayuno (ve el plan de menús que está más adelante).
- Opcional: Disfruta un refrigerio de media mañana (ve el plan de menús que está abajo).

Tarde:

- Justo antes de la comida, toma de 2.5 a 5 gramos de fibra PGX con un vaso de agua.
- Almuerza (ve el plan de menús que está más adelante).
- Opcional: Disfruta de un refrigerio a media tarde (ve el plan de menús que está abajo).

Noche:

- Justo antes de cenar, toma de 2.5 a 5 gramos de fibra PGX con agua.
- Toma el resto de tus suplementos (página 122) con la cena.
- Cena (ve el plan de menús que está más adelante).
- Pasa quince minutos registrando tu experiencia y respondiendo las Preguntas del Día 9 para responder en tu Diario enumeradas en la página 215. Escribe todo lo que comiste e hiciste hoy, cómo te sientes, cualquier mejora o cambio en tu energía y tu concentración y cómo te hacen sentir esos cambios física, mental y emocionalmente. Pon en práctica el Descanso de cinco minutos para respirar (página 126) durante cinco minutos.
- Toma tu Baño de UltraDesintoxicación durante veinte o treinta minutos (página 127).
- Duerme de siete a ocho horas.

Las comidas de hoy:

- Desayuno: Batido de desintoxicación para el desayuno (página 293)
- Refrigerio de media mañana (opcional): 10 a 12 nueces (almendras, nueces, pacanas, macadamias).
- Almuerzo:
  - Plan de Base: Sopa con proteína (página 300) o Superbarra de ensaladas del Dr. Hyman con proteína (página 297)
  - Plan de Aventura: Wrap de pavo condimentado con berro y aguacate (página 329)
- Refrigerio de media tarde (opcional): Dip o untable de tu elección (página 352) con vegetales frescos
- Cena:
  - Plan de Base: Pargo al vapor con jengibre y cebollinos (página 315)
  - Plan de Aventura: Ensalada tailandesa de pescado (página 347)

EL ENFOQUE DE HOY: DATE CUENTA

La mayoría de nosotros vamos por la vida sin ser conscientes de cuánto comemos, cuánto dormimos, cuánto nos relajamos e incluso de cuánto dinero gastamos. Pero, para transformar tus hábitos, primero necesitas ser consciente de cómo son para saber qué necesitas cambiar. ¡A lo mejor estás tomando seis Cocas de dieta al día sin siquiera darte cuenta!

Cuando hago que los pacientes registren su dieta y su nivel de azúcar en la sangre, su presión, su peso, la talla de su cintura y de su cadera, de repente, pueden entender la manera tan rápida y radical en que su salud se puede ver afectada por lo que comen… incluso por algo tan simple como un tazón de cereal.

No hace mucho, pasé tiempo con el abad de Menri en su monasterio tibetano al norte de la India. Él pensaba que estaba comiendo un desayuno bueno y saludable todos los días. Era el desayuno tibetano tradicional llamado *tsampa*, que durante siglos han comido los pastores de yaks, el cual consiste en cebada con queso de yak y té salado. Sólo había un problema: El abad no estaba pastoreando yaks a 15,000 pies, sino más bien pastoreando monjes hacia el salón de meditación. Lo convencí de dejar que su asistente le revisara el azúcar en la sangre dos horas después de consumir esa comida y subió hasta 350 mg/dl (lo normal es menos en 100 mg/dl). Al principio, culpó al aparato, ¡de seguro estaba descompuesto! Le aseguré que no era así. Para demostrarlo, revisé mi azúcar en la sangre y la de otro monje que había desayunado con nosotros y ambas estaban normales. Una cosa era que yo le dijera al abad que su desayuno no era bueno para su salud y otra cosa era que lo viera con sus propios ojos. De inmediato, cambió su desayuno por uno que pudiera equilibrar su azúcar. Ahora, su hemoglobina A1c, o el azúcar en la sangre promedio, pasó de más de 8.0 a menos de 6.0 y bajó treinta libras.

Normalmente me concentro en lo que elijo comer y no me había dado cuenta de que me había vuelto tan laxa. Al llevar un registro de lo que hago todos los días, entendí más a fondo en dónde se mete a hurtadillas la comida no saludable y cómo puedo recuperar el control y sentirme satisfecha con la comida que estoy comiendo.

–SHERRY TREBES

Quienes llevan un registro de sus pensamientos, emociones y experiencias tienen una prueba real de los cambios que se pueden hacer. Al principio, puede parecer molesto tomar tus medidas, escribir los números, registrar los resultados de tus análisis de laboratorio, así como qué comes, cuánto te mueves y cuánto ejercicio haces, cuánto duermes y cuánto te relajas, pero la ciencia muestra que esto incrementa drásticamente tu éxito. Piénsalo de la siguiente manera: Si bajas veinte libras sin llevar un registro, podrías bajar cuarenta sólo con tomar tus medidas y registrar tus resultados. El simple hecho de volverte consciente y darte cuenta modifica el comportamiento y los hábitos.

Sólo nos quedan dos días para terminar el programa y quiero darte algunas estrategias duraderas para que pongas en práctica tomar conciencia de modo que puedas seguir haciendo progresos incluso después de haber completado la parte formal de este plan de desintoxicación.

ESTRATEGIAS PARA TOMAR CONCIENCIA

▪ Todos los días, registra lo siguiente en tu Diario de desintoxicación (o comienza un nuevo "Diario de transición" cuando terminen los diez días). Sé lo más específico posible:

Medidas

• Peso
• Caderas

- Muslos
- Azúcar en la sangre
- Presión sanguínea

Acciones
- Lo que pusiste en tu boca (qué alimentos o bebidas y el tamaño de las porciones) y cómo te sentiste después de comer, tanto de inmediato como unas horas después
- Cuánto y qué tipo de ejercicio hiciste y cómo te sentiste después
- Cuántas horas de sueño tuviste y cómo te afectó al día siguiente
- Qué prácticas de relajación hiciste (ejercicios de respiración, Baño de UltraDesintoxicación, etcétera) y cómo te sentiste después

Reflexión
- Lo que notas respecto a cómo te ves y te sientes físicamente
- Lo que notas respecto a tus metas y tus emociones
- Lo que notas respecto a tus niveles de energía
- Lo que notas respecto a tus pensamientos (en qué estás enfocado, de qué manera parecen estar cambiando tus patrones de comportamiento, etcétera)

- **Llena el Cuestionario de toxicidad** que se encuentra en las páginas xx a xxiv, al final de los diez días y otra vez cada dos semanas para registrar cambios de salud específicos.
- **Conviértete en experto de la tecnología**. Hay muchos nuevos productos y aplicaciones inteligentes que están diseñados para ayudarte a cuantificar y registrar tu actividad y tu progreso. Te animo a que los uses. Puedes compartir y comparar tus resultados con otras personas y obtener apoyo para tener éxito, así como un empujón cuando te desvías del camino. Algunos de mis productos favoritos son FitBit y Withing Pulse, que se sincronizan de manera

inalámbrica con tu computadora y tu smartphone, así como UP de Jawbone, una pulsera que registra tu actividad física y tus horas de sueño y se conecta con tu iPhone para llevar un registro fácil de tus números. La báscula FitBit Aria con Wi-Fi o la báscula Withings y el aparato separado para medir la presión, de manera automática, sincronizan información sobre tu peso, tu composición corporal, tu índice de masa corporal y tu presión sanguínea a tu computadora y smartphone. Programas en línea como heartmath. com y quantifiedself.com ofrecen excelentes maneras de llevar un registro y, además, te introducen a una comunidad de personas con la misma mentalidad que tú.

Realmente puedo ver la diferencia en mis niveles de energía y en cómo me siento cuando no como azúcar. Tengo energía todo el día y no tengo tantos dolores de cabeza. Después de esto, voy a hacer un cambio en la cantidad de azúcar que pongo en mi cuerpo.

—SHANNON CREEKMUR

PREGUNTAS DEL DÍA 9 PARA RESPONDER EN TU DIARIO

- ¿Cómo me estoy sintiendo físicamente?
- ¿Qué cambios noto en mi cuerpo?
- ¿Qué pensamientos y emociones están presentes hoy?
- ¿Cómo fue la experiencia de registrar mis resultados y experiencias durante este programa? ¿Cómo me afectó?
- ¿Qué fue lo que más me sorprendió sobre mis resultados y experiencias?
- ¿Dónde, cuándo y cómo voy a registrar mis resultados y otras cosas que debo notar sobre mi cuerpo al avanzar?

Bonus: Mira hacia atrás

Hoy en la noche, tómate unos minutos para leer lo que has escrito en tu diario empezando en el Día 1. ¿Qué notas con respecto a cómo te sentías entonces en comparación con ahora? ¿Recuerdas cómo te sentías en el Día 1? ¿En qué eres diferente de como eras hace apenas nueve días? La mayoría de las personas se sorprenden de lo lejos que han llegado ¡y, como prueba, tienes registrada tu propia evolución!

17

Día 10: Conéctate

Malas elecciones en términos de mi estilo de vida y mucho estrés en el trabajo fue lo que me llevó por el camino del abuso del alcohol y la nicotina y, al final, hizo que necesitara una cirugía de corazón abierto. Después de mi recuperación, observé cómo transferí mi adicción del alcohol y los cigarros a la comida. Muy rápido, subí treinta libras y elevé mis antojos de carbohidratos y azúcar. Conforme mi nivel de azúcar en la sangre seguía aumentando, sabía que iba en camino a tener más problemas y comencé a experimentar visión borrosa, dolores musculares, mareo y más. Mi médico me pidió que comenzara a aplicarme inyecciones de insulina. Pasé muchas horas leyendo todo lo que llegaba a mis manos sobre dietas y nutrición. Seguía leyendo y comiendo, leyendo y comiendo. Aparentemente, la urgencia de actuar se me seguía escapando.

Cuando mi hermana me envió un correo electrónico contándome sobre el programa piloto de la Dieta de desintoxicación en 10 días en el que se había registrado, supe que era el momento. No iba a estar aquí por mucho tiempo si seguía castigándome con hábitos alimenticios dañinos. Tenía el conocimiento que necesitaba… sólo necesitaba estructura y apoyo para poder empezar. Mi hermana vive en Forth Worth y yo vivo en Houston, así es que la fui a ver y me quedé con ella para que pudiéramos compartir la experiencia y apoyarnos a lo largo del programa.

Juntas aprendimos que la típica "comida de consuelo" norteamericana a largo plazo no nos daba consuelo. Juntas aprendimos cómo empezar a cocinar con especias y grasas hechas de plantas. Nunca sentimos privación y, como resultado, nos sentíamos satisfechas y animadas. Mi nivel de azúcar en la sangre inicial era de 369 y, hoy, doce días después, estoy por debajo de 156 sin insulina. ¡Una lectura incluso llegó a 138! He bajado diez libras, mi IMC pasó de 31.9 a 30.1 y he bajado 1.75 pulgadas de cintura. Nuestro plan es seguir durante otros noventa días y ver qué es lo que nos espera.

–KAREN SHELTON

Mañana:

- Tomar tus medidas y registrar tus resultados en tu Diario de desintoxicación o a través de la herramienta de Internet. También registra cuántas horas de sueño tuviste la noche anterior y cómo fue la calidad de ese sueño.
- Comienza el día con treinta minutos de caminata ligera o algún otro ejercicio.
- Justo antes de desayunar, toma de 2.5 a 5 gramos de fibra PGX: de 3 a 6 cápsulas o ½ a 1 cucharada de polvo en 10 onzas de agua.
- Toma el resto de tus suplementos (página 122) con el desayuno.
- Haz tu Batido de desintoxicación para el desayuno (ve el plan de menús que está más adelante).
- Opcional: Disfruta un refrigerio de media mañana (ve el plan de menús que está abajo).

Tarde:

- Justo antes de la comida, toma de 2.5 a 5 gramos de fibra PGX con un vaso de agua.
- Almuerza (ve el plan de menús que está más adelante).
- Opcional: Disfruta de un refrigerio a media tarde (ve el plan de menús que está abajo).

Noche:

- Justo antes de cenar, toma de 2.5 a 5 gramos de fibra PGX con agua.
- Toma el resto de tus suplementos (página 122) con la cena.
- Cena (ve el plan de menús que está más adelante).
- Pasa quince minutos registrando tu experiencia y respondiendo las Preguntas del Día 10 para responder en tu Diario, las cuales se encuentran en la página 224. Escribe todo lo que comiste e hiciste hoy, cómo te sientes, cualquier mejora o cambio en tu energía y tu concentración y cómo te hacen sentir esos cambios física, mental y emocionalmente.
- Pon en práctica el Descanso de cinco minutos para respirar (página 126) durante cinco minutos.
- Toma tu Baño de UltraDesintoxicación durante veinte o treinta minutos (página 127).
- Duerme de siete a ocho horas.

Las comidas de hoy:

- Desayuno: Batido de desintoxicación para el desayuno (página 293)
- Refrigerio de media mañana (opcional): 10 a 12 nueces (almendras, nueces, pacanas, macadamias).
- Almuerzo:
  - Plan de Base: Sopa con proteína (página 300) o Superbarra de ensaladas del Dr. Hyman con proteína (página 297)
  - Plan de Aventura: Ensalada de berro y rúcula con huevos escalfados (página 330)

- Refrigerio de media tarde (opcional): Dip o untable de tu elección (página 352) con vegetales frescos
- Cena:
  - Plan de Base: Tofu a la parrilla con pesto de cilantro (página 316)
  - Plan de Aventura: Pollo cubierto con pesto de chile rojo (página 348)

EL ENFOQUE DE HOY: CONÉCTATE

Felicidades. ¡Lo lograste! Después de hoy habrás terminado la Dieta de desintoxicación en 10 días. Espero que te estés sintiendo lleno de energía, saludable y, lo mejor de todo, ¡orgulloso de lo que has logrado!

Las metas a corto plazo que has alcanzado durante estos diez días pueden transformar tu vida… si das los pasos para asegurarte de que sigan ahí. Ahora más que nunca, conforme entras a la fase de transición, es crucial emplear el poder de la comunidad para lograr un éxito continuo. Con suerte, habrás encontrado un amigo, pareja o incluso habrás creado o te habrás sumado a un grupo para contar con apoyo en tu viaje hacia una salud y una pérdida de peso excelentes. O quizá te registraste en el curso en línea de la Dieta de desintoxicación en 10 días y te conectaste con la comunidad en línea o con un pequeño grupo en www.10daydetox.com/resources.

Si es así, excelente. Te animo a que te mantengas conectado, a tener reuniones semanales, a reportarte y contar cómo te sientes y qué necesitas para tener éxito a largo plazo. Si no es así, considera convertirlo en una prioridad ahora mismo. Recuerda que en nuestro estudio del Plan Daniel, quienes hicieron juntos el programa bajaron el doble de peso que quienes lo hicieron solos, aunque todos estaban siguiendo el *mismo* programa. La vida está llena de desafíos y encontrar (o crear) tu comunidad es una forma poderosa de manejar, procesar y salir de los altibajos. Necesitamos el apoyo de los demás para hacer cambios duraderos con respecto a cómo comemos, nos movemos y vivimos. Estamos mejor juntos… es tan simple como eso.

Probablemente tienes seres queridos en tu vida con cuyo apoyo quieres contar en la continuación de tu viaje. Aunque a esas personas les importes profundamente, tal vez no sepan cómo apoyarte en tus esfuerzos para bajar de peso y tener salud. Tu tarea consiste en enseñarles. A continuación hay algunas estrategias para ayudar a tus seres queridos a subir a bordo como parte de tu equipo de apoyo continuo:

- **Comparte tu plan.** Explica cuál es tu sueño y tu plan para lograr ese sueño y pídeles a quienes están cerca de ti que te den la ayuda específica que necesitas. Por ejemplo, puedes decirles a tus mejores amigos que tu sueño es tener un cuerpo saludable y tonificado en el verano y tu plan es seguir el plan de transición de la Dieta de desintoxicación en 10 días de la solución del azúcar en la sangre. Luego, puedes pedirles a tus amigos que tengan en mente que este plan significa no beber alcohol ni comer cosas con azúcar cuando salgas a comer con ellos y que te recuerden tu plan si pareces estar sucumbiendo a tus antojos.

- **Lidia con la retroalimentación.** Si otras personas no están en el mismo viaje que tú, tal vez no lo entiendan. Es normal. Algunas personas pueden cuestionar lo que estás haciendo y decir cosas como ésta: "Pero a mí me parece que estás muy saludable" o "esa forma de comer simplemente no es normal". Recuerda que comentarios como esos por lo general son intentos bienintencionados para hacerte sentir bien contigo mismo tal y como eres. Ve el cariño que hay detrás de esos comentarios, pero no los uses como una excusa para desviarte de tu plan. Agradece a tus amigos por su preocupación, explícales por qué estás en el plan y pídeles de manera directa y específica el apoyo que necesitas. Esto puede significar pedirles amablemente que no te digan que estás "bien como estás", porque estás luchando por lograr un nivel mayor de bienestar, o decirles que su apoyo significaría mucho para ti, aunque tal vez no entiendan bien por qué estás haciendo esto.

■ **Transmite la actitud que quieres que se refleje en ti**. El mundo es un espejo. Para que tus seres queridos celebren tu plan de alimentación, *tú* necesitas celebrar tu plan de alimentación. Si tienes la actitud de "Ash, esta dieta es muy difícil. Me está matando. ¡Sólo me quedan dos días de esta tortura!", entonces, las personas que te rodean tomarán eso y lo reflejarán diciendo cosas como: "Tómalo con calma, ese programa está loco. Yo creo que deberías dejarlo". Mientras que, si expresas la actitud llena de poder y de energía de "Este programa de desintoxicación es sorprendente. Sí, a veces es difícil, pero vale mucho la pena y estoy muy orgulloso por hacerlo", entonces, las personas de tu vida lo reflejarán y estarán felices por ti.

No sólo es importante reunir el apoyo de tus seres queridos conforme te embarcas en tu viaje hacia la salud, sino también es importante que construyas una red de apoyo comunitario que te acompañe en el viaje. Esta comunidad te ayudará a apegarte a tus nuevos hábitos de salud y a mantener la responsabilidad de seguirlos. A continuación, encontrarás algunas estrategias para construir una comunidad de apoyo para tu salud.

ESTRATEGIAS PARA CONECTARTE

■ **Únete al curso o a la comunidad en línea de la Dieta de desintoxicación en 10 días** en www.10daydetox.com/resources, si aún no lo has hecho. Ahí, encontrarás a otras personas que están llevando a cabo la desintoxicación y que están haciendo la transición a la siguiente fase, como estás a punto de hacer tú. Puedes compartir tu experiencia, intercambiar ideas y consejos y recibir apoyo y ánimo. Ser parte de un grupo de personas que comparten la misma mentalidad y tienen un propósito común como éste puede ser la diferencia entre el éxito y el fracaso. Somos seres sociales. La enfermedad crónica, en especial la obesidad y la diabetes, es una enfermedad social y necesita una cura social. **El grupo es medicina; la comunidad es la cura**. Ésta es la parte más poderosa del programa de Desintoxicación en 10 días y es esencial para tener éxito a largo plazo.

- **Inicia el Plan Daniel** en tu iglesia, templo, sinagoga, mezquita u otro centro comunitario (ve a www.danielplan.com para más información).

- **Inicia un club de comida en el trabajo** y túrnense para llevar almuerzos saludables para el grupo. De esa forma sólo tendrás que cocinar una vez cada semana o cada quince días.

- **Forma un club de cenas** con tus vecinos o amigos una vez a la semana o una vez al mes para conectarse y apoyarse unos a otros. Conviértelo en un acontecimiento. Hagan las compras y/o cocinen y coman juntos. Elige un tema que haga que todos se involucren en una discusión de sentido: comida, relaciones, cuidado a uno mismo o cualquier cosa auténtica, real y que genere conexión.

- **Elige un "amigo de salud"** para hacer equipo con él y hablarle todos los días o por lo menos una vez a la semana. Reporta lo que has estado comiendo, el ejercicio que has hecho, los cambios que notas en tu cuerpo, cómo te sientes. Échense porras el uno al otro y dense apoyo cuando uno de ustedes enfrente un obstáculo.

- **Inspira a tus amigos y familiares a convertirse en líderes de un grupo de Desintoxicación en 10 días.** Después de haber terminado tus diez días, busca de seis a diez personas que quieran hacer la desintoxicación y dirige tu propio grupo de Desintoxicación en 10 días de la solución del azúcar en la sangre. Puedes obtener una guía completa sobre cómo dirigir un grupo en www.10daydetox. com/resources o puedes unirte al curso en línea de la Dieta de desintoxicación en 10 días para contar con apoyo y ánimo diario de mi parte y de parte de mis coaches de nutrición y para unirte a un grupo en línea en www.10daydetox.com/resources.

■ **Únete a un club de ejercicio, a un equipo deportivo o a algún otro club de actividades físicas.** Ésta es una manera excelente de conectarte con las personas que disfrutan las mismas cosas que tú haces. ¿Te gusta correr? Ve a tu club de corredores más cercano. Si lo tuyo es el yoga, busca un estudio que te guste y asiste con regularidad; las personas que hacen yoga son muy amistosas y encontrarás compañeros en poco tiempo. Inscríbete para jugar en una liga de básquetbol… hasta en el boliche…. Te guste lo que te guste, busca un grupo y hazte parte de él.

El día 10 ha llegado. Al principio, no estaba segura de poder hacerlo durante diez días, ¡pero ha sido tan fácil! Seguiré nutriendo mi cuerpo de esta manera maravillosa porque ahora me siento muy bien. Tengo más energía y siento que estoy pensando con más claridad que en mucho, mucho tiempo. Los alimentos reales y naturales están en mi futuro.

–ROBERTA PRESSLER

PREGUNTAS DEL DÍA 10 PARA RESPONDER EN TU DIARIO

■ ¿Cómo me siento físicamente?

■ ¿Qué cambios y emociones están presentes para mí hoy?

■ ¿Qué cambios noto en mi cuerpo?

■ ¿Con quién podría formar un grupo de apoyo?

■ ¿En dónde en mi vida, o en la periferia de mi vida, existen comunidades saludables?

■ ¿En dónde en mi vida podría haber una comunidad latente esperando a que yo la movilice?

■ ¿Qué me impide acercarme a los demás en busca de apoyo y conexión?

■ ¿De qué manera mi experiencia en este programa ha mejorado gracias a la comunidad?

■ ¿Cuáles son mis planes para crear conexión y comunidad al avanzar para apoyar mi salud y para tener éxito en bajar de peso?

EL MAYOR REGALO

El regalo de contar con diez días dedicados a ti es como ningún otro regalo que puedas dar o recibir. Sí, te desintoxicaste del azúcar, de la chatarra y de los hábitos adictivos. Pero también te diste la oportunidad de conectarte contigo mismo, de examinar tus pensamientos y creencias y las formas de vivir que no apoyan la mayor expresión de quien eres. Tal vez diez días no parezcan mucho, pero espero que te den una probadita de lo que es posible.

La razón por la cual creé este programa fue para darte una experiencia profunda de lo rápido que te puedes sentir mejor, mostrarte cómo la salud, la energía, la pérdida de peso y, sí, incluso la felicidad, están disponibles para ti cuando usas la comida como medicina y haces unos cuantos sencillos cambios en tu día. Una vez que has experimentado lo que se siente sentirse bien, deshacerse de la niebla mental, de los antojos, del dolor de articulaciones, de la fatiga, del exceso de peso y de miles de otros problemas crónicos de salud, entonces, sabes que hay un camino hacia adelante. Te animo a que veas esto como el primer paso en un nuevo camino que consiste en cuidarte a ti mismo, comer y vivir de una manera que te ayude a prosperar por el resto de tu vida.

Ahora tienes el conocimiento y las habilidades que necesitas para recargar tu vida y este programa puede ser una piedra angular a la que puedes regresar cuando necesites volver al punto de inicio. Yo lo sigo necesitando, igual que todos los demás. De hecho, yo mismo hago este programa cuatro veces al año, no para bajar de peso, sino para reiniciar mi vida. Es como tomar unas vacaciones sin ir a ninguna parte. Para mí, es una forma de paraíso creado por mí. ¡Espero que para ti también!

PARTE V

LA FASE DE TRANSICIÓN

18

Después de la desintoxicación

Siento que mi cuerpo acaba de salir del consultorio del dentista después de una limpieza. ¿Conoces ese sentimiento de no querer volver a comer o beber nada que perturbe la sensación de estar LIMPIO? ¡Pues, lo limpio ahora es todo mi interior y no quiero perder esta sensación! Las comidas fueron y serán un regalo especial que me daré a mí misma cada día de mi vida, espero. En realidad, ahora ya no hay opción. ¡Hasta mi perro está más esbelto por comer premios saludables!

–ANGELA PEZZA

¡Felicidades! Has terminado lo que espero sean los primeros diez días de una forma de vida completamente nueva, una introducción a un nivel mucho más alto de bienestar y sensación de control sobre tus elecciones de comida. Este programa es, en realidad, mi manera secreta de hacer que veas por ti mismo lo poco que en realidad te separa de la salud y la felicidad. ¡En verdad no es complicado! Tu cuerpo es un organismo biológico y sólo tienes que entender su forma básica de operar para lograr que funcione óptimamente. Ahora tienes el conocimiento experimental de cómo crear salud y de cómo bajar de peso de manera fácil y segura y ese tipo de sabiduría no tiene precio.

Entonces, ¿ahora qué?

Este programa te ha dado una probadita de lo que es posible y ahora te toca a ti decidir el camino que quieres seguir para llevar tu salud y tu pérdida de peso a niveles aún mayores. En este capítulo voy a darte a elegir tres caminos diferentes hacia la transición: el Plan Superavanzado, el Plan Avanzado y el Plan Básico. Cada uno está diseñado para metas específicas, pero todos tienen la garantía de mantener el éxito. Después de eso, te daré la Solución del azúcar en la sangre de por vida, tu guía para mantenerte esbelto y saludable para siempre.

Pero, primero, antes de que te dirijas a tu transición, es bueno hacer un poco de recapitulación mental y realizar algunas pruebas y mediciones finales. Esto te ayudará a preservar lo que está fresco en tu mente con relación a tu experiencia, así como a observar el espectro completo de tus resultados.

TU "ENTREVISTA DE SALIDA" PERSONAL

Justo ahora te encuentras en un gran espacio de claridad, tanto de la mente, como del cuerpo. Quiero que captures esa claridad por escrito como recordatorio de lo que es posible y de lo que son capaces tu cuerpo y tú. Te recomiendo que no te saltes este valioso paso. A través de tu experiencia de diez días, has obtenido mucha intuición y conocimiento. Ahora es el momento de dejar por escrito los puntos clave con los que te quedas para poder volver a ellos siempre que necesites inspiración y motivación frescas.

Abre tu Diario de desintoxicación en una página en blanco y tómate un momento para escribir tus respuestas a las siguientes preguntas.

- ¿Qué he aprendido acerca de mi cuerpo en los últimos diez días?
- ¿Qué noté o descubrí acerca de mi relación con la comida?
- ¿Qué noté acerca de mis niveles de energía?

- ¿Qué noté acerca de cómo mi sueño (cantidad y calidad) me afectaba al día siguiente?
- ¿Cómo manejé de manera eficaz los momentos difíciles y desafiantes?
- ¿Qué prácticas disfruté más y por qué?
- ¿Qué prácticas quiero continuar y cómo lo voy a implementar?
- ¿Qué beneficios obtuve del apoyo comunitario?
- ¿Qué quiero para mí mismo de cara al futuro?

De lo que trata esa última pregunta es de mirar hacia adelante. Al tener bien clara una visión del futuro y de las metas que has elegido, puedes decidir cuál de los siguientes planes de transición es el correcto para ti.

RETOMA EL CUESTIONARIO DE TOXICIDAD

En el último año me di cuenta de que tengo un problema de la tiroides. Subí treinta y cinco libras y no había sido capaz de perder nada de peso… y estoy muy cansada todo el tiempo. El doctor seguía aumentando mi dosis y aun con 125 microgramos de Synthroid no sentía nada diferente. Entonces llegó este programa. ¡Qué diferencia han hecho en mi vida los últimos diez días! Otra vez tengo esperanza. Perdí peso y me siento de maravilla. Por fin siento que mi tiroides está respondiendo a algo. Continuaré siguiendo sus consejos para siempre. También mis antojos son cosa del pasado… ahora hasta puedo caminar por el pasillo de los postres y pasar de largo.

–PAULETTA DOUGHTY

Ahora que estás al final de los diez días, te animo a que regreses y llenes la sección "Después" del Cuestionario de toxicidad que se encuentra en las páginas xx a xxiv. ¡Creo que los cambios te sorprenderán! Durante el programa piloto de la Desintoxicación en 10 días de la solución del azúcar en la sangre, uno de los resultados más extraordinarios fue ver cómo la puntuación promedio de toxicidad bajaba 42 puntos (62 por ciento). Ése es el poder de la comida y el poder del cuerpo de recuperarse y sanar.

¿Y SI NO PERDISTE PESO O NO TE SENTISTE MEJOR?

Hay pocas personas (una minoría muy pequeña) que, a pesar de haber hecho su mayor esfuerzo para seguir este programa, quizá todavía no no se sientan mucho mejor o no hayan perdido tanto peso. Éste es un indicio de que algo más está sucediendo. No te desanimes, ¡hay solución! Estos problemas se pueden encontrar y arreglar, si sabes dónde buscar.

Si terminaste la Desintoxicación en 10 días y no obtuviste los resultados que esperabas, puede tratarse de alguna de las siguientes cinco razones:

1. Problemas con la dieta. ¿Acaso el azúcar o el gluten lograron escabullirse entre tus productos alimenticios? Tu éxito se puede ver saboteado fácilmente por fuentes ocultas. Revisa las etiquetas con cuidado, o mejor aún, come sólo alimentos frescos sin etiquetas.

2. Ejercicio inadecuado o ineficiente. Si nunca te has ejercitado, un poco de ejercicio puede traer enormes beneficios al principio. Sin embargo, a medida que progresas y mejoras tu salud, necesitas sesiones de entrenamiento de mayor intensidad para alcanzar los mismos beneficios. Conforme te vayas poniendo en forma, incrementa el ejercicio y la intensidad y agrega entrenamiento de intervalos (ve las páginas 163 a 164 para obtener más información al respecto).

3. Sensibilidades ocultas a los alimentos. Algunas personas tienen alergias o sensibilidades a la comida (además de al gluten o a los lácteos) que pueden impedir bajar de peso. Esto hace que sea necesaria una dieta de eliminación más exhaustiva. En mi libro *The UltraSimple Diet* [La dieta UltraSimple], puedes encontrar un

programa de eliminación poderoso, antiinflamatorio y curativo que te ayudará a identificar el grado en el que las sensibilidades o alergias a los alimentos pudieran estar provocando la inflamación. Entre otros alérgenos comunes se encuentran los huevos, el maíz, la soya, los frutos secos, las solanáceas (tomate, papa, berenjena y la familia de los pimientos), la levadura y los frutos cítricos. También podrías requerir pruebas de sensibilidad a los alimentos; puedes saber más al respecto al consultar mi guía en línea gratuita, *How to Work with Your Doctor to Get What You Need* [Cómo trabajar con tu doctor para obtener lo que necesitas], en www.10daydetox.com/resources.

4. **Sobrecarga tóxica.** La acumulación de toxinas provenientes de sustancias como los petroquímicos y los metales pesados puede provocar problemas a muchas personas que se sobreexponen a ellos o que tienen predisposiciones genéticas que dificultan la desintoxicación de estos químicos. Si esto es un problema para ti, podrías necesitar protocolos de desintoxicación de metales pesados, saunas y diversos suplementos desintoxicantes como n-acetilcisteína, cardo lechoso y vitamina C. Para obtener más información, por favor consulta el Capítulo 24 de *La solución del azúcar en la sangre* (Nota: la desintoxicación de metales pesados es un procedimiento médico que requiere la guía de un doctor con experiencia en medicina funcional. Consulta *How to Work with Your Doctor to Get What You Need* [Cómo trabajar con tu doctor para obtener lo que necesitas], en www.10. daydetox.com/resources, para obtener más información sobre cómo encontrar al doctor adecuado para las pruebas y la desintoxicación de metales pesados).

5. **Desequilibrios sistémicos.** En la medicina funcional, vemos el cuerpo como un sistema. Las principales causas de enfermedad desencadenan desequilibrios en el cuerpo que llevan a la disfunción. Muchas cosas que afectan tu salud pueden salir mal. Aquí están los principales factores detonantes que interactúan con tus genes para causar la mayoría de las enfermedades: toxinas, alérgenos, microbios,

estrés y mala alimentación. Éstos pueden causar deficiencias nutricionales, desequilibrios hormonales (incluidos problemas de tiroides, adrenales y de hormonas sexuales), desequilibrios de la flora intestinal o microbioma, desequilibrios inmunológicos, inflamación por infecciones ocultas, problemas del metabolismo energético y más. Estos desequilibrios a menudo requieren atención de un doctor con buen entrenamiento en medicina funcional (lee a continuación para obtener más información sobre cómo encontrar uno).

Desafortunadamente, la mayoría de los médicos hoy en día no están capacitados para detectar sobrecargas tóxicas o desequilibrios sistémicos ni para tratarlos de manera efectiva. Mi guía *How to Work with Your Doctor to Get What You Need* [Cómo trabajar con tu doctor para obtener lo que necesitas] explica en términos generales cómo identificar todos estos problemas y más, qué pruebas tomar y qué tratamientos hay disponibles; incluso te proporciona un formato de carta que explica a tu médico por qué él o ella debe ayudarte a ser un detective. Eres bienvenido a visitar a alguno de los médicos de mi clínica en Massachusetts, el UltraWellness Center, o bien, puedes buscar un médico de medicina funcional cercano en www.functionalmedicine.org, sólo debes ingresar tu código postal en la sección "find a practitioner" [encuentra un médico].

Por favor, ten en mente que no todos los profesionales de la salud de la base de datos están igualmente habilitados y capacitados, así que te conviene investigar un poco más antes de elegir a alguno. Pregunta a los candidatos que estés considerando si han cursado el Programa de certificación en medicina funcional, lo que representa un nivel más alto de entrenamiento.

Afortunadamente, hay un camino hacia la salud para casi todos, siempre que exista la guía y el apoyo adecuados. Algunas veces toma un poco de trabajo detectivesco, con pistas ocultas que necesitan explicarse. Si trabajas con un especialista en medicina funcional bien capacitado, puedes recuperar tu salud.

VUÉLVETE A HACER ANÁLISIS DE LABORATORIO

Si te hiciste análisis de laboratorio básicos antes de comenzar la Desintoxicación en 10 días, te recomiendo que repitas los mismos análisis a las seis semanas del día en que comenzaste la desintoxicación. Si sigues uno de los planes de transición de la Dieta de desintoxicación en 10 días de la solución del azúcar en la sangre, te sorprenderán los cambios. Algunos pueden observar una disminución de cincuenta puntos o más en su nivel de azúcar en la sangre o en su nivel de colesterol después de sólo diez días, pero, pasado un mes, quedarás impactado con los cambios aún más drásticos que verás. Ver el cambio en estos números contribuirá en gran medida a reforzar tu compromiso contigo mismo.

TU VIAJE CONTINÚA

¿Cuántos programas terminan y tú todavía quieres hacerlos? Toda mi actitud es tan buena, mi nivel de energía está alto y me siento mucho mejor. Ésta es una hazaña espectacular para un periodo de diez días.

–JUDY KNIGHT

Cualquiera que sea el plan de transición que elijas, espero que continúes llevando a cabo algunas de las prácticas que has adoptado a lo largo de los últimos diez días. No es magia lo que hizo que desaparecieran tus antojos, que tu energía se fuera al cielo, que tu piel se limpiara, que mejorara tu digestión, que tus articulaciones y tus músculos te dejaran de doler, que desaparecieran tus dolores de cabeza o que se aclarara tu confusión mental. No es accidente que te veas y te sientas así de fabuloso. ¡Tú lo hiciste!

Los planes de alimentación, los Baños de UltraDesintoxicación, los ejercicios de respiración, el seguimiento de resultados, el llevar un diario, el ejercicio diario, el apoyo comunitario, el diseño consciente de tu "burbuja de salud"… todas éstas son formas poderosas de mantener tu cuerpo y tu mente dirigidos fijamente hacia la salud y pérdida sostenible de peso. ¡Has recuperado el control sobre tu cuerpo y tu vida, y ya no hay marcha atrás!

EL PLAN SUPERAVANZADO

Estoy lista para otros noventa días. Bajé seis libras y tres pulgadas de cintura y abdomen. ¡Es insuperable! Mi nivel de azúcar en la sangre ha bajado a lo normal y no puedo esperar a mi siguiente visita al doctor para ver cómo se ven mis paneles de sangre. Mi historia familiar está llena de diabetes. Mis dos abuelas la tenían… mis dos hermanos la tienen… mi papá y mamá son ambos prediabéticos y yo me dirigía en esa dirección. Pero estoy ELIGIENDO un camino diferente. ¡Felicidades a todos los que también han empezado a elegir un futuro mejor y más sano para ellos mismos y sus familias!

–TERRI GARVIN

El Plan Superavanzado es el mismo plan que seguiste durante la Desintoxicación en 10 días. Cuando lancé por primera vez la prueba de Desintoxicación en 10 días, desafié a los participantes a continuar por noventa días adicionales para que pudieran alcanzar niveles aún más altos de salud y pérdida de peso. Muchos de ellos aceptaron el reto y después de las primeras seis semanas los resultados nos siguieron sorprendiendo, tanto a ellos como a mí:

- Los participantes experimentaron una pérdida de peso promedio de 8.1 libras en los primeros diez días y una pérdida promedio de 14 libras a lo largo de las siguientes seis semanas (algunas personas llegaron a su peso más saludable y no necesitaban bajar más, por eso no lo hicieron, mientras que otros bajaron mucho más de 14 libras).

- El tamaño de su cintura disminuyó en promedio 1.7 pulgadas en los primeros diez días y 3.2 pulgadas en el transcurso de seis semanas.
- El tamaño de su cadera disminuyó 1.5 pulgadas en los primeros diez días y 2.7 pulgadas en el transcurso de seis semanas.
- La presión sanguínea promedio bajó diez puntos después de seis semanas.
- El azúcar en la sangre promedio bajó alrededor de dieciocho puntos después de seis semanas.

Sigue el Plan Superavanzado si:
- Quieres perder veinticinco libras o más.
- Tienes diabetes y quieres revertirla.
- Tomas medicamentos para diabetes o insulina y quieres dejarlos.
- Tienes triglicéridos altos y HDL (colesterol bueno) bajo y quieres dejar la medicación con estatina.
- Tienes presión sanguínea alta y quieres dejar la medicación para esto.
- Simplemente te sientes tan bien que quieres continuar experimentando mayores niveles de bienestar.

El protocolo para el Plan Superavanzado es el siguiente:
- Sigue los mismos lineamientos diarios que se presentan en el Capítulo 7, "Tus prácticas diarias".
- Sigue eliminando todos los productos con gluten y hechos a base de harina (incluso sin gluten), los lácteos y todas las formas de azúcar y endulzantes.
- Continúa evitando todos los alimentos procesados.
- Evita los granos, las verduras con almidón (como las papas), los frijoles y la fruta (excepto ½ taza de frutillas o kiwi en tu licuado matutino).
- Evita las bebidas inflamatorias (café normal y descafeinado, alcohol, refrescos y jugos).
- Incluye todas las verduras sin almidón que quieras en todas las comidas y meriendas.

- Incluye 4 a 6 onzas de proteína con cada comida (huevos, pollo, pescado, proteína animal magra, frutos secos y semillas).

- Consume una porción de grasa saludable (por ejemplo, ¼ de un aguacate o 1 cucharada de aceite de oliva extra virgen, aceite de nuez, aceite de sésamo, manteca de coco extra virgen o mantequilla de frutos secos o semillas como almendras o anacardos) con cada comida.

- Continúa tus prácticas diarias: hacer treinta minutos de ejercicio, tomar tus suplementos, hacer el Descanso de cinco minutos para respirar, tomar el Baño de UltraDesintoxicación, escribir en tu diario, dar seguimiento a los resultados, hidratarte y dormir de siete a ocho horas todas las noches.

- Continúa tomando los mismos suplementos que has tomado durante la Desintoxicación en 10 días. Además, necesitarás agregar algunos nutrientes y hierbas adicionales para estabilizar aún más tu equilibrio del azúcar en la sangre y mejorar la sensibilidad a la insulina. Estas hierbas a menudo están disponibles combinadas. Más adelante encontrarás una lista de las dosis, o bien, puedes ordenar el Paquete de aumento de la desintoxicación en 10 días, que incluye todo esto, en www.10daydetox.com/resources (o puedes ordenar, tanto el Paquete de suplementos de desintoxicación en 10 días, como el Paquete de aumento de desintoxicación en 10 días combinados en un solo paquete; esto se llama Paquete combo de desintoxicación en 10 días).

  - 600 miligramos de ácido alfa lipoico dos veces al día
  - 1,000 miligramos de semilla de fenogreco con cada comida
  - 150 miligramos de durazno amargo (cundeamor chino) con cada comida
  - 100 miligramos de hoja de gymnema con cada comida
  - 540 miligramos de extracto de corteza de acacia (ácidos iso alfa) una vez al día

Puedes seguir utilizando tus recetas favoritas de la Dieta de desintoxicación en 10 días de la solución del azúcar en la sangre y tal vez quieras intentar algunas nuevas del libro *Recetas de cocina de La solución del azúcar en la sangre*. Sólo asegúrate de evitar cualquier receta que contenga frijoles, granos o verduras con almidón mientras estés en el Plan Superavanzado.

¿Qué hago si me desvío de mi camino?

En algún punto durante tu experiencia de desintoxicación podría suceder que te saquen del plan circunstancias no previstas, distracciones o tensiones. Si es así, sé gentil contigo mismo. Haz conciencia de lo que sucedió y regresa a la Dieta de desintoxicación en 10 días sin juzgar, sin vergüenza ni culpa. Piensa en ello como si se tratara de la reconfortante voz de tu GPS que, cuando das una vuelta equivocada, amablemente dice: "Da vuelta en U en cuanto sea posible". Sólo regresa a las herramientas que has descubierto aquí.

Te recomiendo hacer el programa de desintoxicación en 10 días completo nuevamente para lograr el gran reinicio y para ponerte de nuevo en el camino. ¡Ahora que has experimentado esto una vez, sabes que estás a pocos días del bienestar y la felicidad! Está disponible para ti en cualquier momento. Si eres humano, en ocasiones, te perderás o te desviarás del camino. Pero ahora conoces el camino a casa.

EL PLAN AVANZADO

Mi peso pasó de 176 a 167 libras en los diez días y mi intención es seguir así. Voy a evaluar cada treinta días durante los siguientes tres meses para determinar cuándo cambiar a la siguiente fase. En ese punto empezaré a agregar pequeñas cantidades de verduras con almidón. Pero pase lo que pase, conservaré este sentimiento agradable, espero, por el resto de mi vida. Estar consciente, hacer un hábito de esto y ponerlo en práctica todos los días me mantendrá en el camino al éxito.

–KATHY THOMPSON

El Plan Avanzado es similar al Plan Superavanzado, excepto que ahora puedes agregar legumbres (frijoles y lentejas). Éste es el mismo Plan Avanzado que expliqué en mi libro *La solución del azúcar en la sangre*.

Sigue este plan si:

- Quieres continuar obteniendo los beneficios de la Desintoxicación en 10 días y agregar frijoles a tu dieta para ver cómo respondes (algunas personas con diabesidad no pueden tolerar los frijoles, pues contienen suficiente almidón para elevar el azúcar en la sangre, así como lectinas que generan inflamación y aumento de peso).
- Tienes diabesidad avanzada (con base en el cuestionario exhaustivo de diabesidad que puedes encontrar en La solución del azúcar en la sangre o en www.10daydetox.com/resources). También puedes saber más acerca de la diabesidad y de cómo mantenerte sano a largo plazo al leer La solución del azúcar en la sangre.

El protocolo para el Plan Avanzado es el siguiente:

- Sigue los mismos lineamientos diarios que se presentan en el Capítulo 7, "Tus prácticas diarias".
- Sigue eliminando todos los productos con gluten y hechos a base de harina (incluso sin gluten), los lácteos y todas las formas de azúcar y endulzantes.
- Continúa evitando alimentos procesados.
- Evita los granos, las verduras con almidón y la fruta (excepto ½ taza de frutillas o kiwi en tu licuado matutino).
- Evita las bebidas inflamatorias (café normal o descafeinado, alcohol, refrescos y jugo).
- Incluye todas las verduras sin almidón que quieras en todas tus comidas y meriendas.
- Incluye 4 a 6 onzas de proteína (huevos, pescado, pollo, proteína animal magra) o ½ taza de frijoles o legumbres por comida (ve la siguiente página para obtener más información sobre frijoles).

- Consume una porción de grasa saludable (por ejemplo, ¼ de un aguacate o una cucharada de aceite de oliva extra virgen, aceite de nuez, aceite de sésamo, manteca de coco extra virgen o mantequilla de frutos secos o semillas como almendra o anacardo) con cada comida.

- Continúa tus prácticas diarias: hacer treinta minutos de ejercicio, tomar tus suplementos, hacer el Descanso de cinco minutos para respirar, tomar el Baño de UltraDesintoxicación, escribir en tu diario, dar seguimiento a los resultados, hidratarte y dormir de siete a ocho horas todas las noches.

- Utiliza tus recetas favoritas de la Desintoxicación en 10 días o experimenta con algunas nuevas de la sección "Plan Avanzado" de *Recetas de cocina de La solución del azúcar en la sangre*.

- Continúa tomando los mismos suplementos que has tomado durante la Desintoxicación en 10 días. También necesitarás agregar algunos nutrientes y hierbas adicionales para estabilizar aún más el equilibrio del azúcar en la sangre y mejorar la sensibilidad a la insulina. Estas hierbas, a menudo, están disponibles en combinaciones. Más adelante encontrarás una lista de las dosis, o bien, puedes ordenar el Paquete de aumento de la desintoxicación en 10 días, que incluye todo esto, en www.10daydetox.com/resources (o puedes ordenar, tanto el Paquete de suplementos de desintoxicación en 10 días, como el Paquete de aumento de desintoxicación en 10 días combinados en un solo paquete; esto se llama Paquete combo de desintoxicación en 10 días).

- 600 miligramos de ácido alfa lipoico dos veces al día
- 1,000 miligramos de semilla de fenogreco con cada comida
- 150 miligramos de durazno amargo (cundeamor chino) con cada comida
- 100 miligramos de hoja de gymnema con cada comida
- 540 miligramos de extracto de corteza de acacia (ácidos iso alfa) una vez al día

---

Dales impulso a los frijoles

La mejor manera de comer legumbres es acompañarlas con proteína de alta calidad como pescado o pollo. Por ejemplo, disfruta 3 onzas de salmón silvestre asado servido sobre ⅓ de taza de lentejas, acompañado de un plato de col rizada ligeramente salteada para tener un almuerzo poderoso o una cena rápida.

EL PLAN BÁSICO

El Plan Básico es una transición a granos sin gluten, fruta de bajo índice glicémico y una pequeña cantidad de verduras con almidón. Este plan es el mismo que el Plan Básico explicado en *La solución del azúcar en la sangre* y es ideal para mantener tu curación y tu pérdida de peso a largo plazo.

Sigue el Plan Básico si:

- Tu nivel de azúcar en la sangre y tu presión sanguínea son normales, pero todavía quieres seguir bajando de peso o aún tienes grasa abdominal.
- Tienes alguna enfermedad, inflamación o no te sientes fabuloso en general.
- No tienes historial de enfermedades cardíacas ni diabetes.
- Tus pruebas de laboratorio muestran que eres una persona "delgada gorda" con triglicéridos altos, bajo HDL, partículas LDL pequeñas y azúcar e insulina elevadas en la sangre.

El protocolo para el Plan Básico es el siguiente:

- Sigue eliminando todos los productos con gluten y hechos a base de harina (incluso sin gluten), los lácteos y todas las formas de azúcar y endulzantes.
- Evita las bebidas inflamatorias (café normal y descafeinado, alcohol, refresco y jugo).
- Continúa evitando los alimentos procesados.

- Incluye todas las verduras sin almidón que quieras en todas tus comidas y meriendas.

- Incluye de 4 a 6 onzas de proteína magra en cada comida.

- Incluye granos sin gluten (como quinoa, arroz negro y alforfón) en la forma de granos enteros. Idealmente, sería sólo una porción al día, pero ocasionalmente puedes tomar hasta dos (consulta los tamaños de las porciones en el cuadro que está más adelante). ¡Evita los granos procesados o cualquier producto de harina!

- Incluye verduras de almidón densas en nutrientes como las batatas y el calabacín de invierno, idealmente sólo una porción al día, pero puedes tomar hasta dos (ve los tamaños de porción en el cuadro más adelante).

- Incluye frutas hipoglucémicas como manzanas, peras, frutillas o granada, de 1 a 2 porciones diarias (consulta los tamaños de las porciones en el cuadro que está más adelante).

- Incluye frijoles y legumbres, de 1 a 2 porciones diarias (consulta los tamaños de las porciones en el cuadro que está más adelante).

- Consume una porción de grasa saludable (por ejemplo, ¼ de un aguacate o 1 cucharada de aceite de oliva extra virgen, aceite de nuez, aceite de sésamo, manteca de coco extra virgen o mantequilla de frutos secos o semillas como almendra o anacardo) con cada comida.

- Continúa tus prácticas diarias: hacer treinta minutos de ejercicio, tomar tus suplementos, hacer el Descanso de cinco minutos para respirar, tomar el Baño de UltraDesintoxicación, escribir en tu diario, dar seguimiento a los resultados, hidratarte y dormir de siete a ocho horas todas las noches.

- Continúa con el Paquete de suplementos básico de la Desintoxicación en 10 días, mencionado en las páginas 106 a 107.

- Utiliza tus recetas favoritas de la Desintoxicación en 10 días o experimenta algunas nuevas de la sección "Plan Básico" del libro *Recetas de cocina de La solución del azúcar en la sangre.*

> ## *Cantidades equivalentes a una porción*
>
> ▓ Fruta: 1 pieza mediana, ½ taza de frutillas, ½ taza de mezcla de fruta fresca, ¼ de taza de frutas secas (evitar las frutas altas en azúcar)
> ▓ Verduras con almidón: 1 taza de calabacín de invierno, ½ batata
> ▓ Proteína: 4 a 6 onzas
> ▓ Granos enteros: ⅓ de taza, cocinados
> ▓ Frijoles: ⅓ de taza, cocinados o enlatados
> ▓ Frutos secos o semillas: ¼ de taza o un puñado pequeño

EL PLAN DE LA SOLUCIÓN DEL AZÚCAR EN LA SANGRE DE POR VIDA

Ésta es una forma maravillosa de vivir tu vida. La combinación de comida saludable, deliciosa y satisfactoria, con ejercicio diario y aprender a centrarme y relajarme, llevar un diario y tomar baños calientes ha sido poderosa para mí. No puedo esperar a seguir haciendo esto con mi novio y a ser un ejemplo para mis hijos y mis amigos de lo fácil y gratificante que es esta forma de vida. ¡No puedo esperar para "hacer el bien a otros con esta experiencia"!

–ROBIN SEELEY

La opción de transición final es la que te recomiendo que elijas después de haber estado durante un periodo de seis semanas o más en cualquiera de los tres planes antes mencionados. El Plan de la solución del azúcar en la sangre de por vida sigue el mismo protocolo que el Plan Básico, pero reintroduce el gluten y los productos lácteos (para aquéllos que pueden tolerarlos), así como alguna golosina ocasional. Éste es realmente un plan para toda la vida; prueba de que la salud y el manejo del peso son fáciles, factibles y más que nada, disfrutables.

El protocolo para el Plan de la solución del azúcar en la sangre de por vida es el siguiente:

- Aléjate de las calorías de azúcar líquida como refrescos o jugos, a menos que prepares un jugo de verduras verdes recién exprimidas, que son fabulosas.
- Continúa la eliminación de endulzantes artificiales.
- Minimiza todas las formas de azúcar, pero evita en especial los alimentos con azúcares añadidos. Siempre puedes agregar un poco de azúcar, sirope de arce o miel a la comida que tú mismo cocines. De esa forma sabes exactamente cuánto estás consumiendo. Nota que debes observar si algún endulzante (azúcar, sirope de arce, miel, etc.) desencadena algún patrón de consumo adictivo. Si es así, como algunos alcohólicos o adictos, es probable que tengas tolerancia cero; así es que te recomendaría mantenerte alejado de cualquier tipo de azúcar o endulzante y obtener tu "azúcar" exclusivamente de fruta fresca natural.
- Minimiza las bebidas inflamatorias (café normal y descafeinado y alcohol). Una taza de café y una copa de vino o alcohol de tres a cuatro veces por semana puede llegar a ser bien tolerado por la mayoría de las personas. Sólo pon atención y nota cómo te hacen sentir.
- Continúa evitando los alimentos procesados.
- Incluye todas las verduras sin almidón que quieras en todas las comidas o meriendas. Crea el hábito de llenar 50 a 75 por ciento de tu plato con verduras sin almidón (ve en el cuadro de la página 279 una lista completa de verduras sin almidón ilimitadas).
- Incluye 4 a 6 onzas de proteína magra en cada comida.
- Incluye granos sin gluten en forma de grano entero: quinoa; arroz negro, integral o rojo; alforfón; 1 a 2 porciones diarias (ve los tamaños de las porciones en la página 244).
- Evita todos los granos procesados o harinas (excepto la pasta que utilizarás para evaluar el gluten según las instrucciones de la página 248).
- Incluye verduras con almidón densas en nutrientes como las batatas y el calabacín de invierno, hasta 2 porciones diarias (ve los tamaños de las porciones en la página 244).

- Incluye frutas de bajo índice glicémico como manzanas, peras, frutillas o granada, 1 a 2 porciones diarias (ve los tamaños de las porciones en la página 244).

- Incluye una cantidad moderada de frijoles y legumbres, 1 a 2 porciones diarias (ve los tamaños de las porciones en la página 244).

- Consume una porción de grasa saludable (por ejemplo, ¼ de un aguacate o 1 cucharada de aceite de oliva extra virgen, aceite de nuez, aceite de sésamo, manteca de coco extra virgen o mantequilla de frutos secos o semillas como almendra o anacardo) con cada comida.

- Continúa tus prácticas diarias: hacer treinta minutos de ejercicio, tomar tus suplementos, hacer el Descanso de cinco minutos para respirar, tomar el Baño de UltraDesintoxicación, escribir en tu diario, dar seguimiento a los resultados, hidratarte y dormir de siete a ocho horas todas las noches.

- Continúa con tu Paquete de suplementos básico de desintoxicación en 10 días, presentado en las páginas 106 y 107.

- Utiliza tus recetas favoritas de la Desintoxicación en 10 días o experimenta algunas nuevas de la sección "Plan Básico" del libro de *Recetas de cocina de La solución del azúcar en la sangre*.

- Reintroduce el gluten y los lácteos siguiendo los pasos que se presentan en detalle más adelante.

Nota: Si estás intentando estar más saludable, perder más peso o tener un mejor control de tu azúcar en la sangre, quédate con una porción (no dos) de frijoles, granos o verduras con almidón.

¿Cómo le hago cuando salgo a comer a restaurantes?

Salir a comer debería ser divertido y disfrutable. Elige restaurantes que sirvan comida real y que puedan satisfacer tus necesidades y ajustarse a tus requerimientos. No tengas miedo de pedir lo que quieres (lo que sea necesario para proteger tu "burbuja de salud" personal). ¡Yo lo hago todo el tiempo y tú también puedes hacerlo! La mayoría de los restaurantes buenos cumplirán los requerimientos de servir alimentos simples. Después

(Continúa)

de todo, si tuvieras alguna alergia a los cacahuetes o a los mariscos que pone en peligro tu vida, no cocinarían tus alimentos en aceite de cacahuete ni te servirían camarones.

A continuación, hay algunos de mis consejos favoritos para cenar fuera y mantenerse sano:

- **Sé selectivo.** Si es posible, cuando salgas a cenar con otros, escoge el restaurante.
- **¡Sé molesto!** Sé claro con respecto a tus necesidades y no aceptes ningún alimento que no te nutra o apoye. No supongas que estás siendo descortés; simplemente te estás cuidando a ti mismo.
- **Dile al mesero que no quieres pan en tu mesa ni el menú de las bebidas alcohólicas.** Pero sí pide verduras crudas picadas sin dip.
- **Pide agua.** Bebe uno o dos vasos antes de la comida para reducir el apetito.
- **Dile al mesero que morirás si consumes gluten o productos lácteos.** En realidad, no es mentira, sólo que se trata de una muerte lenta.
- **Pide alimentos de preparación simple.** Ordena pescado a la parrilla con un plato de verduras al vapor rociadas con aceite de oliva y limón. Siempre pide aceite de oliva extra virgen y limón en lugar de aderezo.
- **Sáltate los almidones.** Pide una ración doble de verduras. O bien, ordena una guarnición extra o dos de verduras.
- **Evita salsas, aderezos y dips.** Por lo general, están llenos de azúcar, aceites no saludables, gluten y productos lácteos escondidos.
- **Combina siempre los carbohidratos (excepto las verduras sin almidón) con algo de fibra, proteína o grasas antiinflamatorias** (como aceite de oliva extra virgen, aguacate, manteca de coco o frutos secos) para mitigar el aumento en el nivel de azúcar en la sangre. ¡Carbohidratos solos nunca!
- **Concéntrate en la proteína.** Elegir primero tu proteína ayuda mucho para garantizar que tu nivel de azúcar en la sangre estará balanceada y que comerás el tamaño de porción adecuado.
- **Pide frutillas de postre.** Está bien comerlas solas, siempre y cuando hayas consumido algo de proteína, fibra o grasas antiinflamatorias en la misma comida.

Para obtener más consejos e ideas, descarga mi *Free Restaurant Rescue Guide* [Guía de rescate de restaurantes gratuita], en www.10daydetox.com/resources.

Cómo reintroducir el gluten y los productos lácteos

El proceso para reintroducir el gluten y los productos lácteos es lento y sistemático. Ésta es una oportunidad única de ver qué tanto tu cuerpo tolera estos alimentos de alta sensibilidad. Queremos agregar estos alimentos a tu dieta de manera responsable y sin poner en riesgo todo el trabajo duro que has hecho. Aquí están los pasos que recomiendo:

1. Empieza con los productos lácteos.
2. Consume por lo menos una porción dos o tres veces al día durante tres días. Quédate con la leche simple o el yogurt natural sin agregar nada para ver cómo te sientes.
3. Haz el seguimiento de tu respuesta durante las siguientes setenta y dos horas con la tabla que está a continuación.
4. Si tienes una reacción, interrumpe de inmediato el consumo de los productos lácteos.

Fecha	Alimento Reintroducido	Síntomas

Espera al menos tres días antes de empezar las pruebas con gluten. Sigue estos pasos:

1. Come alimentos que contengan gluten por lo menos dos a tres veces al día durante tres días. Utiliza trigo solo, sin ingredientes agregados. Lo mejor para probar es la pasta, porque la mayoría de los panes también contienen levadura y azúcar, o bien, podrías probar el cereal para el desayuno Cream of Wheat.
2. Haz el seguimiento de tu respuesta durante setenta y dos horas con la tabla que está a continuación.
3. Si tienes alguna reacción, interrumpe el consumo de gluten de inmediato.

Llevar el seguimiento de tus síntomas y reacciones es bastante sencillo. Puedes utilizar la tabla de alimentos que está más adelante para llevar el seguimiento de tus síntomas y monitorear tu progreso. Puedes descargarla en www.10daydetox.com/resources e imprimir cuantas copias necesites para mantener el seguimiento de todas tus reacciones durante la transición para terminar el programa.

Todo el mundo es distinto y cada quien responde de manera diferente a las sensibilidades alimenticias. Pero, para ayudarte a saber qué es lo que debes vigilar, aquí hay algunas de las reacciones más comunes por sensibilidad a la comida:

- Aumento de peso
- Resurgimiento de antojos
- Retención de líquidos
- Congestión nasal
- Dolores de cabeza
- Confusión mental
- Problemas de humor (depresión, ansiedad, ira, etc.)
- Problemas de sueño
- Dolores articulares
- Dolores musculares
- Dolor
- Fatiga
- Cambios en la piel (acné, erupciones o eczema)
- Cambios en la digestión o en la función intestinal (distensión, gas, diarrea, estreñimiento, reflujo)

El gluten y los productos lácteos son inflamatorios por naturaleza (los lácteos pueden elevar tu nivel de insulina incluso si no eres sensible o alérgico, así que, si tienes diabesidad, recomiendo consumirlos sólo de vez en cuando). Si en un periodo de setenta y dos horas no experimentas ninguna reacción como las antes mencionadas, entonces, todo parece estar bien y podrás incorporar los alimentos libremente.

En general, si toleras el gluten y los productos lácteos, está bien consumirlos de vez en cuando, pero no los conviertas en parte fundamental de tu dieta. En cuanto a elecciones de lácteos, asegúrate de estar alejado del queso procesado industrial, ya que está lleno de químicos, aditivos y hormonas. También, las formas modernas de trigo (trigo enano) tienen un contenido mucho más abundante de almidón y más proteínas de gluten, lo que hace más probable que provoquen inflamación. Trata de encontrar fuentes "heirloom" (autóctonas o no industrializadas) de gluten y lácteos, como las vacas heirloom alimentadas con pasto y los quesos producidos localmente. Puede que sean más caros, pero saben mejor y necesitarás una menor cantidad para satisfacer tu apetito.

También puedes experimentar con otros granos como la espelta, el centeno o el Kamut. Si no tienes sensibilidad al gluten, el pan alemán de centeno de grano entero puede ser una adición maravillosa a tu dieta. O prueba el "nuevo" trigo einkorn, que comían los antiguos sumerios. Es lo que comimos durante miles de años antes de que la hibridación condujera al Frankentrigo moderno que comemos ahora (este trigo enano "nuevo y mejorado" ha llevado a un incremento en la enfermedad celíaca del 400 por ciento y ha provocado que el 7 por ciento de la población tenga sensibilidad al gluten).

Si experimentas alguna reacción, te recomiendo eliminar de tu dieta por completo los alimentos ofensivos durante doce semanas. Para la mayoría de la gente, este tiempo es suficiente para permitir que la inflamación disminuya. Después de eso, probablemente puedas consumir de nuevo esos alimentos en dosis pequeñas, porque el tiempo transcurrido habrá permitido sanar a tu intestino agujereado. Aún así, sugiero limitar cualquier alimento problemático a una o dos veces a la semana para no desencadenar el mismo ciclo de enfermedad.

Frecuentemente, es un problema alimenticio primario, ya sea el gluten o los lácteos, lo que desencadena el intestino agujereado y después reaccionas a muchos otros alimentos. Si evitas el gluten y los lácteos, por lo general puedes incluir otros alimentos a los que alguna vez reaccionaste sin presentar problemas. En otras palabras, una vez que has eliminado los factores detonantes principales, los otros alérgenos simplemente no te afectarán tanto. No obstante, una vez más, te sugiero limitar cualquier alimento potencialmente problemático a sólo una o dos veces por semana para no desencadenar el mismo ciclo de enfermedad.

Si, después de eliminar ese alimento durante doce semanas, sigues teniendo una reacción, evítalo por completo o consulta un médico, dietista o nutriólogo especializado en el manejo de alergias a la comida.

Cómo reintroducir golosinas

En el Plan para la solución del azúcar en la sangre de por vida, puedes regresar algunas golosinas (como café o té, alcohol y dulces) si así lo quieres, pero todo con moderación y como un placer ocasional, no como algo básico de todos los días. Puedes encontrar algunos dulces y golosinas más sanos en *Recetas de cocina de La solución del azúcar en la sangre*. Algunas personas toleran el café y el té perfectamente, así que eso es lo que menos me preocupa, pero el alcohol y el azúcar pueden ser terribles detonantes de aumento de peso y de comportamientos alimenticios fuera de control. Recuerda que secuestran la química de tu cerebro, así que por favor sé cuidadoso. Pon atención y lleva un seguimiento de tus respuestas. Si notas que tus antojos se desencadenan, es una señal de que hay que bajarle a las golosinas.

LISTA DE COTEJO PARA LA FASE DE TRANSICIÓN

- Haz tu "entrevista de salida" personal en tu Diario de desintoxicación.
- Elige el plan de transición que se ajuste mejor a tus necesidades.
- Continúa tus prácticas diarias de hacer treinta minutos de ejercicio, tomar tus suplementos, hacer el Descanso de cinco minutos para respirar, tomar el Baño de UltraDesintoxicación, escribir en tu diario, dar seguimiento a los resultados, hidratarte y dormir de siete a ocho horas.

- Llena la sección "después" del Cuestionario de toxicidad de las páginas xx a xxiv.
- Vuélvete a hacer análisis de laboratorio a las seis semanas de haber comenzado la Desintoxicación en 10 días. Consulta la guía gratuita *How to Work with Your Doctor to Get What You Need* [Cómo trabajar con tu doctor para obtener lo que necesitas] para saber cuáles son los análisis adecuados en www.10daydetox.com/resources.
- Continúa notando y llevando un seguimiento de tu dieta, tus sensaciones, tu peso, la talla de cintura, de tus caderas y de tus muslos, tu presión sanguínea y tu nivel de azúcar en la sangre. Puedes registrarlas una vez a la semana y mantenerte informado sobre cómo te sientes y qué está cambiando. Además, fácilmente podrás darte cuenta de si estás cayendo en algún punto.
- Mantente en contacto con tu amigo, tu pequeño grupo o la comunidad en línea de la Dieta de desintoxicación en 10 días de la solución del azúcar en la sangre, únete en www.10daydetox.com/resources.

PARTE VI

ES MÁS GRANDE
QUE NOSOTROS

19

Volverse saludable es un deporte de equipo

En la Parte I, hablé acerca de los factores principales que están contribuyendo a nuestra obesidad y a nuestras crisis de salud. Nuestra primera orden del día era lograr tu salud y ayudar a liberarte de tu adicción a la comida. Ahora que hemos logrado que vayas por buen camino, se requerirá un mayor esfuerzo combinado de todos nosotros para recuperar no sólo nuestra propia salud, sino también la de nuestras familias y sociedad. Aquí piensa en grande, porque juntos, con nuestra voluntad y acción colectivas, podemos abordar las dificultades más profundas que crearon los problemas de salud y de peso en un principio. Juntos podemos resolver nuestro problema global grande y gordo y hacer que nuestro mundo sea más seguro y saludable para nosotros y para nuestros hijos. ¡Volverse saludable es, en efecto, un deporte de equipo!

Imagínate que viviéramos en un ambiente en el que la salud no fuera algo que tuviéramos que "proteger", sino que fuera la norma esperada. Tristemente, hemos llegado a aceptar la obesidad como la nueva norma. Hace poco estaba mirando fotografías familiares y vi algunas de mi abuela Mary, a quien también llamábamos "abuela gorda

Mary". Aunque técnicamente podría haber tenido sobrepeso, para los estándares actuales, se ve bastante normal. Recuerdo que, cuando era niño, iba a la feria y veía a la mujer "gorda", que pesaba como 300 libras. Ahora vemos gente de 300 libras en cualquier lado. Sólo ve a McDonald's, al supermercado o las ferias.

En la Iglesia Saddleback en California, donde creamos el programa de vida saludable llamado Plan Daniel, el peso promedio entre las mujeres era de 170 libras y el peso promedio entre los hombres era de 210 libras. ¡Y eso era promedio!

Este cambio ha sucedido en un periodo de veinte o treinta años, casi sin darnos cuenta. Se dice que, si pones una rana en una olla de agua hirviendo, saltará de inmediato para salir. Pero, si pones una rana en agua fría, prendes el fuego y hierves el agua lentamente, la rana morirá cocinada. Nosotros estamos como esas ranas, hirviendo lentamente en una situación igual de intolerable. Aceptamos los extensores de cinturón de seguridad como algo normal en los aviones. Aceptamos las porciones "extra grandes" como opciones estándar. ¿Por qué el tamaño de refresco más pequeño que venden en el cine mide treinta y dos onzas?

Tenemos que comenzar a cuestionar la idea de que todo esto es normal y aceptable.

La diabesidad actualmente es nuestro mayor problema de salud pública en casa y en el exterior. Actualmente, la principal causa de muerte en los países en desarrollo no son las enfermedades infecciosas o la inanición, sino enfermedades crónicas relacionadas con la obesidad. Estas enfermedades matan a 50 millones de personas al año; es decir, el doble del número de personas que mueren a causa de una infección o de la inanición.

¿Por qué tiene que importarnos esto? Por muchas razones y la menos importante no es el hecho de que los problemas económicos asociados a la epidemia de obesidad significan enormes complicaciones para nosotros y para el futuro de nuestros hijos. Uno de cada cinco dólares de nuestro producto interno bruto se destina a cubrir gastos de salud causados principalmente por la diabesidad y la cantidad crece cada día más. Estos costos son el factor que más mueve nuestra deuda pública. Es la razón de que tengamos nuestro futuro hipotecado y de que China posea gran parte de nuestra deuda pública.

La epidemia de la obesidad pone en peligro nuestra competitividad económica global y nuestra seguridad nacional. Mina la habilidad de controlar nuestra deuda pública, de educar y mantener una fuerza de trabajo productiva y saludable y de mantener un ejército viable (hasta el 70 por ciento de los reclutas militares son rechazados para el servicio debido a que están demasiado obesos para combatir).

En el frente de nuestro hogar, tenemos opciones sobre el tipo de ambiente alimenticio que creamos para nuestros hijos en la actualidad. El futuro de nuestros hijos depende de que en este momento cambiemos las tendencias de cómo se hacen y venden los alimentos en este país. Queremos dejar un legado de salud y bienestar, no de toxicidad y adicción a la comida inducida químicamente.

Entonces, ¿qué puedes hacer para ayudar en la lucha contra el sistema de la industria alimenticia? ¡Mucho! A continuación hay algunas estrategias importantes para transformarte en un factor de cambio en el esfuerzo mundial de recuperación de la salud colectiva.

FACTOR DE CAMBIO NÚM. 1: SÉ UNA VOZ A FAVOR DE LA REFORMA SOCIAL

Ahora que sabes la verdad, que la adicción a la comida es un problema social, entenderás que necesitamos una reforma social para arreglar las cosas. Se requieren intervenciones de instituciones de salud pública para proteger al público y las aceptamos todo el tiempo: leyes sobre cinturones de seguridad, leyes de vacunación, regulación e impuestos al tabaco y al alcohol, leyes de inocuidad de los alimentos, eliminación de combustibles y pintura con plomo. Cuando la ciencia ha demostrado que la comida procesada y especialmente el azúcar son adictivas, se cambia la conversación. Cuando tu cerebro está bajo la influencia de las drogas, la fuerza de voluntad y la responsabilidad personal son una ficción.

El punto de fricción es que el gobierno no quiere ponerse del lado opuesto al de la multimillonaria industria alimenticia. Existe una razón por la cual Michelle Obama estuvo de acuerdo en llamar a su campaña contra la obesidad infantil "Let's Move" [A moverse]. Fue a causa de la presión de la industria alimenticia para no hacer señalamientos a la comida; están estancados en el viejo mantra de que no hay alimentos buenos ni malos. El nombre "A moverse" insinúa que la solución a los problemas de nuestros niños yace simplemente en hacer más ejercicio y no en cambiar nuestro ambiente alimenticio. Y, aunque el programa en sí aborda cambios en la dieta, incluida la necesidad de mejorar la comida en las escuelas, esas recomendaciones se quedan muy cortas. De hecho, ella se alió con la industria alimenticia para eliminar 1.5 billones de calorías de la dieta norteamericana. Suena genial, ¿no? Pero esto se logró haciendo galletas Oreo de 90, en lugar de 100 calorías o quitándole 15 calorías a una Pop Tart. Ellos se apropiaron del mensaje, subvirtieron la iniciativa. Las Oreos, Pop Tarts y toda la demás chatarra sigue siendo chatarra, aunque tenga unas pocas calorías menos.

Todos, incluidos la Administración de Medicamentos y Alimentos, el Departamento de Agricultura y la Oficina del Cirujano General, evitan comprometerse y no denuncian a la industria alimenticia por llenarnos de azúcar. Todos hablan sobre "tomar mejores decisiones" y hacer más ejercicio. Pero esta perspectiva culpa injustamente a las víctimas de un ambiente alimenticio en el que para la mayoría es difícil encontrar comida real fresca.

Vivimos dentro de un paisaje de comida tóxica con opciones tentadoras y adictivas donde quiera que vamos. La industria alimenticia justifica su producción de comida tóxica adictiva diciendo: "Sólo estamos produciendo lo que nuestros consumidores quieren". Por supuesto que lo hacen. ¡Si vendieran bolsas de cocaína a $2.99, muchos de los consumidores también las querrían!

Los establecimientos de comida rápida y las tiendas de abarrotes superan por mucho la cantidad de supermercados y mercados de frutas y verduras en la mayoría de las zonas del país. Existe algo llamado Retail Food Environment Index (RFEI) [Índice del ambiente de venta de alimentos al por menor] que mide los desiertos alimentarios. Consiste en el número de restaurantes de comida rápida y tiendas de conveniencia entre el número de supermercados y mercados de frutas y verduras. En algunas partes del país, esa relación chatarra-comida real es mayor que 10 a 1.

Michael Bloomberg, exalcalde de la Ciudad de Nueva York, quien no necesitaba ni recibió el dinero de grupos de interés para ser elegido, adoptó una posición firme para cambiar el entorno alimenticio con el fin de que fuera más propicio para la salud. Entre otras cosas, él implementó la prohibición de fumar en lugares públicos y la prohibición de las grasas transgénicas. Aunque sus intentos por detener el uso de cupones de alimentos para comprar refrescos y de implementar un impuesto a los refrescos fueron frustrados por la industria alimenticia, atrajo la atención nacional a este asunto al intentar limitar el tamaño de los refrescos que se venden en ciertos lugares. Puede que no haya logrado cumplir todas sus metas, pero sus esfuerzos tuvieron un éxito enorme al elevar el nivel de conciencia pública con respecto a la locura de nuestro entorno alimenticio actual y con respecto a quién mueve los hilos realmente.

Nadie quiere que el gobierno interfiera, a menos que sea necesario proteger la salud y el bienestar de sus ciudadanos. Nadie quiere un gobierno semejante a una nana, que nos esté diciendo qué comer o cómo vivir. Sin embargo, de hecho, eso es lo que tenemos, sólo que al revés, con políticas gubernamentales que apoyan, protegen y ayudan a la industria alimenticia multimillonaria, en lugar de a su gente.

Desintoxicar nuestro mundo requiere de cambios sociales y políticos bien difundidos que faciliten más el estar sano que el estar enfermo u obeso. Hay muchas, muchas formas de comenzar a revertir la espiral nacional de adicción a la comida y la obesidad. Algunas investigaciones han demostrado que la educación en materia de salud pública es necesaria, pero no suficiente. A pesar de la educación que se imparte y de que se conocen los peligros del azúcar y de la comida industrializada, nuestra salud disminuye y nuestras cinturas aumentan.

Cambiar el entorno alimenticio tóxico para que la gente tenga mejores opciones es un requerimiento fundamental. Si vas al cine y el refresco más pequeño es de treinta y dos onzas, ¿cómo se puede considerar eso una opción? En especial, cuando las investigaciones demuestran que la gente come cualquier cosa que se le ponga enfrente, sin importar el tamaño. Tomando en cuenta lo que sabemos ahora sobre la naturaleza adictiva del azúcar y especialmente sobre las bebidas endulzadas con azúcar o de manera artificial, ya no podemos escondernos de este problema ni ignorarlo.

Mientras más informado estés acerca de lo que está sucediendo y de lo que se puede (y se debe) hacer, más voces podremos prestar a la causa global de esta lucha. Aprende lo más que puedas acerca de lo que está sucediendo detrás de las cámaras en nuestro entorno alimenticio y que afecta directamente tu salud y tu bienestar y los de tu familia. Escribe a tu congresista, a tu senador y a la Casa Blanca. Escribe por correo postal o por correo electrónico a las agencias específicas que se encargan de las políticas alimenticias (la USDA, la FDA y la Comisión Federal del Comercio, o FTC, por sus siglas en inglés). Usa www.change.org para iniciar una petición sobre cualquiera de los temas que se presentan más adelante y haz que tu voz sea escuchada.

A continuación, están los cambios que yo creo que, como país, deberíamos estar buscando con el fin de detener esa actitud de niñera que tiene la industria alimenticia y de comenzar a salvaguardar la salud de nuestras familias y ciudadanos:

1. Comienza una petición para cambiar el nombre de la Farm Bill [Ley de Granjas] a Food Bill [Ley de Alimentos], porque eso es. Y para detener el subsidio a los precios y ganancias por transformar el maíz y la soya en sirope de maíz de alto contenido en fructosa y grasas transgénicas para hacer refrescos y comida procesada.

2. Escribe al Congreso exigiendo que todos los programas de la Farm Bill para proporcionar alimento a los pobres y marginados (aquéllos que tienen mayor riesgo de padecer obesidad) cumplan con los estándares de nutrición más altos y con la ciencia de la nutrición óptima. Esto va para los cupones de alimentos o Programa de Asistencia de Nutrición Complementaria (SNAP, por sus siglas en inglés), el Programa Especial de Nutrición Suplementaria para Mujeres, Infantes y Niños (WIC, por sus siglas en inglés), el Programa de Asistencia de Alimentos de Emergencia y el Programa Nacional de Almuerzos Escolares. Las guías de 2012 para el programa de almuerzos escolares requerían limitar la grasa saturada, el sodio, las calorías y las grasas transgénicas, pero no se menciona el azúcar, a pesar de que el adolescente promedio consume como treinta cucharadas de azúcar diarias o el equivalente a dos refrescos de 20 onzas diarias.

3. Exige a la FDA que cambie el estado del sirope de maíz de alto contenido en fructosa de GRAS (siglas de "generally regarded as safe" o generalmente considerado seguro) a "no seguro" en las cantidades en que se consume en la actualidad. En las cantidades que se consumen normalmente no es seguro (como 15 por ciento de nuestras calorías totales).

4. Aboga para que el gobierno apoye las recomendaciones de 2002 de la Organización Mundial de la Salud (OMS) y de las Naciones Unidas descritas en un informe llamado Dieta, nutrición y prevención de enfermedades crónicas", que exige un límite en el azúcar a no más de 10 por ciento del total de las calorías de la dieta. En 2014, la OMS recibió una carta de la administración Bush que declaraba que no hay evidencia de que las frutas y verduras prevengan enfermedades ni de que contribuyan a la obesidad los alimentos densos en energía, con alto contenido de azúcar o las comidas rápidas. ¿Que no hay evidencia? Aquí, el mensaje del gobierno fue claro: "No me confundan con los hechos, ya tomé una decisión". La administración Bush, bajo presión del lobby de la

industria alimenticia, amenazó con que, si el reporte se publicaba, Estados Unidos no daría su contribución de 406 millones de dólares a la OMS.

5. Exige que los cupones de alimentos, o el programa SNAP, ya no cubra la compra de refrescos. Nuestro gobierno gasta 4 billones de dólares anuales en refrescos para los pobres a través de cupones de alimentos. Eso se traduce en 29 millones de porciones de refresco al día o 10 billones de porciones al año para los pobres, quienes sufren en forma desproporcionada de obesidad, diabetes y enfermedades crónicas, lo cual genera costos importantes en salud pública. Nuestro gobierno paga, por un lado, los refrescos y, por otro, los gastos de salud pública a través de Medicaid y Medicare.

6. Organízate para que la Casa Blanca no firme la "Ley Hamburguesa", también llamada "American Personal Responsibility in Food Consumption Act [Ley Americana de la Responsabilidad Personal sobre el Consumo de Alimentos]", que protegería a la industria alimenticia de demandas por daños causados por sus productos. ¿Acaso no es el papel del gobierno proteger a sus ciudadanos y no a sus corporaciones?

7. Insiste en que el gobierno bloquee la "Protecting Foods and Beverages from Government Attack Act of 2012 [Ley Protectora de Ataques del Gobierno a Alimentos y Bebidas de 2012]", que prohibiría el uso de dinero federal para campañas de salud pública en contra de los refrescos y otros productos procesados, que se ha demostrado que causan obesidad y enfermedad.

8. Apoya una prohibición de la Comisión Federal de Comercio (FTC, por sus siglas en inglés) sobre toda la publicidad de alimentos con azúcar y procesados dirigida a niños. La FTC debería revisar el proceso realizado en 1972 en contra de la industria azucarera por promover anuncios dañinos y engañosos. Los ministros de salud de cincuenta y dos naciones se reunieron y acordaron prohibir la publicidad de comida chatarra dirigida a niños. El Congreso amenazó con cortar los fondos a la FTC, a menos que abandonara

sus intentos de evitar la publicidad de comida chatarra dirigida a niños. Estados Unidos y Siria están entre las pocas naciones que permiten este tipo de mercadotecnia dirigida a niños. No es una gran compañía. Eso es obvio. Prohibimos la publicidad de alcohol y tabaco para niños y marcó una diferencia. Sin embargo, tus hijos aún ven 30,000 comerciales de comida chatarra al año. Como padre, no puedes competir contra ese nivel de propaganda.

9. Escribe a la FDA para pedir que arreglen las etiquetas de los alimentos para que reflejen la verdadera calidad de la comida. El método "semáforo" de verde, amarillo y rojo que se utiliza en otros países facilita la comprensión de las etiquetas y la elección de comida con base en la ciencia de cómo ésta afecta tu salud. Verde es saludable y puede consumirse libremente. Amarillo indica que debería consumirse con precaución y moderadamente. ¡Y rojo significa come bajo tu propio riesgo! Los lineamientos para las etiquetas de los alimentos, creadas por la Administración de Medicamentos y Alimentos (FDA, por sus siglas en inglés), están muy influidas por grupos de interés de la industria alimenticia y están diseñadas para confundir a los consumidores haciendo que te resulte incierto si algo es bueno o malo para tu salud, a no ser que tengas un doctorado en ciencias de la nutrición.

10. Escribe al Congreso para acabar el conflicto de intereses. Retira la responsabilidad de la política alimenticia y las recomendaciones sobre la dieta de la USDA. Ellos apoyan la agricultura, no la salud. Es como poner al zorro a cargo del gallinero. Esas responsabilidades deberían pasar al Departamento de Salud y Servicios Humanos o a alguna nueva dependencia alimentaria que no tenga los conflictos de interés inherentes a la USDA.

11. Aboga para que el Congreso ponga impuestos a los refrescos y bebidas endulzadas con azúcar. Son la mayor fuente de calorías de azúcar de nuestra dieta y las que la ciencia ha asociado más con la obesidad y la diabetes. Los ingresos obtenidos de estos impuestos podrían

destinarse a programas cuya efectividad ha sido demostrada, para combatir la obesidad en los pobres y los marginados. Esta estrategia funcionó con el alcohol y el tabaco. Y, si el lobby de los refrescos pensara que esta jugada no va a tener un impacto importante sobre el consumo de refrescos, no gastaría más de $20 millones anuales para combatirla, ni habría dado 10 millones de dólares a la ciudad de Filadelfia para impedir la ley al apoyar un programa de obesidad en el Children's Hospital [Hospital Infantil].

12. Contacta a quienes regulan la zonificación local para trabajar en conjunto y apoyar las restricciones de acceso al azúcar. Esto se puede hacer al limitar el número y la densidad de tiendas de abarrotes y restaurantes de comida rápida (lo que mejora el índice del ambiente de venta de alimentos al por menor), especialmente en vecindarios de bajos ingresos y alrededor de escuelas, y al proporcionar incentivos a las tiendas de comida a y los mercados agrícolas. Ya hay programas que duplican el valor de los cupones de alimentos que se utilizan en los mercados agrícolas. También podríamos instituir límites de edad (como un mínimo de dieciocho años) para la adquisición de bebidas con azúcar adicionada, tal como se hace con el alcohol.

Éstas son sólo ideas iniciales. En La solución del azúcar en la sangre, he escrito más sobre cómo todos podemos "Recuperar nuestra salud". Y en las siguientes sugerencias aprenderás más sobre lo que puedes hacer en casa y en tu comunidad para influir en la reforma social de manera personal. También puedes compartir tus ideas en www. takebackourhealth.org.

FACTOR DE CAMBIO NÚM. 2: REDISEÑA TU MUNDO A FAVOR DE LA SALUD

Aunque no se ha comprobado que más parques y aceras den como resultado una población más delgada, sí sabemos que tu entorno inmediato desempeña un papel importante en tu salud. ¿Recuerdas el experimento que realizó Dan Buettner en Minnesota en el que implementó cambios en el entorno que condujeron a una pérdida significativa de peso y a una mejor salud? Los niños perdieron 10 por ciento de su peso corporal después de que se les prohibió comer en salones y pasillos. Y la población perdió 12,000 libras cuando los residentes acordaron utilizar platos de diez pulgadas y cuando pusieron alimentos saludables en las cajas de la salida de las tiendas de alimentos. Tu entorno sí importa.

Imagínate que tu burbuja de salud se extendiera más allá de los límites de tu propio entorno personal. Imagínate que pudieras ayudar a construir y crear un mundo en el que las opciones saludables no sólo estuvieran disponibles, sino que fueran fáciles y automáticas.

A continuación hay sólo unas cuantas maneras en que puedes comenzar a cambiar la infraestructura a favor de la salud:

1. Recupera los comedores escolares. La Healthy, Hunger-Free Kids Act of 2010 [Ley de Niños Saludables y sin Hambre de 2010], que retira la comida chatarra de las escuelas y promueve el acceso a frutas y verduras frescas a través de redes granja–escuela, es un gran comienzo, pero necesitamos más, mucho más. Para obtener ideas sobre qué puedes hacer para involucrarte, te recomiendo que veas el documental *Two Angry Moms* [Dos mamás enojadas] o que leas el libro *Lunch Wars* [Las guerras de los almuerzos].

2. Únete con otros padres e involucren a los funcionarios de la escuela para promover la política de "comer sólo en el comedor" y para integrar habilidades nutricionales y de cocina en el currículo (¡después ve más allá y convence a los políticos locales de que apoyen las modificaciones a las leyes de zonificación para evitar que los vendedores de comida chatarra operen cerca de las escuelas!). Andrea Ryan, esposa de Tim Ryan, el congresista de Ohio que escribió *A Mindful Nation* [Una nación consciente], es maestra de cuarto grado. Ella permite que sus alumnos coman en clase solamente si se trata de

frutas o verduras crudas, entonces, los niños exigen a sus padres que les compren más frutas y verduras. Una maestra, un grupo de niños, pero esto es algo que podría transmitirse a todas las escuelas.

3. Visita a tu vendedor de alimentos y pídele productos más saludables. Los comerciantes responden a las peticiones de sus consumidores y, si suficiente gente comienza a pedir algo, ellos se darán cuenta de la situación. Un activista que conozco va por toda la tienda cambiando de lugar las cosas saludables para que queden al nivel de la vista en los estantes con el fin de darles una mejor ubicación visual.

4. Sugiere opciones saludables a tus restaurantes locales favoritos. Mientras más se pidan estos productos, más fácil será que aparezcan en el menú como opciones cotidianas.

5. Habla con tu departamento de recursos humanos acerca de mejorar la cultura alimenticia en tu lugar de trabajo al ofrecer alternativas más saludables en el comedor o en las máquinas expendedoras y durante las reuniones u otros eventos de la compañía.

6. Trabaja con quienes administran tu templo para garantizar que haya alimentos y bebidas saludables en las reuniones y eventos. También puedes crear actividades físicas para hacer en tu templo; échale un vistazo a www.danielplan.com para obtener más ideas y ejemplos. También puedes iniciar el Plan Daniel en tu comunidad religiosa. Hemos creado todo un currículo para facilitar el comienzo.

FACTOR DE CAMBIO NÚM. 3: DILE A UN AMIGO

Después de que tú mismo experimentes una transformación en tu salud, lo más probable es que quieras compartir tu pasión y tus revelaciones recién descubiertas, lo cual está muy bien. Pero sé cuidadoso, ¡a nadie le gusta que lo sermoneen! En cambio, puedes compartir poniendo el ejemplo. El que tú te vuelvas sano hará que la gente se pregunte cómo lo hiciste. En el transcurso de tu vida diaria, a medida que cambies tus pequeños hábitos cotidianos (por ejemplo, ordenar té de hierbas, en vez de latte cuando vas a tomar café con amigos, o llevar al trabajo frutos secos o verduras frescas y dip hecho en casa como refrigerio en lugar de saquear la máquina expendedora), la gente sentirá curiosidad de manera natural. Cuando te pregunten acerca de tu nuevo estilo de vida, toma la oportunidad de transmitir los secretos que ahora sabes sobre la adicción a la comida y la desintoxicación. Si lo haces con respeto (y sin juzgar), otras personas probablemente querrán saber más y estarán receptivas a conocer los hechos reales. Incluso si le abres los ojos a una persona, habrás hecho el bien al prójimo y habrás marcado una diferencia.

Mejor aún, anima a tus amigos a que se te unan. Invítalos a ir de compras contigo, a cocinar y disfrutar una comida juntos. En el trabajo o en tu comunidad, inicia un grupo para gente que quiera recuperar su salud y salir a dar caminatas, practicar juegos o deportes juntos y organizar cenas. Inicia un club de cenas. Inicia un grupo en tu iglesia. Empieza una competencia amistosa en el trabajo para ver quién logra volverse más saludable al "deschatarrizar" el espacio laboral o forma equipos para ver cuál puede perder más peso, dar más pasos o comer más verduras en una semana. Recuerda las palabras de Margaret Mead: "Nunca dudes de que un grupo pequeño de ciudadanos considerados y comprometidos puedan cambiar el mundo. De hecho, es lo único que lo ha podido lograr".

FACTOR DE CAMBIO NÚM. 4: VOTA CON TU BILLETERA

El arma más poderosa que tienes para derrotar a la industria alimenticia es tu billetera. Tus dólares son lo que la industria alimenticia busca. ¡Tu manera de gastarlos dicta todo! Piénsalo: ¿De dónde sale el billón de dólares que se gasta en comida rápida y chatarra, hiperprocesada hecha en fábricas? Viene de nosotros, de nuestras billeteras y cheques. Aunque sea importante pedir una reforma política, industrial y social, la verdad es que nosotros, no el gobierno ni las corporaciones, ya poseemos la clave para arreglar esto.

Imagínate que dejáramos de comprar los productos poco saludables de la industria alimenticia, aunque fuera por un día. Si nos negáramos a comprar esos alimentos procesados y adictivos, la industria perdería su más grande fuente de ingresos y nosotros, colectivamente, marcaríamos una diferencia en lo que aparece en los estantes de nuestras tiendas.

Podríamos cambiar la manera en que se cultivan y producen nuestros alimentos, detener la destrucción de nuestros suelos y el agotamiento de los acuíferos naturales y transformar la agricultura de ser una industria basada en el petróleo (misma que utiliza más combustibles fósiles que todos nuestros autos juntos) a ser un sistema alimenticio más sustentable, local, que genere salud y construya comunidad. Podríamos renovar nuestros océanos y estuarios destruidos por los desechos de las granjas industriales, que crean nubes de gas metano (lo cual contribuye más que el bióxido de carbono al calentamiento global).

Lo que eliges comprar y poner en tu tenedor es el factor de cambio más decisivo. Es lo más importante que puedes hacer por ti, por tu familia, por tu comunidad, por nuestra nación y por el planeta. ¡Punto!

FACTOR DE CAMBIO NÚM. 5: COME EN CASA

Dónde comes podría ser tan importante como qué comes. Esto no sólo impacta en términos de dónde se gastan nuestros dólares, sino que pone directamente en tus manos el control de lo que sucede con tu comida. Hace cien años, sólo 2 por ciento de nuestras comidas se hacían fuera de casa. Hoy, ese número ha aumentado a 50 por ciento. Creo en el poder de la inteligencia colectiva y, a medida que cada vez más familias despierten al poder que representa recuperar sus cocinas, cambiaremos el rumbo.

Imagina un experimento. O mejor aún, llamémosle una celebración: convocaremos a los pueblos del mundo a unirse y celebrar comiendo comida natural, real, fresca en casa durante una semana. Lo llamo sentada a comer, como las protestas no violentas de los años sesenta llamadas "sentadas", ¡sólo que las sentadas a comer no harán que te arresten! Durante una semana (¡o incluso un día!) todos tomamos el desayuno y la cena en casa con nuestras familias o amigos. Imagina el poder que tienen todos esos tenedores para cambiar el mundo.

Lo extraordinario es que realmente sí tenemos la capacidad de influir en las grandes corporaciones y en el cambio social a través de nuestras elecciones colectivas. Podemos recuperar la cena familiar. Hacerlo reforzará lo fácil que es encontrar y preparar comida real de manera rápida y simple y enseñar con el ejemplo a nuestros hijos cómo conectar, crear seguridad y desarrollar habilidades sociales; comida tras comida, día tras día, año tras año.

Hace poco fui a Carolina del Sur a ayudar a una familia obesa como parte de una película sobre obesidad infantil llamada *Fed Up* [Harto]. La familia tenía un sobrepeso descomunal. El padre estaba bajo tratamiento con diálisis, pero no le podían hacer un trasplante de riñón debido a su peso, y el hijo, de 16 años, pesaba 260 libras y tenía un porcentaje de grasa corporal de 60 por ciento.

Ellos vivían de cupones de alimentos y de la pensión por incapacidad. En lugar de una receta médica, les llevé la guía *Good Food on a Tight Budget* [Buena comida con un presupuesto apretado] del Environmental Working Group (EWG) [Grupo de Trabajo Ambiental] y los ingredientes necesarios para preparar chili de pavo, batata asada y una ensalada y fui a su remolque y les enseñé cómo preparar una comida.

Los dejé con la guía del EWG para comer bien por menos y mi libro *Recetas de cocina de La solución del azúcar en la sangre* y les sugerí que cocinaran y comieran en casa utilizando la guía. Después de cinco meses, la madre bajó 57 libras y tanto el padre como el hijo bajaron 40 libras cada uno. Ahora el padre puede obtener un nuevo riñón. Es un mito que comer bien y cocinar comida de verdad a partir de ingredientes reales sea muy difícil, tome demasiado tiempo y sea muy caro. Tonterías. Si puede hacerlo una familia de cinco personas que vive de cupones de alimentos, cualquiera puede.

Podemos recuperar nuestras cocinas, familia por familia, hogar por hogar. Podemos recuperar nuestra salud.

A continuación hay algunos consejos que te ayudarán a recuperar la cena familiar en casa, comenzando hoy:

1. Haz que cocinar sea la prioridad. Es el acto esencial que nos hace humanos y es vital para nuestra propia salud y para la salud de nuestra familia y de nuestra comunidad, pero también nos conecta con la naturaleza y con una comunidad más grande. Para salir del problema de obesidad y enfermedad tenemos que cocinar. Tomar tiempo para preparar nuestra propia comida es un acto simple, pero transformador.

2. Mantén limpios tu despensa y tu refrigerador. Mantén fuera cualquier alimento que tenga sirope de maíz de alto contenido en fructosa, grasas hidrogenadas o azúcar enumerados en el primero o segundo lugar de la etiqueta de ingredientes. Llena tu despensa y tu refrigerador con alimentos reales, frescos y naturales. Como recordatorio del cambio radical realizado en la cocina, consulta la página 102, en la "Fase de Preparación".

3. Lee el libro de Laurie David *The Family Dinner* [La cena familiar]. Ella propone lineamientos simples aunque efectivos, como programar un horario definido para la cena, prohibir los teléfonos y otros dispositivos en la mesa, apagar la televisión, servir a todos la misma comida, limpiar juntos y más.

4. Coman juntos. No importa qué tan modesta sea la comida, saborea el ritual de la comida. Siéntense juntos y trátense unos a otros y a su comida con cuidado y respeto. La hora de comer es un momento para comunicarnos y nutrirnos a nosotros mismos en todos los niveles. Haz una bendición de gratitud antes de cada comida. ¡Utiliza las bendiciones tradicionales o inventa una que sea única para tu familia y amigos!

FACTOR DE CAMBIO NÚM. 6: INVOLÚCRATE EN TU COMUNIDAD

Las personas que ayudan a otras personas es algo que funciona. Modelos basados en la comunidad, como el que creamos para el Plan Daniel, han aparecido en otras formas por todo el mundo. En Peers for Progress [Pares para el Desarrollo] crearon programas piloto basados en el apoyo entre pares para tratar la diabetes en Camerún, Uganda, Tailandia y Sudáfrica. Los modelos de grupos de apoyo entre pares fueron más efectivos que las intervenciones de cuidados convencionales para mejorar la salud de los diabéticos y los costos en salud pública descendieron diez veces. En Tailandia hay un jardín comunitario que se riega con una bicicleta vieja conectada a un generador impulsada por pacientes con diabetes. ¡Ellos se ejercitan y cultivan su propia comida saludable al mismo tiempo!

Un viejo proverbio africano dice que, si quieres viajar veloz, viaja solo, pero si quieres viajar lejos, viaja acompañado. Hay muchas, muchas formas en que puedes ayudar a reunir a la gente en el camino a la salud más allá, incluso, de los grupos personales pequeños que estableciste como parte de la comunidad de la Desintoxicación en 10 días de la solución del azúcar en la sangre.

A continuación hay unas cuantas ideas para que comiences:

1. Pide recetas saludables a tus amigos y familiares y reúnelas en un libro de recetas comunitario. Una mamá hizo esto en la escuela de su hijo; reunió más de cincuenta recetas saludables y creó un PDF que ahora comparten todos los padres de familia y maestros.

2. Planta un jardín comunitario. Ésta es una excelente forma de reunir a la gente y de cultivar la comida más deliciosa, nutritiva y amigable con el ambiente que te puedas imaginar.

3. Platica con el departamento de recursos humanos de tu trabajo acerca de entrenar "campeones del bienestar" en el espacio laboral. Esas personas (¡o sea tú!) pueden dirigir grupos de apoyo para que

otros se vuelvan sanos siguiendo la Dieta de desintoxicación en 10 días de la solución del azúcar en la sangre o haciendo el curso en línea juntos (consulta www.10daydetox.com/resources).

4. Establece un grupo de agricultura sostenida por la comunidad o mercado agrícola de tu localidad. Revisa www.localharvest.org o ve a www.10daydetox.com/resources para obtener información sobre cómo hacerlo.

5. Comienza un grupo de excursionismo o de caminatas u organiza un paseo semanal en bicicleta. Combinar amigos y bienestar es una forma estupenda de hacer el ejercicio fácil y divertido.

6. Inicia un grupo de hombres o un grupo de mujeres, en realidad, sólo inicia cualquier grupo para que la gente se reúna y se concentre en la vida saludable y la satisfacción. Puede ser un desayuno semanal en una cafetería dispuesta a cumplir con tus preferencias saludables o una reunión para tomar café (¡de preferencia descafeinado!) una tarde o cualquier cosa que dé continuidad, apoyo y significado a través de la conexión.

7. Haz voluntariado. El simple hecho de dar a otros satisface una necesidad humana de servicio y también proporciona una felicidad profunda. El salir de nuestro propio mundo para entrar en el de alguien más nos conecta con nuestra humanidad común. La ciencia demuestra que el altruismo activa las mismas rutas de recompensa en el cerebro que el azúcar, pero sin todos los efectos secundarios adversos.

8. Involúcrate en las escuelas locales. Si tienes hijos, trabaja con las escuelas para mejorar la comida (ve la película *Lunch Wars* [Las guerras de los almuerzos] o visita www.angrymoms.org). Si no tienes hijos, ayuda a plantar un jardín, enseña meditación o administra una venta de pan saludable. Encuentra la manera de compartir tus dones y habilidades únicas.

La obesidad, la diabetes y la adicción a la comida son enfermedades sociales y necesitamos una cura social. Mi esperanza personal es que juntos podamos crear una conversación nacional y un movimiento sobre soluciones reales y prácticas para prevenir, tratar y revertir nuestro gran problema de gordura. Pero puedes empezar contigo, tu familia y tu comunidad. La salud de nuestro mundo y nuestro futuro dependen de ello.

PARTE VII

EL PLAN DE COMIDA Y LAS RECETAS DE LA DESINTOXICACIÓN EN 10 DÍAS

20

El plan de comidas

¡A cocinar!

Pero primero, una breve recapitulación de tus opciones para la Desintoxicación en 10 días. Hay dos planes de recetas de los cuales escoger: el *Plan de Base* y el *Plan de Aventura*. Las comidas del Plan de Base son muy simples, aunque saludables, y pueden ser preparadas por cualquiera, incluso por novatos en la cocina. Recuerda, si puedes leer, ¡puedes cocinar!

Para aquéllos de ustedes que tienen más tiempo y quieren experimentar con nuevos sabores, el Plan de Aventura lleva la diversión un paso más lejos.

Debes sentirte con la confianza de mezclar y combinar ambos planes, siempre y cuando escojas todas tus comidas para un día determinado del Plan de Base o del Plan de Aventura de ese día; no escojas almuerzos ni cenas de días diferentes. Los menús diarios están balanceados cuidadosamente para asegurar que obtengas la dosis adecuada de nutrientes.

Por último, siempre tienes la opción de preparar una proteína básica y verduras sin almidón para el almuerzo o la cena. Te he proporcionado todo lo que necesitas saber para preparar estas comidas supersencillas en la sección "Fundamentos de cocina", que se encuentra en las páginas 283 a 286.

En la página 282 encontrarás la Lista de compras básicas de la desintoxicación en 10 días, que incluye los elementos esenciales para la cocina que te permitirán preparar una gran variedad de comidas saludables, tanto durante estos diez días, como después. También te recomiendo que leas el Plan de comidas de diez días por adelantado y escojas tus menús, para que puedas buscar y comprar previamente los ingredientes específicos que necesitarás para preparar esas recetas.

"¿ME VA A DAR HAMBRE?"

La respuesta a eso es corta y simple: ¡No! Recuerda que este programa no se trata de privación. Las comidas están todas diseñadas para garantizar que tu nivel de azúcar esté balanceado y que tu estómago y tus papilas gustativas estén más que satisfechas.

Una vez dicho eso, me doy cuenta de que cada uno de ustedes tendrá distintos requerimientos calóricos. Una persona de seis pies de estatura, que inicia el programa con 300 libras necesitará más comida que alguien de cinco pies, cuatro pulgadas y 150 libras. ¿Cuál es el secreto para que este plan de comida te funcione? ¡Personalízalo!

Utiliza cada receta como guía, pero modifícala con confianza con los alimentos naturales enumerados en los lineamientos que se presentan más adelante para cubrir tus necesidades individuales. A algunos de ustedes les irá bien con las recetas tal cual y otros necesitarán más comida para alcanzar sus metas diarias de trabajo, ejercicio o función metabólica normal. Sugiero iniciar la Desintoxicación en 10 días siguiendo las recetas tal como están escritas y, pasados el primero o el segundo días, hacer los ajustes que sean necesarios. Sabrás que necesitas comer más si:

- Tienes antojo de algo dulce entre comidas
- Tienes mareos, debilidad o fatiga entre comidas
- No logras terminar tus caminatas de treinta minutos

- Se te antoja tomar café para poder seguir adelante o para poder empezar la mañana
- Tienes dificultad para concentrarte
- Te sientes voluble, ansioso o de mal humor
- Experimentas signos comunes de hambre entre comidas, como ruidos estomacales o sensación de vacío en las áreas del abdomen o del pecho

---

Verduras sin almidón... ¡come todas las que quieras!

Acelga suiza	Ejotes
Achicoria amarga	Escarola
Achicoria roja	Espárrago
Ajo	Espinaca
Alcachofa	Guisante chino
Apio	Hinojo
Arvejas	Hojas de mostaza
Berenjena	Hongos
Berza	Lechugas
Brócoli	Palmito
Berro	Perejil
Brotes de soya	Pimientos (rojo, amarillo, verde)
Calabacín de verano	Pimientos jalapeños
Calabacita	Rábanos
Cebollas	Raíz de jengibre
Cebolleta	Remolacha verde
Chalotes	Repollo verde
Col de Bruselas	Rúcula
Col rizada	Tomates
Coliflor	Verduras de nabo

Si sientes la necesidad de comer más, sigue estos lineamientos:

- Las recetas de los Batidos de desintoxicación para el desayuno están diseñadas para la persona promedio. Sin embargo, hay un problema: no existe realmente una persona promedio. Yo necesito una porción doble porque tengo un buen metabolismo, soy muy delgado, mido seis pies, tres pulgadas y peso 180 libras. Si te sientes hambriento, puedes agregar frutos secos extra, manteca de coco o aguacate a tus Batidos, o bien, agrega un cucharada grande de cáñamo o chía de alta calidad o de proteína en polvo a base de plantas (sin endulzar). También puedes beber una porción más grande. Observa cuánto más necesitas para mantenerte satisfecho hasta la hora del almuerzo.

- Agrega de 1 a 2 onzas de proteína extra por comida en el almuerzo y/o la cena. Recuerda elegir fuentes de alta calidad, como carne de aves de corral, huevos omega-3, pescado, tofu o tempeh. Si es posible, elige las versiones silvestres, alimentadas con pastos u orgánicas (y para el tempeh y tofu, que no sean OMG).

- Come todas las verduras sin almidón que quieras (ve la lista completa de opciones en la tabla de la página anterior). ¡Alócate! Las verduras te mantendrán satisfecho por más tiempo y acelerarán tu proceso de desintoxicación.

- ¡No olvides los refrigerios! Es fácil olvidar estas comidas más pequeñas si no estás acostumbrado a tomar refrigerios. Te animo a que te des el tiempo de planear previamente tus dos refrigerios diarios. Comer un refrigerio pequeño a base de proteína con grasas saludables y fibra, como frutos secos o los untables enumerados en las recetas, te ayudará a mantener estable tu nivel de azúcar en la sangre y a conservar tu energía.

Tu meta es comer hasta que estés ligeramente satisfecho. Confía en tu cuerpo y en sus instintos y presta atención a lo que te está diciendo. Sabrás que comiste más de lo que tu cuerpo necesita si te sientes lleno. Cuando dudes, sigue la enseñanza de Okinawa del *hara hachi bu*, que nos recomienda comer hasta que estemos llenos al 80 por ciento. Considerando que los okinawenses siguen esto estrictamente y están entre las personas más longevas del planeta, parece ser un sabio consejo.

TUS COMIDAS DIARIAS

Cada día, tu plan de comidas consiste en lo siguiente:

Desayuno

Puedes escoger cualquiera de los Batidos de desintoxicación para el desayuno de la sección de recetas. Te animo a probarlas todas para averiguar cuáles te gustan más.

Almuerzo

En el Plan de Base, tienes dos opciones supersaludables y fáciles de preparar para el almuerzo: sopa o la Superbarra de ensaladas del Dr. Hyman.

Mi Superbarra de ensaladas te permite armar el almuerzo en minutos con ingredientes de ensalada frescos y deliciosos ya preparados y guardados en el refrigerador.

Si tienes acceso a una cocina para recalentar sopas durante el día, puedes escoger cualquiera de las cinco deliciosas recetas para sopa. Estas sopas a base de caldo satisfacen y reconfortan y son perfectas para aquéllos a quienes les gusta ser creativos con su consumo de verduras. Proporcionan grandes cantidades de nutrientes que deshacen la grasa, además de energía para restablecer tu vitalidad. Asegúrate de preparar suficiente para que puedas disfrutar sopa varias veces durante la semana; guardadas en contenedores sellados, estas sopas pueden durar de tres a cuatro días en el refrigerador (o hasta seis meses en el congelador).

Tanto la opción de ensalada como la de sopa necesitan una porción satisfactoria de proteína que las acompañe para mantener tu energía y maximizar la desintoxicación. **Asegúrate de agregar de 4 a 6 onzas de la proteína de tu elección** (cuando sea posible, utiliza la que se produce de manera sustentable, de alimentación con pastos u orgánica): pollo, pavo, salmón, huevos omega-3, tofu o tempeh, ya sea mezclados con la ensalada o la sopa o servidos al lado (para ver las sencillas instrucciones para preparar la proteína, consulta la sección "Fundamentos de cocina", que se encuentra en las páginas 283 a 286). Puedes mezclar tus ingredientes de ensalada previamente, poner la proteína y el aderezo en contenedores por separado y llevar todo al trabajo. Mézclalo justo antes de que lo vayas a comer; de otra forma, tu ensalada quedará aguada.

Cena

Tal como con el almuerzo, cada día puedes escoger entre la cena del Plan de Base o la del Plan de Aventura. O, si lo prefieres, puedes preparar proteína y verduras sencillas de acuerdo con las instrucciones de la sección "Fundamentos de cocina".

Cualquiera que sea la opción de cena que escojas, recuerda que siempre puedes agregar todas las verduras sin almidón que quieras. Mientras más verduras, mejor.

LISTA DE COMPRAS BÁSICAS PARA LA DESINTOXICACIÓN EN 10 DÍAS

La siguiente es una lista de lo básico que debes tener en tu cocina para que puedas preparar una amplia variedad de comidas saludables para estos diez días y para mucho después. Algunos de estos ingredientes tal vez no necesariamente aparezcan en las recetas de desintoxicación, pero es grandioso tenerlos a la mano para comidas rápidas que puedes preparar bajo los lineamientos de "Fundamentos de cocina" de la página 283.

- Aceite de oliva extra virgen
- Manteca de coco extra virgen (comúnmente llamada aceite de coco; a temperatura ambiente es sólida, pero a temperaturas más cálidas puede ser líquida)
- Otros aceites saludables que te gusten (nuez, sésamo, de semillas de uva, linaza o aguacate)

- Mantequillas de frutos secos (naturales, si es posible; escoge entre almendra, anacardo, macadamia o nuez)
- Frutos secos: nueces, almendras, pacanas, macadamias
- Semillas: cáñamo, chía, linaza, semilla de calabaza, sésamo
- Tahini (pasta de semillas de sésamo, excelente para aderezos de ensalada y en salsas para verduras)
- Leche de coco entera enlatada
- Leche de cáñamo o almendra sin endulzar
- Aceitunas kalamata en lata o en tarro
- Harina de almendra
- Vinagre de sidra de manzana
- Vinagre balsámico
- Tamari sin gluten, bajo en sodio
- Caldo (de verduras o pollo) bajo en sodio
- Mostaza de Dijon
- Sal de mar
- Pimienta negra (granos enteros que puedas moler en el momento)
- Hierbas y especias desintoxicantes y antiinflamatorias, que incluyen cúrcuma, pimienta roja, tomillo, romero, chile en polvo, comino, salvia, orégano, cebolla en polvo, canela, cilantro, páprika y perejil

FUNDAMENTOS DE COCINA

Más adelante encontrarás técnicas básicas para cocinar que te permitirán preparar comidas rápidamente si eliges reemplazar cualquiera de los almuerzos o cenas de la Desintoxicación en 10 días.

Cocinar verduras

Prepara las verduras al vapor o salteadas y agrega algunas especias o hierbas frescas o secas.

Para preparar al vapor:

- En una cacerola grande, pon 1 taza de agua a hervir.
- Coloca una rejilla o canasta para vapor sobre el agua (puedes conseguir una en cualquier tienda de alimentos por aproximadamente 2 dólares).
- Corta tus verduras. Colócalas en la rejilla para vapor, tápalas y cocínalas durante 4 a 8 minutos, según el tipo de verdura y el nivel de suavidad deseado. Deberían seguir crujientes y de color brillante.
- Agrega tus sazonadores favoritos y esparce aceite de oliva y un poco de sal al gusto. Puedes cocinar casi cualquier verdura de esta manera. Es fácil. Es delicioso. Y casi no toma tiempo.

Para saltear:

- Corta tus verduras.
- En una sartén, calienta una cucharada de aceite de oliva extra virgen a temperatura media a alta.
- Agrega las verduras y saltéalas durante 5 a 7 minutos, revolviéndolas de vez en cuando, hasta que estén cocinadas a tu nivel deseado de suavidad.
- Puedes agregar cebollas, ajo y/u hongos (los shiitake son particularmente deliciosos) a las verduras salteadas para que tengan más sabor. Podrías también saltear estas verduras con un poco de sal antes y después agregar el resto.

Para preparar pescado y pollo

El pescado y el pollo son fáciles de preparar en formas deliciosas y saludables. Sólo cocina a la parrilla, asa o saltea el pescado o pollo sin hueso y sin piel; después, sazónalo con aceite de oliva extra virgen, jugo de limón, romero, ajo, jengibre o cilantro (a mí me gusta experimentar con las especias). Hazlo de la siguiente manera:

Para cocinar a la parrilla o asar:

- Prepara la parrilla o precalienta el asador.
- Espolvorea sal y cualquier otro sazonador que elijas en tu pescado o pollo. Puedes cubrirlo con una cucharadita de aceite de oliva. Después colócalo en la parrilla o en el asador.
- Cocina el pescado hasta que esté suave y opaco en su totalidad, de 7 a 10 minutos y voltéalo una vez a la mitad del tiempo. El pollo tarda más, quizá hasta 15 minutos. También voltéalo a la mitad del tiempo. Sabrás que está cocinado si está firme al tacto y blanco en su totalidad al momento de cortarlo. Puedes utilizar un termómetro de carne para estar seguro, pero después lo sabrás de manera natural.

Para saltear:

- Espolvorea sal y cualquier otro sazonador que escojas en tu pescado o pollo.
- En una sartén, calienta de 1 a 2 cucharadas de aceite de oliva extra virgen a temperatura media a alta. Coloca el pescado o pollo en la sartén.
- Voltea el pescado sólo una vez mientras se cocina, pero voltea el pollo varias veces para evitar que se dore demasiado de un lado. Sigue los mismos tiempos de cocción del asado a la parrilla.
- Puedes saltear cebollas, ajo, hongos u otras verduras con tu pescado o pollo para hacerlo especialmente delicioso.
- Una vez que se ha cocinado, sazona el pescado o pollo con sal adicional, pimienta negra recién molida, hasta 1 cucharada de aceite de oliva y jugo de limón, si así lo quieres.

Tofu o tempeh

Sigue los lineamientos para pescado y pollo o simplemente agrega tofu o tempeh en cubos a tus verduras antes de cocinarlas al vapor o saltearlas.

Condimenta tu comida

Recuerda agregar hierbas y especias a tus platillos. Agrega a tus verduras romero fresco, cilantro fresco picado, ajo fresco machacado o jengibre fresco rebanado. Las hierbas frescas o secas agregan sabor y beneficios increíbles de desintoxicación. Coloca rebanadas de jengibre en el agua cuando cocines arroz (una vez que hayas terminado la Desintoxicación en 10 días) o agrega de 1 a 2 cucharaditas de cúrcuma para preparar un delicioso arroz amarillo estilo hindú. Éstos son antiinflamatorios poderosos y dan al arroz un aroma y un sabor maravillosos. Prueba diferentes estilos de cocina para añadir también sabor natural. Por ejemplo, asar verduras grandes como col de Bruselas o cebollas saca su dulzura natural. Hay una gran variedad de maneras de comer verduras, sólo sigue probando nuevos sabores, nuevos estilos de preparación y verduras diversas hasta que encuentres lo que más te guste.

Y recuerda, no existe el exceso de estos alimentos, ¡así que come todo el brócoli y la lechuga que quieras!

EL PLAN DE COMIDAS DE LA DESINTOXICACIÓN EN 10 DÍAS

Aquí tienes una recapitulación de tu Plan de comidas de la Desintoxicación en 10 días:

Día 1
- Desayuno: Batido de desintoxicación de tu elección (página 293)
- Refrigerio a media mañana: 10 a 12 frutos secos (almendras, nueces, pacanas, macadamias)
- Almuerzo:
  - Plan de Base: Sopa de tu elección con proteína (página 300) o la Superbarra de ensaladas del Dr. Hyman con proteína (página 297).
  - Plan de Aventura: Ensalada de col rizada y berza roja picadas con albóndigas de pavo (página 317)

- Refrigerio a media tarde: Dip o untable de tu elección (página 352) con verduras frescas
- Cena:
  - Plan de Base: Salmón a la parrilla con mermelada de cebolla sobre verduras (página 305)
  - Plan de Aventura: Curry de coco con pescado o tofu (página 332)

Día 2

- Desayuno: Batido de desintoxicación (página 293)
- Refrigerio a media mañana: 10 a 12 frutos secos (almendras, nueces, pacanas, macadamias)
- Almuerzo:
  - Plan de Base: Sopa con proteína (página 300) o la Superbarra de ensaladas del Dr. Hyman con proteína (página 297)
  - Plan de Aventura: Ensalada de bok choy con tofu o almendras naturales (página 319)
- Refrigerio a media tarde: Dip o untable de tu elección (página 352) con verduras frescas
- Cena:
  - Plan de Base: Pargo a la parrilla con ensalada (página 306)
  - Plan de Aventura: Pechuga de pollo con ratatouille y brócoli al vapor (página 334)

Día 3

- Desayuno: Batido de desintoxicación (página 293)
- Refrigerio a media mañana: 10 a 12 frutos secos (almendras, nueces, pacanas, macadamias)
- Almuerzo:
  - Plan de Base: Sopa con proteína (página 300) o la Superbarra de ensaladas del Dr. Hyman con proteína (página 297)
  - Plan de Aventura: Paté de nuez con salsa de tomate fresco (página 320)

- Refrigerio a media tarde: Dip o untable de tu elección (página 352) con verduras frescas
- Cena:

    Plan de Base: Brochetas de pollo sabor oriental con verduras de hoja (páginas 307 a 308)

    Plan de Aventura: Brochetas de verduras con salmón o tofu a la parrilla (página 336)

Día 4

- Desayuno: Batido de desintoxicación (página 293)
- Refrigerio a media mañana: 10 a 12 frutos secos (almendras, nueces, pacanas, macadamias)
- Almuerzo:
  - Plan de Base: Sopa con proteína (página 300) o la Superbarra de ensaladas del Dr. Hyman con proteína (página 297)
  - Plan de Aventura: Tortas de bacalao sobre ensalada mixta (página 326)
- Refrigerio a media tarde: Dip o untable de tu elección (página 352) con verduras frescas
- Cena:
  - Plan de Base: Verduras salteadas con almendras (página 313)
  - Plan de Aventura: Verduras estilo Bibimbap con huevo o tofu en salsa de chile picante (página 343)

Día 5

- Desayuno: Batido de desintoxicación (página 293)
- Refrigerio a media mañana: 10 a 12 frutos secos (almendras, nueces, pacanas, macadamias)
- Almuerzo:
  - Plan de Base: Sopa con proteína (página 300) o la Superbarra de ensaladas del Dr. Hyman con proteína (página 297)

- Plan de Aventura: Rollos de verduras con pollo deshebrado y crema de frutos secos (página 321)
- Refrigerio a media tarde: Dip o untable de tu elección (página 352) con verduras frescas
- Cena:
  - Plan de Base: Pechugas de pollo cubiertas de hierbas con ajo asado (página 309)
  - Plan de Aventura: Cacerola de pescado asado con hinojo y puerros (página 338)

Día 6

- Desayuno: Batido de desintoxicación (página 293)
- Refrigerio a media mañana: 10 a 12 frutos secos (almendras, nueces, pacanas, macadamias)
- Almuerzo:
  - Plan de Base: Sopa con proteína (página 300) o la Superbarra de ensaladas del Dr. Hyman con proteína (página 297)
  - Plan de Aventura: Ensalada de verduras picadas con salmón (página 323)
- Refrigerio a media tarde: Dip o untable de tu elección (página 352) con verduras frescas
- Cena:
  - Plan de Base: Bacalao horneado con pesto de aceituna y alcaparra (página 310)
  - Plan de Aventura: Pollo cubierto de almendra y linaza (página 340)

Día 7

- Desayuno: Batido de desintoxicación (página 293)
- Refrigerio a media mañana: 10 a 12 frutos secos (almendras, nueces, pacanas, macadamias)

- Almuerzo:
  - Plan de Base: Sopa con proteína (página 300) o la Superbarra de ensaladas del Dr. Hyman con proteína (página 297)
  - Plan de Aventura: Ensalada de pepino con atún falso de girasol (página 324)
- Refrigerio a media tarde: Dip o untable de tu elección (página 352) con verduras frescas
- Cena:
  - Plan de Base: Pechuga de pollo asada con romero (página 312)
  - Plan de Aventura: Carne de res con bok choy (página 341)

Día 8

- Desayuno: Batido de desintoxicación (página 293)
- Refrigerio a media mañana: 10 a 12 frutos secos (almendras, nueces, pacanas, macadamias)
- Almuerzo:
  - Plan de Base: Sopa con proteína (página 300) o la Superbarra de ensaladas del Dr. Hyman con proteína (página 297)
  - Plan de Aventura: Rúcula, aguacate y pargo a la parrilla (página 327)
- Refrigerio a media tarde: Dip o untable de tu elección (página 352) con verduras frescas
- Cena:
  - Plan de Base: Bistec a la parrilla con pimienta (página 314)
  - Plan de Aventura: Pechugas de pollo rellenas de pesto de tomate secado al sol, con espinacas salteadas (página 345)

Día 9

- Desayuno: Batido de desintoxicación (página 293)
- Refrigerio a media mañana: 10 a 12 frutos secos (almendras, nueces, pacanas, macadamias)

■ Almuerzo:
- Plan de Base: Sopa con proteína (página 300) o la Superbarra de ensaladas del Dr. Hyman con proteína (página 297)
- Plan de Aventura: Wrap de pavo condimentado con berro y aguacate (página 329)

■ Refrigerio a media tarde: Dip o untable de tu elección (página 352) con verduras frescas

■ Cena:
- Plan de Base: Pargo al vapor con jengibre y cebollinos (página 315)
- Plan de Aventura: Ensalada tailandesa de pescado (página 347)

Día 10

■ Desayuno: Batido de desintoxicación (página 293)

■ Refrigerio a media mañana: 10 a 12 frutos secos (almendras, nueces, pacanas, macadamias)

■ Almuerzo:
- Plan de Base: Sopa con proteína (página 300) o la Superbarra de ensaladas del Dr. Hyman con proteína (página 297)
- Plan de Aventura: Ensalada de berro y rúcula con huevos escalfados (página 330)

■ Refrigerio a media tarde: Dip o untable de tu elección (página 352) con verduras frescas

■ Cena:
- Plan de Base: Tofu a la parrilla con pesto de cilantro (página 316)
- Plan de Aventura: Pollo cubierto con pesto de chile rojo (página 348)

21

Las recetas

La comida debe ser exquisita, deliciosa y nutritiva para el cuerpo, la mente y el alma. Todas estas recetas están diseñadas para producir placer y una espléndida salud. ¡Que las disfrutes!

BATIDOS DE DESINTOXICACIÓN PARA EL DESAYUNO

BATIDO PROTEICO DE INGREDIENTES INTEGRALES DEL DR. HYMAN

Porciones: 1   Tiempo de preparación: 5 minutos

- ½ taza de moras azules congeladas
- ½ taza de arándanos congelados
- ¼ de un limón amarillo orgánico con cáscara (opcional)
- 1 cucharada de mantequilla de almendras
- 1 cucharada de semillas de calabaza (ve la nota más adelante)
- 1 cucharada de semillas de chía (ve la nota más adelante)
- 1 cucharada de semillas de cáñamo (ve la nota más adelante)
- 2 nueces crudas (ve la nota más adelante)
- 2 nueces de Brasil crudas (ve la nota más adelante)

- ¼ de un aguacate
- ½ cucharada de manteca de coco extra virgen
- ½ taza de leche de almendras o cáñamo sin endulzar
- ½ taza de agua

Mezcla todos los ingredientes en una licuadora y licúa a velocidad alta, hasta que quede homogéneo. También puedes agregar todos los ingredientes a un tarro Mason de boca ancha, tamaño de un cuarto y utilizar una batidora de mano de inmersión y beber directamente del tarro. Asegúrate de agregar suficiente agua para que el licuado pueda beberse pero que siga espeso (el líquido total debe sobresalir una o dos pulgadas por arriba del resto de los ingredientes antes de licuar). También puedes hacerlo más espeso y comerlo con una cuchara.

NOTA: Para activar las enzimas de las semillas y frutos secos de cualquier receta de licuado y facilitar la digestión, puedes remojarlas previamente. Llena un tazón con agua suficiente para cubrir las semillas o frutos secos y remójalos durante 30 minutos por lo menos, o toda la noche, de preferencia, si el tiempo lo permite.

Análisis nutricional por porción (1½ tazas): calorías 547, grasa 52 g, grasa saturada 10 g, colesterol 0 mg, fibra 13 g, proteína 15 g, carbohidratos 27 g, sodio 41 mg

LICUADO DE KIWI Y SEMILLAS DE CHÍA

Porciones: 1   Tiempo de preparación: 5 minutos

- 1 kiwi (firme, no demasiado suave), sin cáscara y rebanado a la mitad
- ¼ de un aguacate
- 4 cucharadas de semillas de chía (ve la nota más adelante)
- El jugo de ½ limón verde
- ¼ de taza de hojas frescas de menta empacadas
- ½ taza de hielo (opcional)
- 1 taza de agua
- 1 taza de espinaca empacada o 1 hoja mediana de col rizada, sin tallo

Mezcla todos los ingredientes en una licuadora y licúa a velocidad alta hasta que quede homogéneo.

NOTA: Para activar las enzimas de las semillas y frutos secos de cualquier receta de licuado y facilitar la digestión, puedes remojarlas previamente. Llena un tazón con agua suficiente para cubrir las semillas o frutos secos y remójalos durante 30 minutos por lo menos, o toda la noche, de preferencia, si el tiempo lo permite.

Análisis nutricional por porción (2 tazas): calorías 265, grasa 18 g, grasa saturada 2 g, colesterol 0 mg, fibra 18 g, proteína 10 g, carbohidratos 31 g, sodio 58 mg

LICUADO DE JENGIBRE Y PEPINO

Porciones: 1   *Tiempo de preparación: 5 minutos*

- ½ taza de almendras naturales (ve la nota más adelante)
- 2 hojas de col rizada, sin tallo
- 4 cucharadas de semillas de chía (ve la nota más adelante)
- 1 pieza de jengibre de ½ pulgada, sin cáscara
- ½ pepino mediano, sin cáscara y sin semillas
- 1 taza de agua (o más, según la consistencia deseada)

Mezcla todos los ingredientes en una licuadora y licúa a velocidad alta hasta que quede homogéneo.

NOTA: Para activar las enzimas de las semillas y frutos secos de cualquier receta de licuado y facilitar la digestión, puedes remojarlas previamente. Llena un tazón con agua suficiente para cubrir las semillas o frutos secos y remójalos durante 30 minutos por lo menos, o toda la noche, de preferencia, si el tiempo lo permite.

Análisis nutricional por porción (2 tazas): calorías 446, grasa 34 g, grasa saturada 3 g, colesterol 0 mg, fibra 18 g, proteína 19 g, carbohidratos 35 g, sodio 42 mg

LICUADO DE ALMENDRAS CON ESPECIAS

Porciones: 1   Tiempo de preparación: 5 minutos

- 1 cucharada de mantequilla de almendras naturales
- ¼ de un aguacate
- 1 hoja de col rizada, sin tallo
- ¼ de un pepino, sin cáscara
- ¼ de un limón verde, sin cáscara y sin semillas
- 8 a 10 hojas de menta fresca picadas
- 1 pieza de jengibre fresco de ½ pulgada, sin cáscara
- ½ cucharada de manteca de coco extra virgen
- ¼ de taza de semillas de cáñamo (ve la nota más adelante)
- 1 cucharada de semillas de chía (ve la nota más adelante)
- 1 taza de agua
- 2 a 3 cubos de hielo, dependiendo de qué tan frías te gusten las bebidas
- opcional: ¼ de un chile jalapeño, sin semillas

Mezcla todos los ingredientes en una licuadora y licúa a velocidad alta hasta que quede homogéneo.

NOTA: Para activar las enzimas de las semillas y frutos secos de cualquier receta de licuado y facilitar la digestión, puedes remojarlas previamente. Llena un tazón con agua suficiente para cubrir las semillas o frutos secos y remójalos durante 30 minutos por lo menos, o toda la noche, de preferencia, si el tiempo lo permite.

Análisis nutricional por porción (2 tazas): calorías 437, grasa 35 g, grasa saturada 5 g, colesterol 0 mg, fibra 10 g, proteína 18 g, carbohidratos 20 g, sodio 21 mg

LICUADO DE ALMENDRAS Y FRESA

Porciones: 1   Tiempo de preparación: 5 minutos

- 1 cucharada de mantequilla de almendras naturales
- 3 nueces crudas (ve la nota más adelante)

- 1 taza de agua
- ½ taza de fresas frescas o congeladas
- ¼ de un aguacate
- ½ cucharadita de jengibre fresco, sin cáscara
- ¼ de cucharadita de canela
- 1 cucharada de semillas de linaza (ve la nota más adelante)
- 2 a 3 cubos de hielo, dependiendo de qué tan frías te gusten las bebidas

Mezcla todos los ingredientes en una licuadora y licúa a velocidad alta hasta que quede homogéneo.

NOTA: Para activar las enzimas de las semillas y frutos secos de cualquier receta de licuado y facilitar la digestión, puedes remojarlas previamente. Llena un tazón con agua suficiente para cubrir las semillas o frutos secos y remójalos durante 30 minutos por lo menos, o toda la noche, de preferencia, si el tiempo lo permite.

Análisis nutricional por porción (1½ tazas): calorías 318, grasa 26 g, grasa saturada 3 g, colesterol 0 mg, fibra 9 g, proteína 8 g, carbohidratos 16 g, sodio 8 mg

RECETAS PARA ALMUERZO DEL PLAN DE BASE

Más adelante están las instrucciones para crear tu propia barra de ensaladas, así como cinco recetas de sopas deliciosas para que puedas escoger. Un recordatorio: **Asegúrate de agregar de 4 a 6 onzas de la proteína de tu elección:** pollo, pavo, salmón, huevos omega-3, tofu o tempeh; ya sea mezclados en tu sopa o ensalada o servidos a un lado.

Superbarra de Ensaladas del Dr. Hyman

¿Para qué ir a un restaurante con barra de ensaladas si puedes crear tu propia barra en casa? Para hacer esto fácilmente, inicia tu semana dejando listos los ingredientes para tu propia barra de ensaladas.

PREPARACIÓN

■ Lava las verduras, córtalas en trozos de un tamaño adecuado para ensalada y guárdalas en contenedores de vidrio sellados, en un solo lugar de tu refrigerador. Corta suficiente para dos o tres días y repite a lo largo de los diez días según sea necesario para mantener la frescura. Agrega diferentes verduras por lo menos dos veces por semana para tener variedad.

■ Prepara tu ensalada la noche anterior para que puedas tomarla y llevarla fácilmente cuando vayas de salida. Guarda el aderezo en un recipiente por separado.

■ Guarda los ingredientes que no requieren refrigeración en tarros pequeños de vidrio, de preferencia en un solo estante, para encontrarlos más fácilmente. Las semillas y frutos secos tostados y naturales permanecen frescos durante semanas si están en tarros de vidrio sellados.

■ En sus marcas, listos, prepara: Escoge una variedad de ingredientes de la lista que está más adelante y agrégalos a tu lista de compras cada semana. Comienza eligiendo tus verduras. Considera mezclar varios tipos de verduras; a mí me gusta un poco de lechuga romana con rúcula para balancear la textura. Evita la lechuga *iceberg*; casi no es verde y casi no tiene nutrientes. Después escoge tus verduras, proteína, grasas saludables y aderezos. Selecciona diferentes opciones cada día para mantener feliz tu paladar.

Verduras (2 tazas por ensalada)

■ Rúcula
■ Espinaca
■ Ensalada mixta
■ Lechuga romana
■ Berro
■ Col rizada

Verduras *(1 a 2 tazas por ensalada, excepto cuando se especifique)*

- Pepino
- Pimientos: rojo, verde, amarillo
- Brotes: girasol, brotes de guisante, trébol, etc.
- Tomates: grape, cherry
- Zanahorias
- Remolacha (¼ a ½ taza)
- Cebollas rojas (¼ a ½ taza)
- Cebollinos (¼ a ½ taza)
- Brócoli, ligeramente al vapor
- Coliflor, ligeramente al vapor
- Berzas: roja, Napa, etc.
- Hongos
- Arvejas
- Espárragos
- Corazones de alcachofa (empacados en agua en tarros de vidrio)
- Palmitos (empacados en agua en tarros de vidrio)
- Aceitunas kalamata
- Calabacita
- Berenjena asada
- Hierbas deshidratadas: perejil, albahaca, orégano, eneldo, cilantro, menta, etc. (1 cucharadita)
- Hierbas frescas: menta, perejil, albahaca (1 taza), eneldo y orégano (¼ de taza)

Proteína *(4 a 6 onzas)*

- Pescado enlatado (empacado en agua): salmón, sardinas, arenque, etc. (excepto atún; tiene demasiado mercurio)
- Pollo (horneado o asado)
- Pavo (horneado o asado)
- Tofu
- Tempeh

- Huevos duros (2)
- Camarón cocido
- Sobrantes de pollo o mariscos de la cena

Grasas saludables (escoge una)

- Aguacate (¼ a ½)
- Frutos secos naturales: almendras, anacardos, nueces, avellanas, nueces de Brasil, pacanas, etc. (¼ de taza)
- Semillas crudas: linaza, chía, cáñamo, girasol, calabaza, sésamo, etc. (¼ de taza)

Aderezo (1 a 2 cucharadas por ensalada)

Aquí se presenta el principio básico para preparar aderezos para ensalada sencillos. Puedes ser creativo con estos ingredientes; experimenta y descubre lo que te gusta.

Comienza mezclando aceite con jugo de limón amarillo (o verde) y vinagre a razón de ¾ de aceite por ¼ de limón o vinagre (o 3 a 1 de aceite y vinagre):

- Aceite: de oliva extra virgen, linaza, nuez, o aceite de aguacate
- Jugo de limón amarillo o verde, o sidra de manzana, vinagre balsámico o de vino
- Opcional: mostaza de Dijon (mezclada con limón o vinagre)
- Opcional: sazonadores con sal, pimienta negra recién molida, hierbas frescas o deshidratadas como albahaca, orégano, ajo, cebolla y romero
- Opcional (para hacer tu aderezo cremoso): aguacate o tahini (pasta de sésamo)

Las sopas para el almuerzo del Plan de Base
SOPA CREMOSA DE COLIFLOR

Porciones: 4   Tiempo de preparación: 15 minutos
Tiempo de cocción: 15 minutos

- 2 cucharadas de aceite de oliva extra virgen (reserva ¼ de cucharadita para el momento de servir)
- ½ cebolla mediana, en cubos
- 2 dientes de ajo, rebanados
- 1 coliflor mediana, cortada en trozos de 2 pulgadas
- ¼ de taza de anacardos naturales
- 2 cucharadas de semillas de sésamo o 1 cucharada de tahini
- ¼ de un aguacate
- Sal y pimienta negra recién molida, al gusto
- 1 cucharada de perejil fresco picado

Calienta el aceite en una olla para sopa mediana a temperatura media. Agrega la cebolla y el ajo y saltea durante 5 minutos hasta que estén translúcidos. Después agrega 4 tazas de agua y la coliflor, los anacardos y las semillas de sésamo o tahini. Deja que hiervan, reduce a temperatura baja y cocina a fuego lento durante 10 a 15 minutos o hasta que la coliflor esté suave. Deja enfriar 5 minutos. Traslada a una licuadora (o utiliza una batidora de mano de inmersión para hacer puré la sopa directamente en la olla) y licúa con el aguacate hasta que esté homogéneo. Sazona con sal y pimienta. Rocía ¼ de cucharadita de aceite de oliva extra virgen y perejil picado. Sírvela tibia o fría con tu ensalada favorita y la proteína de tu elección.

Análisis nutricional por porción (1¼ tazas): calorías 169, grasa 12 g, grasa saturada 2 g, colesterol 0 mg, fibra 6 g, proteína 6 g, carbohidratos 14 g, sodio 47 mg

Sopa de Pollo para la Causa

Porciones: 4   *Tiempo de preparación: 15 a 20 minutos*
Tiempo de cocción: 55 minutos

- 1 cucharada de aceite de oliva extra virgen
- 1 pollo chico, cortado en cuartos (retira las menudencias; retirar la piel es opcional)

- 3 zanahorias medianas, sin cáscara y cortadas en medias lunas
- 4 tallos de apio, en cubos
- 2 cebollas medianas, en cubos
- 1 cuarto de caldo de pollo bajo en sodio
- Sal y pimienta negra recién molida, al gusto
- 1 taza de col rizada o espinaca
- 1 taza de perejil fresco picado

Calienta el aceite en una olla para sopa mediana a temperatura media. Dora el pollo de 2 a 3 minutos por cada lado. Retira y coloca a un lado. Agrega las verduras (excepto la col rizada o las espinacas) a la olla y cocina durante 4 a 5 minutos. Coloca el pollo nuevamente en la olla, agrega el caldo de pollo y déjalo hervir. Reduce a temperatura baja, tapa y deja cocinar a fuego lento durante unos 45 minutos, hasta que el pollo comience a despegarse de los huesos (tal vez quieras agregar más líquido). Retira los huesos. Quita cualquier grasa de la superficie con un cucharón. Sazona con sal y pimienta. Agrega la col rizada o las espinacas. Agrega el perejil y sirve con una ensalada verde.

Análisis nutricional por porción (1¾ tazas): calorías 246, grasa 7 g, grasa saturada 1 g, colesterol 73 mg, fibra 4 g, proteína 32 g, carbohidratos 13 g, sodio 291 mg

Sopa de Calabacita y Berro

Porciones: 4   Tiempo de preparación: 10 minutos
Tiempo de cocción: 20 minutos

- 2 cucharadas de aceite de oliva extra virgen (reserva ¼ de cucharadita para el momento de servir)
- 1 cebolla mediana, en cubos
- 4 tallos de apio, en cubos
- 4 calabacitas medianas, en cubos
- ¼ de taza de mantequilla de almendras o ½ taza de anacardos naturales

- 1 cuarto de caldo de verduras bajo en sodio

- 2 tazas de berros, sin tallos, en trozos

- Sal y pimienta negra recién molida, al gusto

En una olla para sopa mediana, calienta el aceite a temperatura media. Agrega la cebolla y el apio y cocina durante 5 minutos hasta que estén translúcidos. Agrega las calabacitas y saltea durante otros 3 minutos. Agrega la mantequilla de almendras o los anacardos y el caldo de verduras y deja que hiervan. Reduce el fuego y deja que se cocine a fuego lento durante 5 minutos, hasta que la calabacita esté suave. Agrega el berro y cocina otros 3 minutos, después apaga la lumbre. Utiliza una espumadera para trasladar las verduras a una licuadora con aproximadamente una taza de caldo y licúa hasta que esté homogéneo. Regrésalo a la olla y mezcla. Sazona con sal y pimienta. Rocía cada porción con ¼ de cucharadita de aceite de oliva y sirve con ensalada y la proteína de tu elección.

Análisis nutricional por porción (1¾ tazas): calorías 225, grasa 17 g, grasa saturada 2 g, colesterol 0 mg, fibra 5 g, proteína 7 g, carbohidratos 17 g, sodio 180 mg

Sopa Cremosa de Espárragos

Porciones: 6   *Tiempo de preparación: 10 minutos*
Tiempo de cocción: 25 minutos

- 1 cucharada de aceite de oliva extra virgen

- 3 dientes de ajo, machacados

- 1 cabeza de coliflor, cortada en pequeños brotes

- 2½ libras de espárragos, despuntados y cortados en trozos de ½ pulgada

- ¼ de cucharadita de pimienta roja

- 6 tazas de caldo de pollo o verduras bajo en sodio, o agua

- Sal y pimienta negra recién molida, al gusto

En una olla para sopa mediana, calienta el aceite a temperatura media a alta. Agrega el ajo y cocina durante 1 minuto. Agrega la coliflor, los espárragos y la pimienta roja. Cocina durante 4 a 5 minutos, revolviendo frecuentemente. Vierte el caldo o el agua y deja que hierva la sopa. Baja la flama y deja que se cocine a fuego lento hasta que la coliflor esté completamente cocida, 5 a 8 minutos. Con cuidado, traslada la sopa a una licuadora y licúa a velocidad alta hasta que esté homogénea, como 2 minutos (o utiliza una batidora de mano de inmersión para hacer puré la sopa directamente en la olla). Sazona al gusto con sal y pimienta negra. Si la sopa está muy espesa, dilúyela con un poco más de caldo o agua. Si agregas más líquido, regresa la sopa a la estufa y deja que se cocine un poco más a fuego lento y calienta a la temperatura deseada. Sirve con una ensalada y la proteína de tu elección.

Análisis nutricional por porción (1 taza): calorías 99, grasa 4 g, grasa saturada 0 g, colesterol 0 mg, fibra 7 g, proteína 6 g, carbohidratos 14 g, sodio 224 mg

SOPA DIOSA VERDE DE BRÓCOLI Y RÚCULA

Porciones: 4   *Tiempo de preparación: 5 minutos*
Tiempo de cocción: 20 minutos

- 1 cucharadita de aceite de oliva extra virgen
- ½ cebolla mediana, picada
- 2 dientes de ajo, finamente picados
- 1 cabeza grande de brócoli, cortada en brotes medianos
- 1 taza de rúcula
- 2½ tazas de caldo de verduras bajo en sodio
- ½ taza de leche de coco sin endulzar
- El jugo de ½ limón amarillo o más si se desea
- Sal y pimienta negra recién molida, al gusto

Calienta el aceite de oliva en una olla para sopa mediana a temperatura media a alta. Agrega la cebolla y el ajo y cocina hasta que estén suaves, como 3 minutos. Agrega el brócoli y la rúcula. Revuelve frecuentemente hasta que el brócoli esté color verde brillante y la rúcula se haya marchitado, de 4 a 5 minutos. Vierte el caldo y deja que la sopa hierva. Baja la flama y deja que se cocine a fuego lento hasta que el brócoli esté completamente cocido, de 5 a 8 minutos. Con cuidado, traslada la sopa a una licuadora y licúa a velocidad alta durante 1½ minutos (o utiliza una licuadora de mano de inmersión para hacer puré la sopa directamente en la olla). Vierte la leche de coco y el jugo de limón y licúa otros 30 segundos. Sazona con sal y pimienta; agrega más limón, si lo deseas. Si la sopa está demasiado espesa, dilúyela con un poco más de leche de coco o agua. Si agregas más líquido regresa a la estufa la sopa con el líquido agregado, deja que se cocine a fuego lento y que se caliente a la temperatura deseada. Sirve con una ensalada y la proteína de tu elección.

Análisis nutricional por porción (1¼ tazas): calorías 104, grasa 4 g, grasa saturada 1 g, colesterol 0 mg, fibra 5 g, proteína 5 g, carbohidratos 13 g, sodio 289 mg

LAS CENAS DEL PLAN DE BASE

SALMÓN A LA PARRILLA CON MERMELADA DE CEBOLLA SOBRE VERDURAS

Porciones: 4   Tiempo de preparación: 20 minutos
Tiempo de cocción: 15 minutos

- 2 cebollas rojas medianas, finamente rebanadas
- 2 cucharadas de aceite de oliva extra virgen, y un poco más para barnizar el salmón
- 1 cucharada de vinagre de sidra de manzana
- Sal y pimienta negra recién molida, al gusto
- 4 filetes de salmón (4 a 6 onzas cada uno)
- 8 tazas de rúcula
- El jugo de ½ limón amarillo, más 1 limón amarillo cortado en 4 gajos
  ¼ de taza de perejil fresco picado

Prepara la parrilla o utiliza una sartén tipo parrilla. En un tazón, mezcla las cebollas, el aceite de oliva, el vinagre, la sal y la pimienta. Coloca las cebollas en medio de un trozo grande de papel aluminio; ciérralo rizando los bordes y colócalo sobre la parrilla o la sartén tipo parrilla. Cocina durante unos 10 minutos, hasta que las cebollas estén suaves y sacude el papel aluminio de vez en cuando.

Corta cada filete de salmón en 2 o 3 tiras, barnízalo con aceite de oliva y sazónalo con sal y pimienta. Coloca cada tira sobre la parrilla o sartén tipo parrilla y cocina durante 2 minutos por cada lado o hasta que esté cocido por completo. Deja enfriar. Acomoda el salmón sobre la rúcula y rocía jugo de limón. Mezcla el perejil picado con las cebollas y sirve una cucharada sobre cada ensalada. Sirve con un gajo de limón.

Análisis nutricional por porción (4 onzas de salmón, 2 tazas de rúcula): calorías 244, grasa 17 g, grasa saturada 2 g, colesterol 71 mg, fibra 2 g, proteína 27 g, carbohidratos 8 g, sodio 312 mg

PARGO A LA PARRILLA CON ENSALADA

Porciones: 4   *Tiempo de preparación: 20 minutos*
Tiempo de cocción: 6 minutos

ENSALADA:

- 1 cabeza de lechuga romana, sin las hojas externas
- 4 tazas de rúcula sin compactar (4 onzas)
- ½ aguacate, en cubos
- 1 taza de brotes
- 6 rábanos, cortados a la mitad y finamente rebanados
- 1 taza de tomates cherry, en mitades
- 2 cucharadas de zanahoria recién rallada
- 2 cucharadas de remolacha recién rallada
- 2 cucharadas de aceite de oliva extra virgen
- El jugo de 1 limón
- cucharada de mostaza de Dijon

PESCADO:

- 4 filetes de pargo (4 a 6 onzas cada uno)
- 1 cucharadita de aceite de oliva extra virgen
- Sal y pimienta negra recién molida, al gusto
- 1 limón, cortado en 4 gajos

PREPARA LA ENSALADA:

Corta la lechuga romana y la rúcula y mézclalas en un tazón con el aguacate, los brotes, los rábanos, los tomates, la zanahoria y la remolacha. En un tazón por separado, revuelve el aceite de oliva, el jugo de limón y la mostaza. Vierte el aderezo sobre la ensalada. Divide en 4 platos y deja a un lado.

PREPARA EL PESCADO:

Prepara la parrilla o utiliza una sartén de fierro a temperatura media. Barniza cada porción de pescado con aceite de oliva y sazona con sal y pimienta. Cuando la parrilla o la sartén esté caliente, cocina el pescado durante 3 minutos por cada lado, o hasta que esté cocinado por completo. Sirve encima de la ensalada con un gajo de limón a un lado. **Análisis nutricional por porción (4 onzas de pargo, 2 tazas de ensalada con aderezo):** calorías 330, grasa 17 g, grasa saturada 2 g, colesterol 53 mg, fibra 7 g, proteína 34 g, carbohidratos 12 g, sodio 146 mg

BROCHETAS DE POLLO SABOR ORIENTAL

Porciones: 4   Tiempo de preparación 35 a 60 minutos
Tiempo de cocción: 10 minutos

PARA MARINAR:

- ½ taza de tamari sin gluten, bajo en sodio
- 1 cucharadita de jengibre fresco rallado
- 3 dientes de ajo, machacados

- 2 cucharadas de aceite de sésamo
- 1½ cucharaditas de polvo de cinco especias

BROCHETAS DE POLLO:

- 1½ libras de pechuga de pollo, deshuesada y sin piel, cortada en tiras de ½ pulgada
- 12 brochetas de bambú de 12 pulgadas, remojados en agua

PREPARA LA MARINADA:

Mezcla los ingredientes en un plato grande y poco profundo para hornear.

PREPARA LAS BROCHETAS

Ensarta el pollo en las brochetas, dejando aproximadamente 2 pulgadas en cada extremo. Coloca las brochetas en el plato para hornear, rótalas para cubrir el pollo con la marinada, tapa y refrigera de 30 a 60 minutos. Cubre los extremos de las brochetas con papel aluminio para que no se quemen.

Prepara la parrilla o precalienta el asador (si utilizas el asador, coloca las brochetas sobre una sartén para asador). Cocina durante 2 minutos por cada lado. Sirve sobre una cama de verduras de hoja marchitas (ve la receta más adelante).

VERDURAS DE HOJA MARCHITAS

Porciones: 4   *Tiempo de preparación: 10 minutos*

- 4 tazas de col rizada, sin tallos
- 4 tazas de berros u hojas de mostaza, sin tallos
- 8 tazas de espinaca
- ½ taza de agua
- 2 cucharadas de aceite de oliva extra virgen
- Sal y pimienta negra recién molida, al gusto

Rompe las hojas en trozos de 2 o 3 pulgadas. Calienta una cacerola grande a temperatura media y agrega el agua, el aceite de oliva y la col rizada. Tapa y deja que la col rizada se marchite durante 1 a 2 minutos. Agrega el berro o las hojas de mostaza y déjalas que se marchiten por otros 1 a 2 minutos. Por último, agrega la espinaca y déjala marchitarse otros 1 a 2 minutos. Escurre cualquier exceso de agua, agrega sal y pimienta y sirve.

Análisis nutricional por porción (2 tazas de verduras): calorías 128, grasa 8 g, grasa saturada 0 g, colesterol 0 mg, fibra 4 g, proteína 6 g, carbohidratos 12 g, sodio 106 mg

PECHUGAS DE POLLO CUBIERTAS DE HIERBAS CON AJO ASADO

Porciones: 4   Tiempo de preparación: 20 minutos
Tiempo de cocción: 50 minutos

- 3 cucharadas de aceite de oliva extra virgen
- 2 cabezas de ajo, corta la parte superior
- 4 pechugas de pollo, deshuesadas y sin piel (4 a 6 onzas cada una)
- ¼ de taza de perejil fresco picado
- 1 cucharada de romero fresco picado
- 1 cucharada de tomillo fresco picado
- Pimienta negra recién molida
- ½ cucharadita de sal de mar
- Opcional; ½ cucharadita de salvia fresca picada
- ¼ de taza de macadamias o anacardos, machacados
- 1 cucharada de mostaza de Dijon
- 1 manojo de espárragos, cortados
- 2 tazas de ensalada verde

Precalienta el horno a 375 °F. Rocía 1 cucharada de aceite de oliva sobre las cabezas de ajo y ásalas en el horno durante 30 a 40 minutos. Mientras el ajo se asa, coloca cada pechuga de pollo en una bolsa de plástico y golpéala firmemente con un cuchillo de carnicero para aplanarla ligeramente. Mezcla las hierbas, la sal, la pimenta y los frutos secos en un tazón pequeño y coloca la mezcla en un plato extendido. Barniza cada pechuga con una capa delgada de mostaza de Dijon y cubre cada lado con la mezcla de hierbas.

Calienta una cucharada de aceite de oliva en una sartén para saltear a temperatura media. Saltea las pechugas con el lado suave y redondeado hacia abajo durante 3 o 4 minutos. Baja el fuego a temperatura baja y voltea las pechugas, cocina otros 3 minutos hasta que estén cocidas por completo. Retira la sartén y colócala a un lado.

Calienta una cucharada de aceite de oliva en una sartén limpia a temperatura media. Saltea los espárragos durante 3 a 4 minutos, hasta que estén suaves. Retírala del fuego.

Rebana cada pechuga de pollo en ángulo. Saca el ajo asado de su cáscara y repártelo de manera equivalente sobre las 4 porciones de pollo. Acomoda los espárragos sobre las verduras.

Análisis nutricional por porción (una pechuga de pollo de 4 onzas, aproximadamente 5 tallos de espárrago y ½ taza de verduras): calorías 290, grasa 16 g, grasa saturada 3 g, colesterol 65 mg, fibra 4 g, proteína 28 g, carbohidratos 10 g, sodio 301 mg

BACALAO HORNEADO CON PESTO DE ACEITUNA Y ALCAPARRA

Porciones: 4   *Tiempo de preparación: 15 minutos*
Tiempo de cocción: 20 minutos

- 1 taza de aceitunas kalamata sin semilla
- ¼ de taza de alcaparras, drenadas
- 1 cucharada de cáscara de limón amarillo, más el jugo de 1 limón amarillo
- 1 taza de perejil fresco picado
- 2 dientes de ajo
- ½ taza de nueces crudas

- ¼ de taza de aceite de oliva extra virgen
- 4 filetes de bacalao (4 a 6 onzas cada uno, o el pescado de tu preferencia)

Precalienta el horno a 350 °F. En un procesador de alimentos, mezcla las aceitunas, las alcaparras, la cáscara y el jugo de limón, el perejil, el ajo y las nueces y procesa todo durante 20 segundos. Rocía el aceite de oliva mientras el motor está en marcha; activa para mezclar. Unta más o menos una cucharada del pesto de aceituna y alcaparra en cada filete de pescado. Coloca el pescado en un plato para horno engrasado. Hornea durante 20 minutos y sirve acompañado del rabé con ajo y tomates cherry (ve la receta más adelante).

Análisis nutricional por porción (un filete de bacalao de 4 onzas con una cucharada de pesto): calorías 390, grasa 28 g, grasa saturada 3 g, colesterol 62 mg, fibra 3 g, proteína 31 g, carbohidratos 6 g, sodio 647 mg

Rabé con Ajo y Tomates Cherry

Porciones: 4   Tiempo de preparación: 5 minutos
Tiempo de cocción: 4 minutos

- 2 cucharadas de aceite de oliva extra virgen
- 4 dientes de ajo, picados
- 2 manojos de rabé, cortados
- ½ taza de agua
- 2 tazas de tomates cherry, en mitades
- Sal y pimienta negra recién molida, al gusto

Calienta el aceite de oliva en una cacerola a temperatura media. Agrega el ajo y saltéalo durante 10 segundos, después agrega el rabé y saltéalo hasta que esté un poco marchito. Agrega el agua y los tomates cherry; tapa. Deja que se cocine al vapor durante 3 minutos o hasta que el rabé esté suave. Sazona con sal y pimienta.

Análisis nutricional por porción (1½ tazas): calorías 116, grasa 8 g, grasa saturada 0 g, colesterol 0 mg, fibra 4 g, proteína 4 g, carbohidratos 10 g, sodio 276 mg

PECHUGA DE POLLO ASADA CON ROMERO

Porciones: 4   Tiempo de preparación: 10 minutos
Tiempo de cocción: 10 minutos

- ¼ de taza de romero fresco, finamente picado
- 2 cucharadas de mostaza de Dijon
- La cáscara de 1 limón amarillo
- 1 cucharada de aceite de oliva
- 4 pechugas de pollo, deshuesadas y sin piel (4 a 6 onzas cada una)
- Sal y pimienta negra recién molida, al gusto

Precalienta el horno a 400 °F. Mezcla el romero picado, la mostaza, la cáscara de limón y el aceite de oliva en un tazón pequeño para hacer una pasta y frotarla en ambos lados de cada pechuga de pollo. Sazona con sal y pimienta y hornea durante 5 minutos en un plato para hornear engrasado. Baja la temperatura a 350 °F y cocina por otros 5 minutos más o menos; el pollo debe estar firme pero no rosa por dentro. Utiliza un termómetro para asegurarte de que la temperatura sea al menos de 165 grados en el centro. Ten cuidado de no cocinar de más. Acompaña con calabacita y tomates al horno (ve la receta que está a continuación).

Análisis nutricional por porción (una pechuga de pollo de 4 onzas): calorías 145, grasa 5 g, grasa saturada 1 g, colesterol 60 mg, fibra 2 g, proteína 24 g, carbohidratos 5 g, sodio 138 mg

CALABACITAS Y TOMATES AL HORNO

Porciones: 4   Tiempo de preparación: 10 minutos
Tiempo de cocción: 10 minutos

- 2 cucharadas de aceite de oliva extra virgen, más un excedente para engrasar la charola para hornear

- 4 calabacitas, rebanadas en diagonal en piezas de ¼ de pulgada
- 4 tomates, rebanados
- 2 cebollas, finamente rebanadas
- Sal y pimienta negra recién molida, al gusto
- 1 aguacate, sin hueso y en cubos
- 1 taza sin compactar de hojas de albahaca fresca

Precalienta el horno a 375 °F. Engrasa una charola para hornear con aceite de oliva y acomoda de forma alternada rebanadas de calabacita, tomates y cebollas, para que formen 4 capas. Rocía 2 cucharadas de aceite de oliva y sazona con sal y pimienta. Hornea durante 10 minutos. Sirve con el aguacate rebanado y la albahaca.

Análisis nutricional por porción (1½ tazas de verduras, ¼ de un aguacate): calorías 236, grasa 15 g, grasa saturada 2 g, colesterol 0 mg, fibra 8 g, proteína 5 g, carbohidratos 17 g, sodio 132 mg

VERDURAS SALTEADAS CON ALMENDRAS

Porciones: 4   Tiempo de preparación: 20 minutos
Tiempo de cocción: 10 minutos

- 1 cucharada de aceite de oliva extra virgen
- 1 cucharada de aceite de sésamo
- 2 tallos de apio, finamente rebanados de manera transversal
- 1 cebolla, cortada por la mitad y finamente rebanada
- 2 zanahorias, sin cáscara y rebanadas en medias lunas
- 2 tazas de brotes de brócoli o bok choy rebanado
- 1 pimiento rojo o amarillo, sin semillas y rebanado en tiras
- opcional: 16 onzas de tofu orgánico firme, en cubos
- 1 trozo de 2 pulgadas de jengibre, sin cáscara y en julianas
- 2 dientes de ajo, rebanados
- 1 chile jalapeño, sin semillas y finamente rebanado
- 6 hongos, sin tallos, finamente rebanados
- ½ taza de almendras naturales enteras

■ ¼ de taza de agua (o más, si es necesario)

■ 2 cucharadas de tamari sin gluten y bajo en sodio

■ ½ taza de hojas enteras de albahaca

■ 3 cebollinos, finamente rebanados de manera transversal

En una sartén para saltear grande o en un wok, calienta el aceite de oliva y el aceite de sésamo a temperatura media a alta. Agrega el apio, las cebollas y las zanahorias y saltéalas durante 2 minutos. Agrega el brócoli o bok choy, los pimientos y el tofu, si lo utilizas, y saltea durante otros 2 minutos. Agrega el jengibre, el ajo, el jalapeño y los hongos y cocina por 2 minutos más. Agrega las almendras, un poco de agua, según sea necesario, y el tamari y continúa el salteado hasta que las verduras estén cocidas, pero crujientes. Revuelve con la albahaca y los cebollinos justo antes de servir.

Análisis nutricional por porción (1¼ tazas de verduras con ⅓ de taza de tofu): calorías 271, grasa 18 g, grasa saturada 2 g, colesterol 0 mg, fibra 6 g, proteína 15 g, carbohidratos 18 g, sodio 408 mg

Análisis nutricional por porción (1¼ tazas de verduras sin tofu): calorías 180, grasa 15 g, grasa saturada 1 g, colesterol 0 mg, fibra 5 g, proteína 6 g, carbohidratos 16 g, sodio 342 mg

BISTEC A LA PARRILLA CON PIMIENTA

Porciones: 4   Tiempo de preparación: 10 minutos

Tiempo de cocción: 7 a 8 minutos

■ 4 piezas de bistec de falda (5 onzas, o el corte de tu preferencia)

■ 1 cucharada de aceite de oliva extra virgen

■ ¼ de taza de pimienta negra recién molida

■ opcional: 1 cucharadita de pimienta picante molida

■ ½ cucharadita de sal

■ 1 cucharada de perejil fresco picado

Prepara la parrilla o utiliza una sartén tipo parrilla. Barniza cada pieza de carne con ¼ de cucharada de aceite de oliva. Mezcla las pimientas y la sal en un tazón pequeño y frota la carne con la mezcla; deja que repose durante 5 minutos. Cocina los bistecs en la parrilla durante 3 a 4 minutos por cada lado (o al término que desees). Deja que reposen durante 5 minutos antes de rebanar.

Espolvorea perejil picado y sirve con la ensalada de tu elección.

Análisis nutricional por porción (bistec de 5 onzas): calorías 353, grasa 22 g, grasa saturada 7 g, colesterol 78 mg, fibra 5 g, proteína 41 g, carbohidratos 5 g, sodio 356 mg

PARGO AL VAPOR CON JENGIBRE Y CEBOLLINOS

Porciones: 4   Tiempo de preparación: 10 minutos
Tiempo de cocción: 10 minutos

- 4 filetes de pargo (4 a 6 onzas cada uno, o el pescado de tu preferencia)
- 8 hongos shiitake, cortados en cuartos
- 1 trozo de jengibre de una pulgada, sin cáscara y finamente rebanado
- 1 manojo de espárragos, cortados y rebanados de manera transversal en piezas de 2 pulgadas
- 4 cebollinos, rebanados de manera transversal en piezas de 1 pulgada
- 2 dientes de ajo, rebanados
- 2 cucharadas de tamari, sin gluten y bajo en sodio
- 1 pinta de caldo de pescado o agua
- 1 cucharada de aceite de sésamo

Acomoda los filetes de pescado en una sartén para saltear de 8 pulgadas con tapa. Agrega los hongos, el jengibre, los espárragos, los cebollinos, el ajo, el tamari y el caldo de pescado o agua; tapa. Enciende el fuego a temperatura media y deja que hierva la mezcla. Baja la temperatura y deja que se cocine a fuego lento por unos 7 minutos, hasta que el pescado esté cocinado por completo. Rocía aceite de sésamo sobre cada pieza y sirve en tazones individuales con el caldo en que se cocinó el pescado.

Análisis nutricional por porción (pescado de 4 onzas, con verduras): calorías 245, grasa 5 g, grasa saturada 1 g, colesterol 0 mg, fibra 5 g, proteína 27 g, carbohidratos 26 g, sodio 437 mg

TOFU A LA PARRILLA CON PESTO DE CILANTRO

Porciones: 4   *Tiempo de preparación: 20 minutos*
Tiempo de cocción: 10 minutos

TOFU:

- 3 cucharadas de tamari, sin gluten y bajo en sodio
- 2 cucharadas de aceite de sésamo
- 16 onzas de tofu orgánico firme, cortado en 8 rebanadas
- 2 calabacitas, rebanadas de manera transversal en trozos de ¼ de pulgada

PESTO:

- 1 manojo (3 onzas) de albahaca fresca, sin tallos
- 1 manojo (2 tazas) de cilantro fresco, sin tallos
- 2 dientes de ajo, picados
- 1 trozo de jengibre de ½ pulgada, sin cáscara y picado
- 3 cebollinos, cortados y rebanados en trozos grandes
- ¼ de taza de piñones o nueces crudas
- ½ taza de aceite de oliva extra virgen (aparta 1 cucharada para servir)
- 4 onzas de rúcula o de tu verdura favorita
- Sal y pimienta negra recién molida, al gusto

PREPARA EL TOFU:

Prepara la parrilla o utiliza una sartén tipo parrilla. En un tazón grande, mezcla el tamari y el aceite de sésamo; agrega el tofu y las rebanadas de calabacita y deja marinando durante 10 minutos. Cocina a la parrilla primero la calabacita, como dos minutos por lado, después el tofu alrededor de 3 minutos por lado. Ponlo aparte.

PREPARA EL PESTO:

Coloca en un procesador todos los ingredientes, excepto la rúcula o las demás verduras, la sal y la pimienta y la cucharada de aceite de oliva que apartaste y activa hasta que la mezcla quede homogénea. Si es necesario, agrega 2 cucharadas de agua para obtener una consistencia menos espesa. Sazona con sal y pimienta.

ARMA EL PLATILLO:

Mezcla la rúcula o las otras verduras con el aceite de oliva restante; divide la mezcla en 4 platos, colocando cada porción en un lado del plato. Acomoda el tofu y la calabacita en el lado vacío de cada plato y rocía el pesto.

Análisis nutricional por porción (2 piezas de tofu, ¼ de una calabacita, 2 cucharadas de pesto): calorías 456, grasa 42 g, grasa saturada 6 g, colesterol 0 mg, fibra 5 g, proteína 16 g, carbohidratos 12 g, sodio 562 mg

OPCIONES DE ALMUERZO DEL PLAN DE AVENTURA

ENSALADA DE COL RIZADA Y BERZA ROJA PICADAS CON ALBÓNDIGAS DE PAVO

Porciones: 4   *Tiempo de preparación: 20 minutos*
Tiempo de cocción 20 minutos

ENSALADA DE COL RIZADA Y BERZA PICADAS:

- 2 manojos de col rizada, sin tallos y finamente rebanada
- ½ berza roja, finamente rebanada
- ¼ de taza de semillas de girasol crudas
- 2 cucharadas de aceite de oliva extra virgen
- El jugo de ½ limón amarillo
- ¼ de cucharadita de sal
- Opcional: 1 aguacate, sin semilla y rebanado

ALBÓNDIGAS DE PAVO:

- 1 libra de pavo molido
- ½ cebolla, en cubitos
- ¼ de taza de apio, en cubitos
- 1 cucharada de puré de tomate (½ taza más para poner 1 cucharadita sobre cada albóndiga)
- 1 huevo
- 1 cucharadita de tomillo deshidratado
- 1 cucharadita de salvia deshidratada
- 1 cucharadita de romero deshidratado
- ½ cucharadita de sal
- ½ cucharadita de pimienta negra recién molida

PREPARA LA ENSALADA:

Mezcla todos los ingredientes en un tazón y divide la mezcla en 4 platos. Si lo deseas, adorna con ¼ de un aguacate por porción.

PREPARA LAS ALBÓNDIGAS:

Precalienta el horno a 350 °F. En un tazón grande, mezcla todos los ingredientes excepto el puré de tomate adicional para bañar las albóndigas. Utiliza una cuchara para helado para dar forma y tamaño de pelota de golf a las albóndigas y colócalas sobre una charola para hornear (la receta debe rendir para 12 a 16 albóndigas). Baña cada albóndiga con 1 cucharadita de pasta de tomate. Hornea durante 20 minutos, volteando una vez. Sirve junto con la ensalada.

Análisis nutricional por porción (4 albóndigas con 1½ tazas de ensalada): calorías 322, grasa 18 g, grasa saturada 4 g, colesterol 106 mg, fibra 5 g, proteína 29 g, carbohidratos 17 g, sodio 462 mg

ENSALADA DE BOK CHOY CON TOFU
O ALMENDRAS NATURALES

Porciones: 4   *Tiempo de preparación: 30 minutos*

- 2 cabezas medianas de bok choy, finamente rebanado
- 1 taza de wakame, cubierto con agua suficiente para suavizar
- 2 cucharadas de semillas de sésamo blanco
- 1 taza de espárragos, cortados y finamente rebanados de manera transversal
- 2 tallos de apio, en cubitos
- 1 zanahoria pequeña, sin cáscara y rebanada finamente por el sesgo
- 4 cebollinos, finamente rebanados de manera transversal
- 4 rábanos rojos, finamente rebanados hasta ocupar ½ de taza
- 2 cucharadas de jengibre fresco rallado
- ½ taza de cilantro, picado en piezas grandes
- 2 cucharadas de vinagre de sidra de manzana
- El jugo de 2 limones verdes, más la cáscara de 1 limón verde
- ¼ de taza de tamari, sin gluten y bajo en sodio
- ½ cucharadita de pimienta roja
- 1 aguacate, sin semilla y en cubos
- 16 onzas de tofu firme, en cubos, o 1 taza de almendras naturales enteras

Mezcla todos los ingredientes en un tazón grande. Para obtener el máximo de sabor, deja que la ensalada repose durante 30 minutos antes de servir.

Análisis nutricional por porción (1½ tazas de ensalada con tofu): calorías 252, grasa 14 g, grasa saturada 2 g, colesterol 0 mg, fibra 7 g, proteína 15 g, carbohidratos 20 g, sodio 444 mg

Análisis nutricional por porción (1½ tazas de ensalada con almendras): calorías 227, grasa 4 g, grasa saturada 1 g, colesterol 0 mg, fibra 6 g, proteína 10 g, carbohidratos 19 g, sodio 432 mg

Paté de Nuez con Salsa de Tomate Fresco

Porciones: 4   *Tiempo de preparación: 20 minutos*

PATÉ DE NUEZ:

- 2 tazas de nueces crudas
- 4 tallos de apio, en cubos
- ½ cebolla roja, en cubitos
- 1 cucharada de perejil fresco picado
- 1 cucharadita de tomillo fresco
- 1 cucharada de cáscara de limón
- 1 cucharada de aceite de oliva extra virgen
- 1 cucharadita de pimienta negra recién molida
- ¼ de cucharadita de sal

SALSA DE TOMATE:

- 3 tomates maduros, sin semillas y en cubos
- el jugo de 1 limón verde
- ½ taza de cilantro, picado
- ½ cebolla roja, en cubos
- ¼ de cucharadita de pimienta roja o ½ pimiento jalapeño, sin semillas y finamente machacado
- ½ cucharadita de comino
- ½ cucharadita de sal
- ½ cucharadita de pimienta negra recién molida
- 4 hojas de lechuga romana

PREPARA EL PATÉ:

Coloca las nueces en un procesador de alimentos y actívalo durante 20 segundos. Agrega el apio y la cebolla y activa nuevamente durante 20 segundos. Adiciona el resto de los ingredientes y activa por otros 10 segundos. Traslada el paté a un tazón.

PREPARA LA SALSA:

Mezcla todos los ingredientes, excepto la lechuga romana, en un tazón mediano. Para mayor condimento, agrega más pimienta roja o chile al gusto.

ARMA EL PLATILLO:

Sirve el paté sobre las hojas de lechuga y baña con la salsa.

Análisis nutricional por porción (¾ taza de paté con 2 cucharadas de salsa): calorías 406, grasa 36 g, grasa saturada 2 g, colesterol 0 mg, fibra 6 g, proteína 15 g, carbohidratos 14 g, sodio 324 mg

Rollos de Verduras con Pollo Deshebrado y Crema de Frutos Secos

Porciones: 4   *Tiempo de preparación: 30 minutos*
Tiempo de cocción: 10 minutos

MEZCLA DE VERDURAS:

- 1 zanahoria mediana, sin cáscara y finamente rebanada o rallada
- 3 calabacitas medianas, finamente rebanadas o ralladas
- ½ berza Napa (u otra berza blanca), rallada
- ¼ de una berza roja, rallada
- 1 taza de menta fresca, en julianas
- ½ taza de cebollinos, rebanados de manera transversal

PECHUGAS DE POLLO ESCALFADAS:

- 4 tazas de agua
- 1 ramita de tomillo fresco
- 1 ramita de romero fresco
- 1 cucharadita de sal
- 4 pechugas de pollo, deshuesadas y sin piel (4 a 6 onzas cada una)

CREMA DE FRUTOS SECOS:

- 1 taza de piñones o anacardos naturales
- ½ taza de jugo de limón amarillo recién exprimido
- 1 pizca de sal
- Opcional: ¼ de cucharadita de pimienta roja

WRAPS DE REPOLLO:

- 4 hojas de repollo, sin tallos, cortadas a lo largo en mitades
- 2 tazas de agua hirviendo

PREPARA LA MEZCLA DE VERDURAS PARA LOS ROLLOS:

Mezcla todos los ingredientes en un tazón grande.

PREPARA EL POLLO:

Hierve el agua en una cacerola grande. Agrega el tomillo, el romero y la sal. Baja la temperatura para cocinar a fuego lento y con cuidado agrega las pechugas de pollo. Tapa y deja cocinar a fuego lento por unos 10 minutos; retíralas del fuego y déjalas reposar, tapadas, por otros 10 minutos. Cuando las pechugas estén frías, deshébralas a mano o con un tenedor.

PREPARA LA CREMA DE FRUTOS SECOS:

Coloca todos los ingredientes en una licuadora y licúa hasta que la mezcla sea homogénea pero espesa; agrega agua si es necesario.

ARMA LOS ROLLOS:

Coloca las hojas de repollo sobre una charola para hornear y vierte lentamente el agua hirviendo para suavizarlas; escurre, deja enfriar y secar. Mezcla la crema de frutos secos, el pollo deshebrado y la mezcla de verduras. Coloca una hoja de repollo con la cara lisa hacia abajo y deposita aproximadamente ½ taza de relleno en un extremo, después enrolla hasta que quede apretado. Continúa hasta que los rollos estén preparados y sirve dos por persona.

Análisis nutricional por porción (2 wraps de repollo con 1½ cucharadas de crema de frutos secos por wrap): calorías 455, grasa 26 g, grasa saturada 3 g, colesterol 82 mg, fibra 9 g, proteína 43 g, carbohidratos 21 g, sodio 504 mg

ENSALADA DE VERDURAS PICADAS CON SALMÓN

Porciones: 4   Tiempo de preparación: 15 minutos
Tiempo de Cocción: 10 minutos

SALMÓN:

- 4 filetes de salmón (4 a 6 onzas cada uno)
- 1 cucharada de aceite de oliva extra virgen
- Sal y pimienta negra recién molida, al gusto

ADEREZO:

- El jugo de ½ limón amarillo
- 3 cucharadas de aceite de oliva extra virgen
- 1 cucharadita de mostaza de Dijon

ENSALADA:

- 1 cabeza de lechuga romana, sin las hojas externas y sin el corazón, cortada en piezas de ½ pulgada
- 1 pepino, sin cáscara, sin semillas y en cubos
- ½ cebolla roja pequeña, en cubos
- 6 rábanos, cortados y en cubos
- 2 tomates medianos, sin semillas y en mitades
- 1 pimiento amarillo, sin semillas y en cubos
- ¼ de taza de perejil fresco, picado
- ½ taza de hojas de albahaca fresca, picadas

- ¼ de taza de eneldo fresco, picado
- ¼ de taza de alcaparras, drenadas o aceitunas kalamata, enjuagadas y en mitades

PREPARA EL SALMÓN:

Prepara la parrilla o utiliza una sartén tipo parrilla. Barniza ligeramente el salmón con aceite de oliva y sazona con sal y pimienta. Cocina a la parrilla, tapado, durante 3 minutos por cada lado, hasta que se encuentre firme al tacto o cocinado por completo. Cuando se enfríe, parte el salmón con un tenedor.

PREPARA EL ADEREZO:

En un tazón pequeño, mezcla el jugo de limón, el aceite de oliva y la mostaza.

PREPARA LA ENSALADA:

Mezcla todos los ingredientes en un tazón grande y agrega el salmón. Mezcla con el aderezo y sirve.

Análisis nutricional por porción (2 tazas de ensalada, 4 onzas de salmón): calorías 347, grasa 21 g, grasa saturada 3 g, colesterol 70 mg, fibra 4 g, proteína 27 g, carbohidratos 14 g, sodio 494 mg

Ensalada de Pepino con Atún Falso de Girasol

Porciones: 4   *Tiempo de preparación: 30 minutos*

- 1 taza de almendras naturales
- 2 tazas de semillas de girasol crudas
- 2 calabacitas, sin cáscara y cortadas en cubos de 1 pulgada
- 2 cucharadas de cebolla roja, picada
- ¼ de taza de apio picado
- 1 cucharada de jengibre fresco rallado
- ¼ de taza de jugo de limón amarillo
- 1 cucharada de tamari, sin gluten y bajo en sodio

- ¼ de taza de cilantro, finamente picado
- ¼ de taza de perejil, finamente picado
- Opcional: una pizca de pimienta roja
- Sal y pimienta negra recién molida, al gusto
- Opcional: hojuelas de dulse o nori finamente rebanado

ENSALADA DE PEPINO Y TOMATE:

- 3 a 4 tazas de tomates orgánicos frescos en cuartos (o en corte grueso)
- 2 pepinos medianos, sin semillas y en cubos
- 2 cucharadas de aceite de oliva extra virgen
- Jugo y cáscara de 1 limón amarillo
- Sal y pimienta negra recién molida, al gusto
- ¼ de taza de albahaca fresca, en julianas

PREPARA EL ATÚN FALSO:

Coloca las almendras en un procesador de alimentos y actívalo durante 30 segundos. Agrega las semillas de girasol y activa nuevamente durante 20 segundos. Agrega las calabacitas, las cebollas y el apio y activa otros 20 segundos (hasta que todo parezca del tamaño del arroz). Vierte en un tazón y agrega jengibre, jugo de limón, tamari y hierbas frescas. Agrega pimienta roja para mayor condimento. Mezcla bien y sazona con sal y pimienta. Opcional: espolvorea con hojuelas de dulse o nori finamente rebanado.

PREPARA LA ENSALADA:

Mezcla todos los ingredientes en un tazón y sirve junto con el atún falso de girasol (sobre una cama de verduras, si gustas).

Análisis nutricional por porción (½ taza de atún falso, 1 taza de ensalada de pepino): calorías 405, grasa 32 g, grasa saturada 3 g, colesterol 0 mg, fibra 9 g, proteína 14 g, carbohidratos 26 g, sodio 326 mg

Tortas de Bacalao sobre Ensalada Mixta

Porciones: 4   *Tiempo de preparación: 20 minutos*

Tiempo de cocción: 15 minutos

TORTAS DE BACALAO:

- 4 filetes de bacalao (4 a 6 onzas cada uno)
- ½ taza de semillas de calabaza o macadamias
- 1 huevo
- 1 cucharada de tomillo fresco, picado
- 1 cucharada de perejil picado
- ¼ de taza de cebolla roja, en cubos
- 1 cucharada de cáscara de limón amarillo, más 1 cucharadita de jugo de limón
- 1 cucharadita de mostaza de Dijon
- 1 pizca de pimienta roja
- ½ cucharadita de sal
- ½ cucharadita de pimienta negra recién molida
- 1 cucharada de aceite de oliva extra virgen

ENSALADA:

- 8 tazas de ensalada mixta de tu preferencia
- 2 tomates medianos, cortados en gajos
- 1 cucharada de aceite de oliva extra virgen
- 1 cucharada de jugo de limón amarillo

PREPARA EL PESCADO:

Coloca aproximadamente ¼ de pulgada de agua en una vaporera o cacerola y ponla a hervir. Agrega los filetes de bacalao, tapa y cocina a temperatura media por unos 7 minutos o hasta que el pescado esté translúcido. Deja que se enfríe. Corta el pescado en hojuelas utilizando un tenedor.

En un molino para especias o en un procesador de alimentos, muele las semillas de calabaza o macadamias hasta que tengan el tamaño de migas de pan medianas. Otra alternativa es colocar los frutos secos en una bolsa de plástico y molerlos utilizando un rodillo de cocina.

En un tazón grande, mezcla el huevo y agrega las hierbas, la cebolla, la cáscara de limón y el jugo de limón. Agrega las hojuelas de pescado, la mostaza, la pimienta roja, la sal y la pimienta. Forma 4 tortitas. Esparce las semillas de calabaza o macadamias molidas en un plato y cubre las tortitas por todos lados.

Calienta el aceite de oliva en una sartén para saltear a temperatura media. Cocina las tortas de bacalao durante 3 minutos por lado.

ARMA EL PLATILLO:

Sirve cada torta de bacalao junto o sobre las verduras, adorna con gajos de tomate y rocía aceite de oliva y jugo de limón.

Análisis nutricional por porción (1 torta de bacalao con ensalada): calorías 322, grasa 17 g, grasa saturada 3 g, colesterol 103 mg, fibra 3 g, proteína 33 g, carbohidratos 10 g, sodio 482 mg

RÚCULA, AGUACATE Y PARGO A LA PARRILLA

Porciones: 4   *Tiempo de preparación: 20 minutos*
Tiempo de cocción: 7 minutos

PESCADO:

- 4 filetes de pargo (4 a 6 onzas cada uno)
- 1 cucharada de aceite de oliva extra virgen
- Sal y pimienta negra recién molida, al gusto
- 4 gajos de limón amarillo, para la presentación

ENSALADA:

- 4 onzas de rúcula, sin los tallos largos
- 1 cabeza de lechuga romana, sin las hojas externas y sin el corazón
- ½ aguacate sin semilla y en cubos

- 1 taza de brotes
- 6 rábanos rojos, en mitades
- 1 taza de tomates cherry, en mitades
- 1 cucharada de zanahoria recién rallada
- 1 cucharada de remolacha recién rallada

ADEREZO:

- 3 cucharadas de aceite de oliva extra virgen
- El jugo de 1 limón amarillo
- 1 cucharada de mostaza de Dijon
- Pimienta negra recién molida, al gusto

PREPARA EL PESCADO:

Prepara la parrilla o utiliza una sartén de fierro. Barniza cada filete de pescado con aceite de oliva. Cuando la parrilla esté caliente (si se utiliza una sartén, calienta a temperatura media), cocina el pescado durante 3 minutos por cada lado. Cuando el pescado esté cocinado por completo, retíralo del fuego y sazona con sal y pimienta.

PREPARA LA ENSALADA Y EL ADEREZO:

Mezcla los ingredientes de la ensalada en un tazón. En otro tazón pequeño, mezcla los ingredientes del aderezo. Rocía sobre la ensalada y mezcla. Divide la mezcla de ensalada en 4 platos.

ARMA EL PLATILLO:

Coloca un filete de pescado sobre cada porción de ensalada y adorna con un gajo de limón.

Análisis nutricional por porción (2½ tazas de ensalada, 4 onzas de pescado): calorías 268, grasa 16 g, grasa saturada 2 g, colesterol 58 mg, fibra 4 g, proteína 25 g, carbohidratos 8 g, sodio 305 mg

Wrap de Pavo Condimentado con Berro y Aguacate

Porciones: 4   *Tiempo de preparación: 10 minutos*

Tiempo de cocción: 20 minutos

PAVO CONDIMENTADO:

- 1 taza de aceite de oliva extra virgen
- 2 cebollas amarillas medianas, finamente rebanadas
- 8 dientes de ajo, machacados
- Trozos de 2 a 4 pulgadas de jengibre fresco (según el grado de condimento que te guste), sin cáscara y machacado
- 4 zanahorias medianas, sin cáscara y ralladas
- 1 cucharada de pimienta roja
- 1 cucharada más 1 cucharadita de semillas de cilantro molidas
- 1 cucharada más 1 cucharadita de cúrcuma molida
- ½ cucharada de canela molida
- Sal y pimienta negra recién molida, al gusto
- 1¼ libras de pavo magro molido
- ½ taza de caldo de pollo bajo en sodio
- ¼ de taza de cilantro fresco finamente picado

WRAPS:

- 16 hojas grandes de lechuga romana
- 2 aguacates, sin semilla, sin cáscara y machacados
- 2 tazas de espinaca baby
- 2 tazas de berros
- 1 limón verde, cortado en gajos

PREPARA EL PAVO CONDIMENTADO:

Calienta el aceite en un wok o sartén de fierro grande a temperatura media a alta. Saltea las cebollas, el ajo y el jengibre; revuelve constantemente hasta que esté aromático y suave, durante 3 a 4 minutos. Agrega las zanahorias, la pimienta roja, las semillas de cilantro, la cúrcuma y la canela. Sazona al gusto con sal y pimienta y mezcla bien. Después de un minuto agrega el pavo, utiliza un tenedor o cuchara de madera para separarlo en trozos. Revuelve suavemente la mezcla hasta que el pavo esté dorado y cocinado por completo, 6 a 8 minutos. Vierte el caldo de pollo y revuelve despegando del fondo de la olla todos los deliciosos trozos dorados. Apaga el fuego e incorpora el cilantro. Traslada la mezcla de pavo a un tazón pequeño.

ARMA EL PLATILLO:

Coloca las hojas de lechuga romana en un plato y esparce una cucharadita copeteada de aguacate machacado en cada hoja. Agrega un poco de espinacas y berro a cada wrap. Coloca encima montones pequeños del pavo condimentado y enrolla. Sirve con los gajos de limón verde a un lado.

Análisis nutricional por porción (4 wraps): calorías 566, grasa 36 g, grasa saturada 5 g, colesterol 70 mg, fibra 9 g, proteína 40 g, carbohidrato 27 g, sodio 314 mg

ENSALADA DE BERRO Y RÚCULA CON HUEVOS ESCALFADOS

Porciones: 4   *Tiempo de preparación: 10 minutos*
Tiempo de cocción: 10 minutos

ENSALADA:

- 4 tazas de rúcula
- 4 tazas de berros
- 1 taza de tomates cherry, en mitades
- ½ pepino, finamente rebanado
- ½ aguacate sin semilla, picado o rebanado

ADEREZO:

- 2 cucharadas de aceite de oliva extra virgen
- ½ cucharadita de sal
- 1 cucharadita de pimienta negra recién molida
- El jugo de 1 limón amarillo

HUEVOS:

- 8 huevos omega-3
- opcional: pimienta negra recién molida o pimienta roja

PREPARA LA ENSALADA Y EL ADEREZO:

Mezcla la rúcula, los berros, los tomates, los pepinos y el aguacate en un tazón. En otro tazón, mezcla aceite de oliva, sal, pimienta y jugo de limón. Rocía sobre la ensalada y revuelve. Divide la ensalada en 4 platos.

PREPARA LOS HUEVOS:

En una cacerola de 10 pulgadas pon 1 pulgada de agua y ½ cucharadita de sal. Hierve, después baja a temperatura media y mantén a fuego bajo. Rompe 2 huevos en un tazón pequeño. Con cuidado, vierte los huevos en el agua caliente y repite hasta que todos los huevos estén en la cacerola. Tapa y deja que los huevos se escalfen durante unos 3 minutos.

ARMA EL PLATILLO:

Con una espumadera, retira los huevos del agua y colócalos directamente sobre la ensalada. Espolvorea pimienta negra (o roja si te gusta el picante).

Análisis nutricional por porción (2½ tazas de ensalada, 2 huevos): calorías 263, grasa 19 g, grasa saturada 4 g, colesterol 350 mg, fibra 3 g, proteína 14 g, carbohidratos 6 g, sodio 389 mg

CENAS DEL PLAN DE AVENTURA

CURRY DE COCO CON PESCADO O TOFU

Porciones: 4   *Tiempo de preparación: 20 minutos*
Tiempo de cocción: 40 minutos

CURRY DE COCO:

- 3 cucharadas de manteca de coco extra virgen
- 1 cucharadita de semillas de mostaza
- 1 cucharadita de semillas de fenogreco
- 1 a 2 chiles frescos, finamente rebanados
- 1 trozo de jengibre de 1 pulgada, sin cáscara y picado en trozos gruesos
- 2 dientes de ajo, machacados
- Opcional: 6 hojas de curry
- 2 cebollas medianas, en cubos grandes
- ½ cucharadita de chile en polvo
- ½ cucharadita de cúrcuma
- 6 tomates medianos, sin semillas y en cubos grandes, o 1 lata (15 onzas) de tomates en cubos bajos en sodio
- 4 tazas de caldo de verduras bajo en sodio
- ½ taza de leche de coco sin endulzar
- Sal al gusto

PESCADO O TOFU:

- 4 filetes de bacalao (4 onzas cada uno) o cuatro porciones de 4 onzas de tofu firme

VERDURAS:

- 1 taza de brotes de coliflor
- 1 taza de calabacitas rebanadas
- 1 taza de bok choy baby picado
- 1 taza de espinacas

GUARNICIÓN:

- ▧ ½ taza de almendras naturales o anacardos naturales picados
- ▧ ½ manojo de cilantro fresco, sin tallos

PREPARA LA SALSA CURRY:

En una cacerola grande, calienta dos cucharadas de la manteca de coco a temperatura media. Agrega las semillas de mostaza y baja el fuego a temperatura baja. Cuando las semillas comiencen a reventar, agrega el fenogreco, los chiles, el jengibre, el ajo y las hojas de curry, si las usas. Revuelve durante unos 3 minutos, después agrega las cebollas en cubos y cocínalas durante 5 minutos hasta que estén suaves y de un color ligeramente marrón. Agrega el chile en polvo, la cúrcuma, los tomates en cubos y el caldo de verduras y deja que hiervan. Baja la temperatura y mantén a fuego lento durante 15 minutos. Agrega la leche de coco y mantén a fuego lento durante 5 minutos más. Sazona con sal y revuelve con el resto de la manteca de coco justo antes de servir.

PREPARA EL PESCADO O TOFU:

Si estás utilizando pescado, agrégalo a la salsa y cocínalo durante 5 a 7 minutos adicionales o hasta que el pescado esté opaco por dentro. Si estás utilizando tofu, cocínalo a fuego lento durante 5 minutos adicionales.

PREPARA LAS VERDURAS:

Hierve ½ taza de agua en una cacerola o sartén para saltear. Si utilizas cacerola, coloca las verduras en una vaporera de metal o de bambú dentro de la cacerola y cúbrela con una tapa. Cocina al vapor durante 3 a 5 minutos, hasta que las verduras estén suaves. Si utilizas la sartén para saltear, coloca las verduras en la sartén y tápala. Baja el fuego a temperatura media y deja que las verduras se cocinen al vapor durante 3 a 5 minutos.

ARMA EL PLATILLO:

Divide las verduras de manera equitativa entre 4 platos y sirve el curry sobre ellas. Adorna con almendras o anacardos y cilantro fresco.

Análisis nutricional por porción (1 taza de salsa curry, 1 taza de mezcla de verduras y 4 onzas de pescado): calorías 463, grasa 25 g, grasa saturada 16 g, colesterol 62 mg, fibra 9 g, proteína 25 g, carbohidratos 28 g, sodio 207 mg

Análisis nutricional por porción (1 taza de salsa curry, 1 taza de mezcla de verduras y 4 onzas de tofu): calorías 423, grasa 29 g, grasa saturada 17 g, colesterol 0 mg, fibra 10 mg, proteína 19 g, carbohidratos 30 g, sodio 129 mg

PECHUGA DE POLLO CON RATATOUILLE Y BRÓCOLI AL VAPOR

Porciones: 4   Tiempo de preparación: 35 minutos
Tiempo de cocción: 55 minutos

POLLO:

- 1 cucharada de aceite de oliva extra virgen
- 3 dientes de ajo, picados
- 1 cucharada de tomillo fresco picado
- 1 cucharada de perejil fresco picado
- 4 pechugas de pollo deshuesadas y sin piel (4 a 6 onzas cada una)

RATATOUILLE:

- 1 berenjena pequeña, cortada en piezas de ½ pulgada (la cáscara es opcional)
- 1 cucharadita de sal
- 4 cucharadas de aceite de oliva extra virgen
- 2 calabacitas, en cubos de ½ pulgada
- 2 pimientos rojos, sin semillas y en piezas de ½ pulgada
- 2 cebollas medianas, cortadas en piezas de ½ pulgada

- 4 dientes de ajo, finamente picados
- 1 lata (15 onzas) de tomates en cubos bajos en sodio
- opcional: 1 taza de caldo de verduras bajo en sodio
- ¼ de taza de perejil picado
- 1 cucharadita de tomillo fresco finamente picado
- Sal y pimienta negra recién molida, al gusto

BRÓCOLI:

- 2 cabezas medianas de brócoli, cortado en brotes

PREPARA EL POLLO:

Mezcla el aceite de oliva, ajo, tomillo y perejil en un tazón grande y agrega el pollo. Marina durante al menos 15 minutos. Calienta una sartén de fierro o tipo parrilla a temperatura media alta durante 1 minuto. Baja el fuego a temperatura media y dora el pollo durante 2 minutos por lado o hasta que esté bien dorado.

PREPARA EL RATATOUILLE:

Espolvorea la berenjena con sal y colócala en un colador. Déjala ahí durante 10 minutos. Cuando la berenjena haya reposado, enjuágala con agua y sécala. En una cacerola de 8 pulgadas, calienta 2 cucharadas de aceite de oliva a temperatura media. Cuando el aceite esté brillante, agrega la berenjena a la cacerola. Cocina ligeramente la berenjena durante 5 minutos hasta que esté ligeramente dorada. Retírala de la sartén y déjala a un lado. Agrega 1 cucharada de aceite de oliva y la calabacita y cocina durante 3 minutos, hasta que esté ligeramente dorada. Retira de la cacerola y déjala a un lado. Agrega los pimientos rojos y saltéalos durante 5 minutos hasta que estén suaves. Retíralos de la cacerola y déjalos a un lado. Agrega 1 cucharada del aceite de oliva que queda, saltea las cebollas durante 5 minutos hasta que se ablanden, después adiciona el ajo y cocina 2 minutos más. Agrega los tomates y cocina durante 5 minutos más. Regresa la berenjena, la calabacita y los pimientos a la cacerola y déjalos a fuego lento durante 20 minutos. Agrega el caldo (si prefieres una consistencia más ligera), el perejil y el tomillo; sazona con sal y pimienta y mantén a fuego lento por otros 10 minutos. Mientras el ratatouille está a fuego lento, prepara el brócoli.

PREPARA EL BRÓCOLI:

En una olla, pon a hervir aproximadamente 1 pulgada de agua. Agrega el brócoli, tapa la olla y cocina al vapor durante unos 3 minutos, hasta que esté en su punto de suavidad. Escurre el brócoli.

ARMA EL PLATILLO:

Divide el ratatouille en 4 platos. Corta cada pechuga de pollo en 3 rebanadas y coloca cada pechuga sobre un plato de ratatouille. Sirve con el brócoli a un lado.

Análisis nutricional por porción (6 onzas de pollo, 1¼ tazas de ratatouille y 1 taza de brócoli): calorías 418, grasa 18 g, grasa saturada 3 g, colesterol 66 mg, fibra 16 g, proteína 39 g, carbohidratos 38 g, sodio 377 mg

BROCHETAS DE VERDURAS CON SALMÓN O TOFU A LA PARRILLA

Porciones: 4   Tiempo de preparación: 40 minutos

Tiempo de cocción: 10 minutos

- 1 cebolla, cortada en trozos grandes
- 1 pimiento amarillo o rojo, sin semillas y cortado en trozos de 1 pulgada
- 12 champiñones u hongos cremini, sin tallo
- 1 calabacita, rebanada en medias lunas
- 16 onzas de salmón o 16 onzas de tofu, cortado en cubos de 1 pulgada

- 4 brochetas de bambú de 12 pulgadas, empapados en agua
- ¼ de taza de aceite de oliva extra virgen
- 1 cucharada de tomillo fresco picado
- 2 dientes de ajo, machacados
- ¼ de taza de mantequilla de almendras
- 1 cucharada de vinagre de sidra de manzana
- ½ chile, sin semillas
- 2 cucharadas de jugo de limón
- 8 onzas de agua
- Sal y pimienta negra recién molida, al gusto

Alterna las verduras y el pescado o el tofu en cada brocheta, asegurándote de apretar las piezas firmemente. Mezcla el aceite de oliva, el tomillo y el ajo en un platón para hornear grande y agrega las brochetas; deja marinando durante 30 minutos o más. Prepara la parrilla o utiliza el asador; mientras esperas, mezcla en la licuadora la mantequilla de almendras, el vinagre, el chile, el jugo de limón verde y el agua y licúa hasta que tenga consistencia homogénea (agrega más chile, si lo deseas). Escurre las brochetas y sazónalas con sal y pimienta. Cocina en la parrilla o asador de 7 a 10 minutos si utilizas salmón, según el grosor del pescado, o de 3 a 5 minutos por cada lado si utilizas tofu, hasta que las brochetas estén cocinadas, y sirve con Hojas de Repollo (ve la receta más adelante).

Análisis nutricional por porción (1 brocheta con salmón): calorías 308, grasa 18 g, grasa saturada 2 g, colesterol 45 mg, fibra 3 g, proteína 27 g, carbohidratos 12 g, sodio 104 mg

Análisis nutricional por porción (1 brocheta con tofu): calorías 279, grasa 20 g, grasa saturada 3 g, colesterol 0 mg, fibra 4 g, proteína 15 g, carbohidratos 14 g, sodio 23 mg

Hojas de Repollo

Porciones: 4   *Tiempo de preparación: 7 minutos*
Tiempo de cocción: 7 minutos

- 2 manojos de hojas de repollo, sin tallos
- 2 dientes de ajo, finamente rebanados a lo largo
- 1 cucharada de aceite de oliva extra virgen
- Sal y pimienta negra recién molida, al gusto

Separa las hojas en capas y enróllalas, después, haz rebanadas delgadas. Calienta una sartén para saltear a temperatura media, agrega el aceite de oliva y el ajo y cocina durante 30 segundos. Adiciona las hojas de repollo y cocina hasta que estén marchitas y suaves, como 7 minutos. Sazona con sal y pimienta.

Análisis nutricional por porción (1 taza de verduras): calorías 67, grasa 5 g, grasa saturada 0 g, colesterol 2 mg, fibra 1 g, proteína 1 g, carbohidratos 5 g, sodio 43 mg

Cacerola de Pescado Asado con Hinojo y Puerros

Porciones: 4   *Tiempo de preparación: 20 minutos*
Tiempo de cocción: 40 minutos

PESCADO:

- 2 cucharadas de aceite de oliva extra virgen
- 4 filetes de lubina o de bacalao (4 a 6 onzas cada uno)
- Sal y pimienta negra recién molida, al gusto
- 2 bulbos de hinojo medianos, cortados y rebanados finamente
- 2 puerros, rebanados (sólo la parte blanca)
- 2 dientes de ajo, aplastados
- 1 pinta de caldo de verduras bajo en sodio
- 4 tomates medianos, en cubos
- 6 ramitas de tomillo (o rodajas de limón); reserva 4 para adornar
- ¼ de taza de perejil fresco, picado
- ½ taza de aceitunas kalamata deshuesadas, enjuagadas y en mitades

ESPINACAS:

- 12 tazas de espinaca fresca

PREPARA LA CACEROLA:

Precalienta el horno a 350 °F. Calienta una cacerola para horno de 8 pulgadas a temperatura media y agrega una cucharada de aceite de oliva. Sazona el pescado con sal y pimienta y colócalo en la cacerola. Dora cada pieza durante unos 2 minutos por cada lado. Retira de la cacerola y deja a un lado.

Agrega el aceite de oliva restante a la misma cacerola. Agrega el hinojo, los puerros y el ajo y cocina a temperatura baja durante 5 minutos. Agrega el caldo y los tomates y cocina durante otros 5 minutos. Con cuidado, regresa el pescado a la cacerola y agrega 2 de las ramitas de tomillo (o rebanadas de limón), el perejil y las aceitunas. Tapa y cocina en el horno durante 20 minutos.

PREPARA LAS ESPINACAS:

Mientras se cocina el pescado, calienta ¼ de taza de agua en una cacerola a temperatura media. Agrega la espinaca y tapa durante unos 2 minutos. Escurre en un colador y divide en 4 tazones.

ARMA EL PLATILLO:

Con cuidado, retira la cacerola del horno. Utiliza una espumadera para colocar los filetes de pescado sobre la espinaca en cada tazón y sirve las verduras y el caldo encima. Adorna con ramitas de tomillo fresco (o rebanadas de limón, si lo prefieres).

Análisis nutricional por porción (4 onzas de pescado, 1¼ tazas de verduras):

Calorías 340, grasa 16 g, grasa saturada 2 g, colesterol 62 mg, fibra 8 g, proteína 31 g, carbohidratos 21 g, sodio 472 mg

POLLO CUBIERTO DE ALMENDRA Y LINAZA

Porciones: 4   *Tiempo de preparación: 35 minutos*
Tiempo de cocción 20 a 30 minutos

- 4 pechugas de pollo, deshuesadas y sin piel (4 a 6 onzas cada una)
- 1 cucharada de aceite de oliva extra virgen
- 1 cucharada de mantequilla de almendras
- 1 cucharadita de jugo de limón amarillo
- 1 cucharadita de sal
- 1 pizca de pimienta roja
- 1 cucharadita de perejil fresco picado
- 1 cucharadita de pimentón
- ⅓ de cucharadita de cebolla en polvo
- 3 cucharadas de semillas de linaza molidas
- ½ taza de harina de almendra (ve la nota más adelante)

Precalienta el horno a 350 °F. Enjuaga el pollo y sécalo con una toalla de papel. Coloca las pechugas de pollo entre hojas de papel encerado y golpéalas con un cuchillo de carnicero hasta que estén delgadas. En un tazón pequeño, mezcla el aceite de oliva, la mantequilla de almendras, el jugo de limón y todos los sazonadores (también puedes utilizar un procesador de alimentos pequeño para mezclar los ingredientes). Unta la mezcla en las pechugas de pollo (si tienes tiempo, deja que el pollo repose durante 10 a 15 minutos, o hasta 24 horas para mejorar el sabor).

Mezcla la linaza y la harina de almendra en un tazón pequeño y déjalo a un lado. Coloca las pechugas de pollo en una charola para hornear ligeramente engrasada. Espolvorea la mitad de la mezcla de almendra y linaza uniformemente sobre uno de los lados de cada pechuga de pollo. Palmea cada pieza de pollo con la mano para hacer que la cobertura se pegue al pollo. Voltea con cuidado cada pieza de pollo y repite el proceso utilizando la mitad sobrante de la mezcla de almendra y linaza. Coloca las pechugas al centro del horno y hornea durante 20 a 30 minutos, hasta que un termómetro de lectura instantánea llegue a 165 grados en la parte más gruesa del pollo o hasta que escurran jugos claros.

NOTA: La harina de almendra se puede encontrar en muchas tiendas de alimentos, en la sección de repostería orgánica. Otra alternativa es que hagas tu propia harina moliendo finamente almendras naturales enteras, rebanadas o picadas en un procesador de alimentos hasta que tengan la misma consistencia que la linaza molida.

Análisis nutricional por porción (una pechuga de pollo de 4 onzas): calorías 262, grasa 15 g, grasa saturada 2 g, colesterol 62 mg, fibra 4 g, proteína 30 g, carbohidratos 4 g, sodio 325 mg

CARNE DE RES CON BOK CHOY

Porciones: 4   Tiempo de preparación: 35 minutos
Tiempo de cocción: 20 minutos

- 3 cucharadas de aceite de oliva extra virgen
- 2 dientes de ajo, finamente rebanados
- 1 cucharadita de pimienta negra recién molida
- 2 cucharadas de romero fresco finamente picado
- 1 cucharada de mostaza de Dijon
- Sal al gusto
- 1 ½ libras de falda de res, cortada en 4 porciones iguales

VERDURAS:

- 4 zanahorias, sin cáscara y en cuartos
- 8 tazas de bok choy, rebanado en trozos de ¼ de pulgada

SALSA:

- ½ taza de caldo de res bajo en sodio
- 1 cucharada de tamari, sin gluten, bajo en sodio

PREPARA EL BISTEC:

Mezcla el aceite de oliva, el ajo, la pimienta, 1 cucharada de romero y la mostaza y frota la mezcla en cada pieza de bistec. Deja que repose al menos 30 minutos. Sazona con sal. Calienta una plancha o sartén tipo parrilla a temperatura muy alta, después reduce el fuego a temperatura media a alta y dora cada pieza de res al término deseado; para cocinar de término medio a al punto, serían como 3 minutos por lado. Retira la carne de la sartén y déjala reposar algunos minutos, después corta cada pieza en 4 rebanadas iguales.

PREPARA LAS VERDURAS:

Coloca aproximadamente una pulgada de agua en una cacerola de 8 pulgadas y déjala hervir a temperatura media. Agrega las zanahorias y cocínalas al vapor, tapadas, durante unos 5 minutos. Adiciona el bok choy y cocínalo al vapor durante 2 a 3 minutos, hasta que todas las verduras estén tiernas al pincharlas con un tenedor.

PREPARA LA SALSA:

Agrega el caldo de res y el tamari a la sartén en la que cocinaste la carne. Déjalo hervir, despega todos los restos dorados, baja la temperatura y permite que se reduzca durante 3 a 4 minutos, hasta que la salsa tenga consistencia de sirope.

ARMA EL PLATILLO:

Divide el bok choy en 4 platos y coloca las rebanadas de carne encima. Vierte la salsa sobre la carne y adorna con el resto del romero fresco. La coliflor al vapor es una buena guarnición para esta receta.

Análisis nutricional por porción (6 onzas de carne de res, 3 tazas de verduras): calorías 461, grasa 29 g, grasa saturada 7 g, colesterol 62 mg, fibra 8 g, proteína 37 g, carbohidratos 16 g, sodio 394 mg

Verduras Estilo Bibimbap con Huevo o Tofu en Salsa de Chile Picante

Porciones: 4   Tiempo de preparación: 30 minutos
Tiempo de cocción: 20 minutos

- ½ cabeza de coliflor, cortada y separada en brotes
- 1 calabacita, rebanada
- 1 manojo de espinaca
- 4 hojas de alga marina nori
- 1 pepino, rebanado
- 16 onzas de tofu orgánico firme empaquetado o 4 huevos omega-3
- aceite de semillas de uva
- 2 cucharadas de aceite de sésamo
- 1 cucharadita de aceite de oliva extra virgen
- ½ cucharada de tamari, sin gluten, bajo en sodio
- 4 cucharadas de semillas de sésamo, ligeramente asadas
- 1 cucharada de salsa de chile
- 1 manojo de cebollinos, picados en trozos gruesos
- 1 taza de kimchi, comprado en tienda o casero (página 345)

PREPARA EL "BAP":

Bap significa arroz. En esta receta, utilizaremos coliflor al horno para crear un platillo similar al arroz. Vierte ½ pulgada de agua en una cacerola a temperatura media, agrega los brotes de coliflor, cúbrelos y cocínalos al vapor durante 3 minutos. Escurre en un colador y deja que se enfríe. Colócalos en un procesador de alimentos y actívalo hasta que la coliflor tenga una textura similar a la del arroz.

PREPARA LAS VERDURAS:

De la misma manera en que cocinaste la coliflor al vapor, cocina ligeramente la calabacita durante 2 minutos para que siga crujiente. Escúrrela y déjala a un lado en una charola plana. Después, cocina la espinaca ligeramente al vapor de la misma manera durante 2 minutos. Escúrrela y déjala en la misma charola. Utiliza tijeras de cocina para cortar el nori en tiras de 3 pulgadas y déjalas sobre la misma charola. Agrega el pepino rebanado a la charola.

PREPARA EL TOFU O LOS HUEVOS:

Si utilizas tofu, rebánalo en piezas de ¼ de pulgada de ancho. Calienta una cucharadita del aceite de sésamo y el aceite de oliva en una sartén para saltear a temperatura media. Saltea durante unos 3 minutos de cada lado hasta que se ponga ligeramente dorado.

Si utilizas huevos, revuélvelos en un tazón. Calienta un poco de aceite de semilla de uva en una sartén antiadherente a temperatura media y vierte los huevos en la sartén. Cocina durante 2 minutos, revuelve una o dos veces y retira del fuego.

ARMA EL PLATILLO:

Divide el "arroz" de coliflor en 4 tazones. Acomoda las verduras encima y rocía con tamari.

Distribuye el tofu o el huevo equitativamente en los 4 tazones, después agrega el nori y las semillas de sésamo.

Rocía salsa de chile y el resto del aceite de sésamo, si lo deseas. Adorna con cebollinos y 1 a 2 cucharadas de kimchi. Sirve.

Análisis nutricional por porción (1 huevo omega-3, ⅓ de taza de "arroz", 1 taza de verduras mezcladas, 2 cucharadas de kimchi): calorías 236, grasa 13 g, grasa saturada 2 g, colesterol 175 mg, fibra 5 g, proteína 14 g, carbohidratos 17 g, sodio 439 mg

Análisis nutricional por porción (4 onzas de tofu, ⅓ de taza de "arroz", 1 taza de verduras mezcladas, 2 cucharadas de kimchi): calorías 235, grasa 13 g, grasa saturada 2 g, colesterol 0 mg, fibra 6 g, proteína 16 g, carbohidratos 18 g, sodio 386 mg

KIMCHI CASERO

Sirve para preparar: 2 a 3 tazas

Tiempo de preparación: 20 minutos, preparar 48 horas antes del momento de servir

- 1 cabeza de berza Napa, sin corazón y rebanada en trozos de 1 a 2 pulgadas
- ½ taza de sal de grano
- 1 trozo de jengibre de 2 pulgadas, sin cáscara y finamente rebanado
- 1 manojo de cebollinos, cortado en trozos de 1 pulgada
- 6 dientes de ajo, machacados
- 1 taza de pimientos rojos secados a fuego medio, molidos en trozos gruesos
- Opcional: pepinos rebanados, rábano Daikon, berza roja, nabo

Coloca la berza en un tazón, espolvorea sal y déjala reposar un par de horas. Escurre el exceso de líquido y revuelve con el resto de los ingredientes. Colócala en un tarro de vidrio con tapa y déjala en un lugar cálido durante 48 horas, después, guarda el contenedor en el refrigerador hasta por 3 meses.

Análisis nutricional por porción (¼ de taza de kimchi): calorías 23, grasa 0 g, grasa saturada 0 g, colesterol 0 mg, fibra 1 g, proteína 2 g, carbohidratos 4 g, sodio 523 mg

PECHUGAS DE POLLO RELLENAS DE PESTO DE TOMATE SECADO AL SOL, CON ESPINACAS SALTEADAS

Porciones: 4   Tiempo de preparación: 20 minutos

Tiempo de cocción: 20 minutos

- 1 taza de tomates secados al sol, enjuagados (ve la nota más adelante)
- 2 dientes de ajo
- ½ taza de nueces o anacardos naturales
- Sal y pimienta negra recién molida, al gusto
- 4 pechugas de pollo, deshuesadas y sin piel (4 a 6 onzas cada una)
- 1 cucharada de aceite de oliva extra virgen, más una cucharada si utilizas tomates secados al sol sin aceite

ESPINACA SALTEADA:

- 1 cucharada de aceite de oliva extra virgen
- 2 dientes de ajo, machacados
- 8 tazas de espinaca
- Sal y pimienta negra recién molida, al gusto

Precalienta el horno a 350 °F. En un procesador de alimentos, mezcla los tomates secados al sol, el ajo y las nueces o anacardos para hacer un pesto con trozos grandes. Sazona con sal y pimienta. Coloca las pechugas de pollo entre hojas de papel encerado y golpéalas ligeramente con un cuchillo de cocinero. Corta una ranura para hacer una bolsa de 2 pulgadas en el extremo más grueso de cada pechuga y rellénala con 1 a 2 cucharadas de pesto. Asegura cada bolsa con un palillo (o sólo apriétalas bien).

Calienta una sartén para horno a temperatura media. Agrega el aceite y saltea el pollo durante 3 minutos por cada lado. Coloca la sartén en el horno durante unos 12 minutos o hasta que el pollo esté cocinado por completo. Rebana cada pechuga en tres y sirve con la espinaca salteada.

PREPARA LA ESPINACA:

Calienta una sartén a temperatura media y agrega el aceite de oliva y ajo. Calienta durante 1 minuto, después agrega la espinaca. Cocina sólo hasta que la espinaca se marchite. Sazona con sal y pimienta.

NOTA: Los tomates secados al sol vienen secos o en un tarro con aceite. Si utilizas tomates secos, remójalos en agua tibia durante 5 minutos para rehidratarlos. Escurre y desecha el agua y agrega 1 cucharada de aceite de oliva antes de hacer el pesto. Si utilizas tomates en aceite de oliva, escurre antes el aceite; puedes utilizar este aceite de oliva para el pesto.

Análisis nutricional por porción (4 onzas de pollo, ½ taza de espinaca): calorías 342, grasa 22 g, grasa saturada 3 g, colesterol 66 mg, fibra 3 g, proteína 32 g, carbohidratos 11 g, sodio 489 mg

Ensalada Tailandesa de Pescado

Porciones: 4   *Tiempo de preparación: 25 minutos*
Tiempo de cocción: 10 minutos

PESCADO:

- 4 filetes de pargo o lubina (4 a 6 onzas cada uno)
- 1 pinta de caldo de pescado
- 1 trozo de 1 pulgada de jengibre fresco, sin cáscara y rallado
- 2 cucharadas té de limón finamente rebanado (si hay disponible)

ADEREZO:

- ½ taza de jugo de limón verde, más la cáscara de 1 limón verde
- 1 trozo de 1 pulgada de jengibre fresco, sin cáscara y rallado
- 2 cucharadas de tamari, sin gluten y bajo en sodio
- ½ cucharadita de pasta de curry verde (o más, si lo deseas)
- 2 cucharadas de aceite de oliva extra virgen

ENSALADA:

- ½ taza de cilantro fresco
- 2 dientes de ajo, machacados
- 1 bok choy mediano, finamente rebanado
- 1 zanahoria mediana, sin cáscara y finamente rebanada
- 1 pepino, sin cáscara, sin semillas y finamente rebanado
- 6 tallos de espárragos, cortados de manera transversal en trozos de 1 pulgada
- 2 tazas de brotes de frijol
- 4 cebollinos, rebanados por el sesgo
- ½ taza de hojas de menta fresca

ADORNO:

- 1 limón verde, finamente rebanado
- 1 taza de hojas de albahaca tailandesa (cualquier albahaca funciona)

PREPARA EL PESCADO:

En una sartén para saltear de 8 pulgadas, coloca el pescado en ½ pulgada de caldo de pescado con jengibre y té de limón; calienta lentamente a temperatura media y tapa. Escalfa durante 3 a 4 minutos, hasta que el pescado esté cocinado por completo. Retira el pescado del caldo con una espumadera y deja que se enfríe en un plato.

PREPARA EL ADEREZO:

Mezcla todos los ingredientes en un tazón (o agita en un tarro).

PREPARA LA ENSALADA:

Mezcla los ingredientes de la ensalada en un tazón con la mitad del aderezo. Divide en 4 tazones.

ARMA EL PLATILLO:

Coloca el pescado sobre la ensalada y rocía el aderezo restante. Adorna con rodajas de limón verde y albahaca.

Análisis nutricional por porción (4 onzas de pescado, 1¼ tazas de ensalada): calorías 298, grasa 10 g, grasa saturada 2 g, colesterol 64 mg, fibra 4 g, proteína 38 g, carbohidratos 19 g, sodio 889 mg

POLLO CUBIERTO CON PESTO DE CHILE ROJO

Porciones: 4   Tiempo de preparación: 30 minutos
Tiempo de cocción: 15 minutos

PESTO DE CHILE:

- 6 chiles anchos secos
- 2 a 3 tazas de agua hirviendo
- 1 taza de semillas de calabaza crudas
- ¼ de taza de jugo de limón verde fresco
- 6 dientes de ajo

- ¼ de taza de cilantro, más un extra para adornar
- 1 taza de aceite de oliva extra virgen
- Sal y pimienta negra recién molida, al gusto

POLLO:

- 1 cucharada de aceite de oliva extra virgen o aceite de semilla de uva
- 4 pechugas de pollo, deshuesadas y sin piel (4 a 6 onzas cada una)
- 4 gajos de limón verde, para el adorno

PREPARA EL PESTO DE CHILE:

Sumerge los chiles secos en agua hirviendo hasta que se rehidraten, aproximadamente durante 30 minutos. Escurre y retira los tallos y semillas. Coloca los chiles, las semillas de calabaza, el jugo de limón verde, el ajo y el cilantro en un procesador de alimentos y licúalos hasta obtener una mezcla homogénea. Rocía poco a poco el aceite de oliva mientras el procesador de alimentos está en marcha, hasta que el pesto esté emulsionado. Sazona con sal y pimienta. (El pesto puede prepararse con anticipación y guardarse en un contenedor de vidrio herméticamente cerrado en el refrigerador hasta por 4 días. El sobrante del pesto queda muy bien con verduras frescas para un refrigerio de la tarde).

PREPARA EL POLLO:

Calienta el aceite de oliva o de semilla de uva en una sartén a temperatura media a baja. Saltea el pollo alrededor de 4 minutos por cada lado hasta que esté cocinado por completo o hasta que la temperatura interna sea mínimo de 165 grados.

ARMA EL PLATILLO:

Unta aproximadamente una cucharada de pesto de chile rojo sobre uno de los lados de cada pechuga de pollo y hornea en el asador hasta que el pesto esté crujiente, 1 a 2 minutos. Adorna cada plato con un gajo de limón verde y una pizca de cilantro. Sirve con Berro salteado y espinaca (la receta se encuentra a continuación).

Análisis nutricional por porción (4 onzas de pollo, 1 cucharada de pesto): calorías 211, grasa 12 g, grasa saturada 2 g, colesterol 66 mg, fibra 1 g, proteína 26 g, carbohidratos 2 g, sodio 563 mg

BERRO SALTEADO Y ESPINACA

Porciones: 4   Tiempo de preparación: 5 minutos
Tiempo de cocción: 5 minutos

- 1 cucharada de aceite de oliva extra virgen
- 2 tazas de berros frescos
- 8 tazas de espinaca fresca
- Sal, al gusto

En una sartén grande, calienta el aceite de oliva a temperatura media. Agrega el berro y saltéalo hasta que esté suave, aproximadamente durante 3 minutos. Retira la sartén del fuego y revuelve con la espinaca. Sazona con sal.

Análisis nutricional por porción (1 taza): calorías 46, grasa 4 g, grasa saturada 1 g, colesterol 0 mg, fibra 1 g, proteína 2 g, carbohidratos 2 g, sodio 54 mg

TOFU A LA PARRILLA CON PESTO DE ALBAHACA

Porciones: 4   Tiempo de preparación: 15 minutos
Tiempo de cocción: 10 minutos

- 3 cucharadas de tamari, sin gluten, bajo en sodio
- 2 cucharadas de aceite de sésamo
- 16 onzas de tofu orgánico firme, cortado en 8 rebanadas
- 2 calabacitas medianas, cortadas de manera transversal en rebanadas de ¼ de pulgada
- 1 manojo (aproximadamente 3 tazas) de albahaca fresca
- 2 dientes de ajo, picados
- 1 trozo de jengibre de ½ pulgada, sin cáscara y picado
- 3 cebollinos, picados

- ¼ de taza de piñones o nueces naturales
- ½ taza de aceite de oliva extra virgen (aparta una cucharada)
- Sal y pimienta negra recién molida, al gusto
- 4 onzas de rúcula o cualquier otra ensalada verde

PREPARA EL TOFU Y LAS CALABACITAS:

Mezcla el tamari y el aceite de sésamo en un tazón poco profundo. Coloca las rebanadas de tofu y las calabacitas en el tazón y déjalos marinando durante 10 minutos. Calienta una parrilla o sartén tipo parrilla a temperatura media y cocina primero las calabacitas, aproximadamente 2 minutos por lado. Apártalas. Cocina el tofu a la parrilla durante unos 3 minutos por lado y déjalas a un lado.

PREPARA EL PESTO:

Mezcla la albahaca, el ajo, el jengibre, los cebollinos, los piñones o nueces y el aceite de oliva (reserva 1 cucharada de aceite) en un procesador de alimentos y actívalo hasta obtener una mezcla homogénea. Si la consistencia es demasiado espesa, dilúyela con un poco de agua. Sazona con sal y pimienta.

ARMA EL PLATILLO:

Mezcla la rúcula u otros vegetales para ensalada con 1 cucharada del aceite de oliva que se reservó y divide en 4 platos. Coloca encima el tofu y las calabacitas y rocía con el pesto.

Análisis nutricional por porción (2 rebanadas de tofu, ¼ de una calabacita): calorías 458, grasa 25 g, grasa saturada 6 g, colesterol 0 mg, fibra 4 g, proteína 15 g, carbohidratos 10 g, sodio 549 mg

DIPS Y UNTABLES

TAPENADE DE ACEITUNA CASERO

Sirve para preparar: 2 tazas   *Tiempo de preparación: 5 minutos*

- 2 tazas de aceitunas kalamata deshuesadas
- 3 dientes de ajo
- 1 taza de aceite de oliva extra virgen
- ¼ de taza de perejil fresco picado
- 1 cucharadita de tomillo fresco picado
- 1 cucharadita de romero fresco picado
- cáscara de un limón, más el jugo de ½ limón
- pimienta negra recién molida, al gusto

Coloca todos los ingredientes en un procesador de alimentos y procesa durante unos 2 minutos. Guarda en un contenedor herméticamente cerrado en el refrigerador hasta por 5 días.

Análisis nutricional por porción (¼ de taza): calorías 172, grasa 19 g, grasa saturada 3 g, colesterol 0 mg, fibra 1 g, proteína 0 g, carbohidratos 1 g, sodio 197 mg

SALSA DIP DE TAHINI

Sirve para preparar: 1½ tazas   *Tiempo de preparación: 5 minutos*

- ½ taza de tahini (crudo si está disponible)
- 1 diente de ajo
- ½ taza de aceite de oliva extra virgen
- ½ taza de agua
- jugo de 1 limón
- sal, al gusto
- Opcional: 2 cucharadas de eneldo fresco, finamente picado

Licúa todos los ingredientes en la licuadora durante unos 2 minutos, hasta obtener una consistencia homogénea. Guarda en un contenedor herméticamente cerrado en el refrigerador hasta por 5 días.

Análisis nutricional por porción (2 cucharadas): calorías 191, grasa 21 g, grasa saturada 3 g, colesterol 0 g, fibra 1 g, proteína 1 g, carbohidratos 2 g, sodio 107 mg

Pesto de Espinaca y Nuez

Sirve para preparar: 1½ a 2 tazas   Tiempo de preparación: 5 minutos

- 2 a 3 tazas de espinacas
- 1 taza de hojas de albahaca fresca
- ½ taza de perejil fresco
- ½ taza de nueces o piñones naturales
- ¼ de taza de aceite de oliva extra virgen
- ½ cucharadita de sal
- 1 diente de ajo

Coloca todos los ingredientes en un procesador de alimentos y actívalo para obtener la consistencia de trozos pequeños. Guarda en un contenedor herméticamente cerrado en el refrigerador hasta por 5 días.

Análisis nutricional por porción (2 cucharadas): calorías 107, grasa 11 g, grasa saturada 1 g, colesterol 0 mg, fibra 1 g, proteína 2 g, carbohidratos 2 g, sodio 156 mg

Dip de Tomate Secado al Sol

Sirve para preparar: 1½ tazas   Tiempo de preparación: 10 minutos

- 1 tomate de mediano a grande, cortado en trozos
- 1 taza de tomates secados al sol, en cubos (ve la nota más adelante)
- 1 diente de ajo
- 1 cucharada de perejil fresco picado
- ¼ de taza de aceite de oliva extra virgen
- 1 cucharada de piñones naturales
- ½ cucharadita de sal y ½ cucharadita de pimienta negra recién molida; ajústalo a tu gusto

Licúa todos los ingredientes hasta obtener una consistencia homogénea, durante aproximadamente 2 minutos. Guarda en un contenedor herméticamente cerrado en el refrigerador hasta por 5 días.

NOTA: Los tomates secados al sol vienen secos o en un tarro con aceite. Si utilizas tomates secos, remójalos en agua tibia durante 5 minutos para rehidratarlos. Escurre y desecha el agua y agrega 1 cucharada de aceite de oliva antes de hacer el pesto. Si utilizas tomates en aceite de oliva, escurre el aceite antes; puedes utilizar este aceite de oliva para el pesto.

Análisis nutricional por porción (¼ de taza): calorías 126, grasa 9 g, grasa saturada 1 g, colesterol 0 mg, fibra 3 g, proteína 3 g, carbohidratos 9 g, sodio 209 mg

SALSA DIP DE MISO

Sirve para preparar: 1½ tazas   *Tiempo de preparación: 10 minutos*

- 3 cucharadas de pasta miso roja o blanca sin gluten y sin trigo
- ½ taza de aceite de oliva extra virgen
- El jugo de ½ limón
- 1 diente de ajo
- ½ taza de agua
- 1 cucharada de vinagre de sidra de manzana
- 1 cucharada de tamari, sin gluten, bajo en sodio
- 1 trozo de jengibre de 1 pulgada, sin cáscara

Mezcla todos los ingredientes en un procesador de alimentos hasta obtener una consistencia homogénea, durante unos 2 minutos. Guarda en un tarro herméticamente cerrado en el refrigerador hasta por 5 días.

Análisis nutricional por porción (¼ de taza): calorías 99, grasa 10 g, grasa saturada 1 g, colesterol 0 mg, fibra 0 g, proteína 0 g, carbohidratos 2 g, sodio 233 mg

Recursos

En www.10daydetox.com/resources encontrarás todos los recursos enumerados a continuación, y más, para apoyarte durante y mucho después de la Desintoxicación en 10 días de la solución del azúcar en la sangre.

Recursos de salud y pruebas

- Lineamientos para análisis de laboratorio básicos
- Cuestionario de diabesidad de *La solución del azúcar en la sangre*
- Guía descargable *How to Work with Your Doctor to Get What You Need* [Cómo trabajar con tu doctor para obtener lo que necesitas]
- Herramientas para análisis (incluidos monitores de glucosa, Báscula Inteligente FitBit Aria con Wi-Fi o Báscula Withings, monitores de presión sanguínea y rastreadores personales de movimiento)
- Tabla de seguimiento de síntomas (para las pruebas de gluten y productos lácteos)
- Herramienta para el seguimiento de salud en línea de la Desintoxicación en 10 días
- Suplementos de la Desintoxicación en 10 días

Recursos de la comunidad de la Desintoxicación en 10 días

- Curso en línea de la Desintoxicación en 10 días
- Comunidad en línea de la Desintoxicación en 10 días
- Cómo dirigir un Grupo de Desintoxicación en 10 días
- Cómo encontrar una cooperativa alimentaria local
- Recursos de *life coaching*

Recursos de estilo de vida

- Recursos de condición física
- El programa de relajación guiada UltraCalm
- Recursos de meditación
- Recursos herbales
- Herramientas para acabar con el estrés

Comida

- Recomendaciones de marcas para la Lista de compras básicas de la Desintoxicación en 10 días
- Recomendaciones de marcas para el Paquete vital de emergencia
- La *Restaurant Rescue Guide* [Guía de rescate de restaurantes]

Otros recursos

- Te animo a explorar mi sitio web, www.drhyman.com, para obtener más artículos, videos y guías sobre cómo generar salud y bienestar.
- También te animo a conseguir un ejemplar de *La solución del azúcar en la sangre* y del libro *Recetas de cocina de La solución del azúcar en la sangre* (www.bloodsugarsolution.com). Esto te ayudará en la transición de la Desintoxicación en 10 días a crear un plan de salud a largo plazo.

Agradecimientos

Éste es un libro que desearía no sentirme obligado a escribir. Enfrentar la realidad de la adicción a la comida es difícil. Sin embargo, al ver cómo muchas personas sufren innecesariamente a causa de la prisión de la adicción a la comida y al ser testigo de cómo muchos de mis pacientes fueron capaces de superarla rápidamente aplicando principios científicos sencillos que la mayoría no conocen, supe que tenía que escribir este libro.

Estoy agradecido con todos los científicos que trabajan incansablemente para analizar la biología de cómo nos afecta la comida, en particular con dos amigos, el Dr. David Ludwig, de Harvard, y la Dra. Kelly Brownell, de Yale. Ambos son científicos dedicados que han picado piedra para atraer la atención hacia este problema y para demostrar la ciencia que hay detrás de él. Lee sus trabajos, son revolucionarios.

Agradezco a mis pacientes, que confiaron en mí para traducir esa ciencia en estrategias prácticas para su curación. A través de sus esfuerzos y de su éxito, ellos me han demostrado exactamente qué tan real es este problema y lo fácil que puede resolverse con la estrategia adecuada.

Las palabras no pueden expresar de manera adecuada mi gratitud hacia mi agente, Richard Pine, quien me ha guiado y me ha presionado suavemente a hablar sobre la verdad. Un agradecimiento enorme a Tracy Behar, mi editora, y a todos mis amigos y personas que me apoyan en Little Brown, que vieron la posibilidad de una nueva solución a nuestra crisis de salud pública y crearon un hogar fabuloso para las ideas de la medicina funcional. Y a Debra Goldstein, quien me ayudó a dar forma, pulir y crear este texto con amor y pasión, te lo agradezco. ¡La música siempre está puesta!

Un agradecimiento especial a mi UltraTeam: Anne McLaughlin, Kate Johnson, Gerry Doherty, Shibani Subramanya, Daffnee Cohen, Robert Oakes y Lizzy Swick, quienes hacen que me sea posible realizar todos los días el trabajo que amo.

Mis agradecimientos se extienden a muchos más que me han inspirado, ayudado y apoyado. La lista sería demasiado larga si mencionara a cada uno individualmente, pero ustedes saben quiénes son; gracias, gracias, gracias. Debo mencionar a unas cuantas personas especiales: Jeffrey Bland, quien abrió mi mundo hace doce años (y nunca más ha sido el mismo); mis amigos, colegas y miembros de la junta directiva del *Institute for Functional Medicine* [Instituto para la Medicina Funcional], Laurie Hoffman, David Jones, Patrick Hanaway, Kristi Hughes, Dan Lukazker y los muchos más que lo hacen posible.

A mis cocreadores y compañeros activistas de la medicina y el bienestar, que me han inspirado y continúan creando cambios radicales en nuestra forma de pensar y de vivir, gracias: Dean Ornish, Mehmet C. Oz, James Gordon, Andrew Weil, Deepak Chopra, Christiane Northrup, Daniel y Tara Goleman, Jon Kabat-Zinn, Leo Galland, Sydney Baker, David Perlmutter, Frank Lipman, Patrick Hanaway, Robert Hedaya, Joel Evans, David Eisenberg, Bethany Hayes, David Jones, Tracy Gaudet, Kenneth Pelletier, Peter Libby y Martha Herbert. Un agradecimiento especial a Arianna Huffington por proporcionar un lugar para que la verdad sea dicha. Gracias, a Rick Warren, a Dee Eastman y a todos mis amigos en Saddleback por creer que todos podemos volvernos saludables juntos.

Sin el apoyo de mi equipo en el UltraWellness Center, donde llevo a cabo mi trabajo principal de dar consulta a pacientes, no podría empezar a hacer ninguna otra cosa. Ustedes son mis cimientos y están en el centro de mi vida. Sus contribuciones me inundan diariamente. Gracias por aparecer y creer.

A mis amigos y compañeros del Handel Group, Lauren Zander, Joe Seibert, Erik Van Dillen, Katie Torpey, Amy Teuteberg, Andy Youmans y otros, que me ayudan a soñar el sueño y a lograr la transformación. ¡¡Les agradezco enormemente!!

Lo más importante, a mi familia, que me ha apoyado en mi loca pasión por cambiar la manera en que practicamos la medicina y por crear un mundo más saludable para todos nosotros. No podría haber hecho esto sin su amor y sin su confianza en lo que hago. Gracias, Rachel, Misha, Ruth, Saul, Jesse, Ben, Sarah, Paul, Lauren, Jake y Zachary. Es por ustedes y gracias a ustedes que me levanto cada día agradecido y lleno de alegría.

Y a Pilar Gerasimo, mi compañera en la revolución de la salud, quien masticó cada palabra e hizo que este libro hablara fuerte para todos. ¡Gracias por tu genialidad y tu amor!

Por último, un profundo agradecimiento para todos aquéllos que participaron en la prueba piloto de la Dieta de desintoxicación en 10 días de la solución del azúcar en la sangre y que demostraron cuán poderosa puede ser la comida para sanar y renovar.

Ingredientes en orden alfabético (español - inglés)

Español	Inglés
acacia	acacia
aceite de ajonjolí	sesame oil
aceite de borraja	borage oil
aceite de coco	coconut oil
aceite de coco sin refinar	unrefined coconut oil
aceite de girasol	sunflower oil
aceite de linaza	flax oil
aceite de maíz	corn oil
aceite de nuez	walnut oil
aceite de oliva	olive oil
aceite de oliva extra virgen	extra virgin olive oil
aceite de pescado	fish oil
aceite de primavera nocturna	evening primrose oil
aceite de semillas de uva	grape seed oil
aceite de soya	soy oil
aceite omega 3	omega-3 oil
aceites vegetales	vegetable oils
aceitunas	olives
aceitunas kalamata	kalamata olives
acelga	chard
achicoria amarga	dandelion greens
agave	agave
agua vitaminada	vitamin water
aguacate	avocado
ajo	garlic
ajonjolí	sesame
albahaca	basil

(Continúa)

Español	Inglés
albahaca fresca	fresh basil
albahaca seca	dried basil
alcachofa	artichoke
alcaparras	capers
alforfón	buckwheat
algas marinas	seaweed
alimentos enteros de soya	whole soy foods
almejas	clams
almendras	almonds
almendras crudas	raw almonds
almendras picadas	slivered almonds
almidón	starch
alubias	white beans
alubias cannellini	cannellini beans
amaranto	amaranth
anacardo	cashew
anacardos crudos	raw cashews
apio	celery
arándanos	cranberries
arenque	herring
arroz	rice
arroz basmati	basmati rice
arroz blanco	white rice
arroz integral	brown rice
arroz integral de grano corto	short-grain brown rice
arroz integral de grano largo	long-grain brown rice
arroz negro	black rice
arroz rojo	red rice
arroz salvaje	wild rice
arvejas	snap peas
atún	tuna fish
avellanas	halzenut
avena	oatmeal
aves sin grasa	lean poultry
avestruz	ostrich
azúcar	sugar
azúcar blanca	white sugar

(Continúa)

Español	Inglés
azúcar de caña	cane sugar
azúcar de maíz	corn sugar
azúcar de mesa	table sugar
azúcar orgánica de caña	organic cane juice
bacalao	cod
bagel	bagel
banana	banana
barrita de canela	cinnamon stick
barritas de proteína	protein bars
barritas de proteína de nivel glicémico bajo (poca azúcar)	low glicemic (low sugar) protein bar
batata	sweet potato
batatas anaranjadas	orange sweet potatoes
bayas Goji	Goji berries
bayas Goji secas	dried Goji berries
bebidas deportivas	sports drinks
bebidas energéticas	energy drinks
bellotas	acorns
berro	watercress
berza	cabbage
berza verde	green cabbage
bicarbonato de sodio	baking soda
blanquillo	tilefish
bok choy	bok choy
broccolini	broccolini
brócoli	broccoli
brócoli chino	Chinese broccoli
brotes	sprouts
brotes de brócoli	broccoli florets
brotes de coliflor	cauliflower florets
búfalo	buffalo
cacahuetes	peanuts
cacao	cocoa
cactos	cacti
café	coffee
calabacín	squash
calabacín amarillo	yellow squash

(Continúa)

Español	Inglés
calabacín de invierno	winter squash
calabacín de verano	summer squash
calabacita	zucchini
calabaza	squash
caldo	stock
caldo lechoso	milk thistle
camarones	shrimp
cáñamo	hemp
canela	cinnamon
capellán	smelt
caramelos	candy
cardamomo	cardamom
carne	meat
carne de res	beef
carne roja	red meat
carnes magras	lean meat
cebada	barley
cebolla	onion
cebolla roja	red onion
cebollas amarillas	yellow onions
cebollinos	scallions
centeno	rye
cerdo	pork
cereal	cereal
cerezas	cherries
cerveza	beer
chía	chia
chile	chili
chile en polvo	chili powder
chips	chips
chirivías	parsnips
chocolate	chocolate
chocolate oscuro	dark chocolate
chutney	chutney
cilantro	cilantro
cilantro fresco	fresh cilantro
cilantro molido	ground cilantro

(Continúa)

Español	Inglés
ciruela	plum
clara de huevo	egg white
coco	coconut
col de Bruselas	Brussels sprouts
col lacinato	Lacinato kale
col rizada	kale
col toscana	Tuscan kale
coliflor	cauliflower
colinabos	rutabagas
comino	cumin
comino molido	ground cumin
corazones de alcachofa	artichoke hearts
cordero	lamb
cortezas de cítricos	citrus peel
crudités	crudités
cúrcuma	turmeric
curry	curry
curry en polvo	curry powder
dips	dips
durazno	peach
durazno amargo (cundeamor chino)	bitter melon gould
duraznos congelados	frozen peaches
edamame	edamame
edulcorantes	sweeteners
edulcorantes artificiales	artificial sweeteners
eneldo	dill
ensalada	salad
ensalada mixta	mixed greens
ensalada mixta prelavada	prewashed mixed greens
espárrago	asparagus
especias	spices
espelta	spelt
espinaca	spinach
espinacas baby	baby spinach
extracto de hoja de espino (o majuelo)	hawthorn leaf extract
extracto de raíz de valeriana	valerian root extract
extracto de vainilla	vanilla extract

(Continúa)

Español	Inglés
fenogreco	fenugreek
fibra	fiber
fideos	noodles
filete de pescado	fish filet
frambuesas	raspberries
fresas	strawberries
frijoles	beans
frijoles adzuki	adzuki beans
frijoles blancos	navy beans
frijoles de soya	soybeans
frijoles enlatados	canned beans
frijoles negros	black beans
frijoles pintos	pinto beans
fruta del tribulus	tribulus fruit
frutas	fruits
frutas de hueso	stone fruits
frutas frescas	fresh fruits
frutas orgánicas no cítricas	organic noncitrus fruits
frutas orgánicas no cítricas congeladas	frozen noncitrus organic fruits
frutas orgánicas no cítricas frescas	fresh noncitrus organic fruits
frutas secas	dried fruits
frutillas	berries
frutillas congeladas	frozen berries
frutillas moradas	purple berries
frutillas oscuras	dark berries
frutillas rojas	red berries
frutos secos	nuts
fugu	fugu
galletas	cookies
galletas sin gluten	gluten-free cookies
garbanzos	chickpeas
gaseosas	sodas
germen de trigo	wheat germ
ginseng	ginseng
gluten	gluten
granadilla	passionflower
granos enteros	whole grains

(Continúa)

Español	Inglés
grasa	fat
grasa blanca	white fat
guisantes	peas
guisantes amarillos	yellow peas
guisantes congelados	frozen peas
guisantes partidos	split peas
guisantes partidos secos	dry split peas
guisantes verdes	green peas
guisantes verdes congelados	frozen green peas
hamburguesa	burguer
hamburguesas con queso	cheeseburgers
harina	flour
harina blanca	white flour
helado	ice cream
hielo	ice
hierbas	herbs
higos frescos	fresh figs
hijiki	hijiki
hinojo	fennel
hoja de espino (o majuelo)	hawthorn leaf
hoja de gymnema	gymnema leaf
hojas de menta fresca	fresh mint leaves
hojuelas de pimienta picante	chili flakes
hojuelas de pimienta picante	chili pepper flakes
hongo	mushroom
hortalizas	garden vegetables
huevos	eggs
huevos omega 3	omega-3 eggs
huevos orgánicos	organic eggs
hummus	hummus
jengibre	ginger
jugo	juice
jugo de limón	lemon juice
jugo de limón amarillo	lemon juice
jugo de limón en conserva	lime juice
jugo de limón verde	lime juice
jugos de frutas	fruit juices

(Continúa)

Español	Inglés
kamut	kamut
kombu	kombu
laurel	bay
leche	milk
leche de almendras	almond milk
leche de avellanas	hazelnut milk
leche de cáñamo	hemp milk
leche de cáñamo sin azúcar	unsweetened hemp milk
leche de coco	coconut milk
leche de soya	soy milk
leche de soya sin azúcar	unsweetened soy milk
leche de soya sin gluten	gluten-free soy milk
lechuga	lettuce
lechuga romana	romaine lettuce
legumbres	legumes
lentejas	lentils
lentejas francesas	French lentils
lentejas francesas secas	dry French lentils
lentejas rojas	red lentils
levadura de arroz rojo	red rice yeast
licuado	shake
limón	lemon
limones amarillos	lemons
limones verdes	limes
lino	flax
lúpulo	hops
macadamias	macadamia nuts
macarela	mackerel
magnolia	magnolia
maíz	corn
maíz congelado	frozen corn
manteca de coco	coconut butter
mantequilla de almendras	almond butter
mantequilla de almendras pura	raw almond butter
mantequilla de cacahuete natural	natural peanut butter
manzana	apple
margarina	margarine

(Continúa)

Español	Inglés
mayonesa orgánica	Vegenaise
mejillones	mussels
melazas	molasses
melazas de granada	pomegranate molasses
melones	melons
menta	mint
merluza	haddock
merluza negra	Chilean sea bass
mero	halibut
mesquite	mesquite
mezcla de especias za'atar	za'atar spice mix
miel	honey
miel pura	raw honey
mijo	millet
miso	miso
moras azules	blueberries
moras congeladas	frozen blackberries
mostaza de Dijon	Dijon mustard
multivitamínico	multivitamin
nabo	turnip
natto	natto
nectarinas	nectarines
nori	nori
nueces	nuts
nueces crudas	raw walnuts
nuez	walnut
orégano	oregano
orégano seco	dried oregano
orgánico	organic
pacana	pecan
pacanas crudas	raw pecans
palomitas de maíz	popcorn
pan	bread
pan de canela	cinnamon bun
pan de centeno	rye bread
pan de centeno de grano entero	whole kernel rye bread
panecillos	rolls

(Continúa)

Español	Inglés
papas	potatoes
papas fritas	fries
pasta	dip
pasta	pasta
pasta de centeno	rye paste
pasta de chile rojo	red chili paste
pasta de tomate	tomato paste
pavo	turkey
pechuga de pollo	chicken breast
pechuga de pollo con hueso	bone-in chicken breast
pechuga de pollo orgánico con hueso y sin piel	bone-in organic skinless chicken breasts
pechuga de pollo sin hueso	boneless chicken breast
pechuga de pollo sin piel	skinless chicken breast
pepinillo en vinagre	dill pickle
pepino	cucumber
peras	pears
perejil	parsley
perejil fresco	fresh parsley
perejil italiano	italian parsley
perros calientes de soya	soy hot dogs
pescado	fish
pescado blanco	white fish
pescados silvestres	wild fish
pescados sin mercurio	mercury-free fish
pesto	pesto
pez espada	swordfish
pez sable (bacalao negro)	sable (black cod)
picadillo orgánico de pavo	organic ground turkey meat
picante	spicy
piernas de cordero	lamb shanks
pilaf	pilaf
pimentón	paprika
pimienta	pepper
pimienta negra	black pepper
pimienta negra molida	ground black pepper
pimienta picante	chili pepper

(Continúa)

Español	Inglés
pimienta roja	cayenne pepper
pimiento amarillo	yellow bell pepper
pimiento rojo dulce	red bell pepper
pimiento verde	green bell pepper
pimientos	bell peppers
pimientos dulces	sweet bell peppers
pimientos jalapeños	jalapeño peppers
pimientos picantes enteros	whole chili peppers
piña	pineapple
pizza	pizza
pizza congelada	frozen pizza
plátano	banana
polenta	polenta
pollo	chicken
pollo deshuesado y sin piel	skinless boneless chicken
polvo de levadura de arroz rojo	red rice yeast powder
polvo de proteínas de arroz	rice protein powder
porcini mushrooms	hongos porcini
probióticos	probiotics
productos lácteos	dairy
puerro	leek
puré	mash
queso	cheese
queso de soya	soy cheese
quiche	quiche
quinoa	quinoa
rabé	broccoli rabe
raíz de ginseng	ginseng root
raiz de rhodiola	rhodiola root
raíz de valeriana	valerian root
refrescos	soft drinks
remolacha	beets
repollo	collard
repollo chino	Chinese cabbage
rollitos	wraps
romero	rosemary
romero fresco	fresh rosemary

(Continúa)

Español	Inglés
rúcula	arugula
rúcula baby	baby arugula
rúcula prelavada	prewashed arugula
sal	salt
sal de mar	sea salt
sal Kosher	Kosher salt
salmón	salmon
salmón enlatado	canned salmon
salmón silvestre	wild salmon
salsa	sauce
salsa hoisin	hoisin sauce
salsa picante	hot sauce
salvado de trigo	wheat bran
salvia	sage
salvia fresca	fresh sage
salvia seca	dried sage
sardinas	sardines
semillas	seeds
semillas de ajonjolí	sesame seeds
semillas de calabaza	pumpkin seeds
semillas de cilantro	coriander seeds
semillas de comino	cumin seeds
semillas de girasol	sunflower seeds
semillas de granada	pomegranate seeds
semillas de granada frescas	fresh pomegranate seeds
semillas de hinojo	fennel seeds
semillas de lino	flaxseeds
semillas de lino molidas	ground flaxseeds
semillas de mostaza	mustard seeds
semillas de mostaza molidas	stone-ground mustard seeds
semillas de mostaza negra	black mustard seeds
semillas de uva	grape seeds
sémola de maíz	corn grits
sidra de manzana	apple cider
sin azúcar	unsweetened
sin gluten	gluten free
sirope de arce	maple syrup

(Continúa)

Español	Inglés
sirope de caña	cane syrup
sirope de maíz	corn syrup
sirope de maíz con alto contenido en fructosa	high-fructose corn syrup
sopa	soup
sopa de pescado	Bouillabaise
soya	soy
Splenda	Splenda
stevia	stevia
tahini	tahini
tamari	tamari
tamari sin trigo	wheat-free tamari
tarta	cake
tartas sin gluten	gluten-free cakes
té	tea
té verde	green tea
teff	teff
tempeh	tempeh
tiburón	shark
tofu	tofu
tofu asiático	asian tofu
tofu firme	firm tofu
tofu sedoso	silk tofu
tomates	tomatoes
tomates cherry	cherry tomatoes
tomates deshidratados	sun dried tomatoes
tomates grape	grape tomatoes
tomillo	thyme
tomillo fresco	fresh thyme
tomillo seco	dry thyme
toronja	grapefruit
tortilla	omelet
tortillas de maíz	corn tortillas
tortillas de maíz orgánico	organic corn tortillas
tortillas orgánicas	organic tortillas
trébol	clover
trigo	wheat

(Continúa)

Español	Inglés
triticale	triticale
uva	grape
uvas moradas	purple grapes
vegetable stock	caldo de verduras
vegetales	vegetables
venado	venison
verduras	greens
verduras	vegetables
verduras	veggies
verduras amarillas	yellow vegetables
verduras anaranjadas	orange vegetables
verduras con almidón	starchy vegetables
verduras con poco almidón	low-starch vegetables
verduras crudas	raw vegetables
verduras de hoja verde oscuro	dark green leafy vegetables
verduras marinas	sea vegetables
verduras mixtas	mixed greens
verduras sin almidón	nonstarchy vegetables
vieira	scallops
vinagre balsámico	balsamic vinegar
vinagre de arroz integral	brown rice vinegar
vinagre de sidra de manzana	apple cider vinegar
vinagreta balsámica	balsamic vinaigrette
vino	wine
vino blanco	white wine
vino de cocina	cooking wine
vino de cocina blanco	white cooking wine
vino de cocina rojo	red cooking wine
vino tinto	red wine
wakame	wakame
wehani	wehani
yema de huevo	egg yolk
zanahoria	carrot
zapallo anco	butternut squash
zarzamoras	blackberries

(Continúa)

Ingredientes en orden alfabético (inglés - español)

Inglés	Español
acacia	acacia
acorns	bellotas
adzuki beans	frijoles adzuki
agave	agave
almond butter	mantequilla de almendras
almond milk	leche de almendras
almonds	almendras
amaranth	amaranto
apple	manzana
apple cider	sidra de manzana
apple cider vinegar	vinagre de sidra de manzana
artichoke	alcachofa
artichoke hearts	corazones de alcachofa
artificial sweeteners	edulcorantes artificiales
arugula	rúcula
asian tofu	tofu asiático
asparagus	espárrago
avocado	aguacate
baby arugula	rúcula baby
baby spinach	espinacas baby
bagel	bagel
baking soda	bicarbonato de sodio
balsamic vinaigrette	vinagreta balsámica
balsamic vinegar	vinagre balsámico
banana	banano
banana	plátano
barley	cebada

(Continúa)

Inglés	Español
basil	albahaca
basmati rice	arroz basmati
bay	laurel
beans	frijoles
beef	carne de res
beer	cerveza
beets	remolacha
bell peppers	pimientos
berries	frutillas
bitter melon gould	durazno amargo (cundeamor chino)
black beans	frijoles negros
black mustard seeds	semillas de mostaza negra
black pepper	pimienta negra
black rice	arroz negro
blackberries	zarzamoras
blueberries	moras azules
bok choy	bok choy
bone-in chicken breast	pechuga de pollo con hueso
bone-in organic skinless chicken breasts	pechuga de pollo orgánico con hueso y sin piel
boneless chicken breast	pechuga de pollo sin hueso
borage oil	aceite de borraja
Bouillabaise	sopa de pescado
bread	pan
broccoli	brócoli
broccoli florets	brotes de brócoli
broccoli rabe	rabé
broccolini	broccolini
brown rice	arroz integral
brown rice vinegar	vinagre de arroz integral
Brussels sprouts	col de Bruselas
buckwheat	alforfón
buffalo	búfalo
burguer	hamburguesa
butternut squash	zapallo anco
cabbage	berza

(Continúa)

Inglés	Español
cacti	cactos
cake	tarta
caldo de verduras	vegetable stock
candy	caramelos
cane sugar	azúcar de caña
cane syrup	sirope de caña
canned beans	frijoles enlatados
canned salmon	salmón enlatado
cannellini beans	alubias cannellini
capers	alcaparras
cardamom	cardamomo
carrot	zanahoria
cashew	anacardo
cauliflower	coliflor
cauliflower florets	brotes de coliflor
cayenne pepper	pimienta roja
celery	apio
cereal	cereal
chard	acelga
cheese	queso
cheeseburgers	hamburguesas con queso
cherries	cerezas
cherry tomatoes	tomates cherry
chia	chía
chicken	pollo
chicken breast	pechuga de pollo
chickpeas	garbanzos
Chilean sea bass	merluza negra
chili	chile
chili flakes	hojuelas de pimienta picante
chili pepper	pimienta picante
chili pepper flakes	hojuelas de pimienta picante
chili powder	chile en polvo
Chinese broccoli	brócoli chino
Chinese cabbage	repollo chino
chips	chips
chocolate	chocolate

(Continúa)

Inglés	Español
chutney	chutney
cilantro	cilantro
cinnamon	canela
cinnamon bun	pan de canela
cinnamon stick	barrita de canela
citrus peel	cortezas de cítricos
clams	almejas
clover	trébol
cocoa	cacao
coconut	coco
coconut butter	manteca de coco
coconut milk	leche de coco
coconut oil	aceite de coco
cod	bacalao
coffee	café
collard	repollo
cookies	galletas
cooking wine	vino de cocina
coriander seeds	semillas de cilantro
corn	maíz
corn grits	sémola de maíz
corn oil	aceite de maíz
corn sugar	azúcar de maíz
corn syrup	sirope de maíz
corn tortillas	tortillas de maíz
cranberries	arándanos
crudités	crudités
cucumber	pepino
cumin	comino
cumin seeds	semillas de comino
curry	curry
curry powder	curry en polvo
dairy	productos lácteos
dandelion greens	achicoria amarga
dark berries	frutillas oscuras
dark chocolate	chocolate oscuro
dark green leafy vegetables	verduras de hoja verde oscuro

(Continúa)

Inglés	Español
Dijon mustard	mostaza de Dijon
dill	eneldo
dill pickle	pepinillo en vinagre
dip	pasta
dips	dips
dried basil	albahaca seca
dried fruits	frutas secas
dried Goji berries	bayas Goji secas
dried oregano	orégano seco
dried sage	salvia seca
dry French lentils	lentejas francesas secas
dry split peas	guisantes partidos secos
dry thyme	tomillo seco
edamame	edamame
egg white	clara de huevo
egg yolk	yema de huevo
eggs	huevos
energy drinks	bebidas energéticas
English	Español
evening primrose oil	aceite de primavera nocturna
extra virgin olive oil	aceite de oliva extra virgen
fat	grasa
fennel	hinojo
fennel seeds	semillas de hinojo
fenugreek	fenogreco
fiber	fibra
firm tofu	tofu firme
fish	pescado
fish filet	filete de pescado
fish oil	aceite de pescado
flax	lino
flax oil	aceite de linaza
flaxseeds	semillas de lino
flour	harina
French lentils	lentejas francesas
fresh basil	albahaca fresca
fresh cilantro	cilantro fresco

(Continúa)

Inglés	Español
fresh figs	higos frescos
fresh fruits	frutas frescas
fresh mint leaves	hojas de menta fresca
fresh noncitrus organic fruits	frutas orgánicas no cítricas frescas
fresh parsley	perejil fresco
fresh pomegranate seeds	semillas de granada frescas
fresh rosemary	romero fresco
fresh sage	salvia fresca
fresh thyme	tomillo fresco
fries	papas fritas
frozen berries	frutillas congeladas
frozen blackberries	moras congeladas
frozen corn	maíz congelado
frozen green peas	guisantes verdes congelados
frozen noncitrus organic fruits	frutas orgánicas no cítricas congeladas
frozen peaches	duraznos congelados
frozen peas	guisantes congelados
frozen pizza	pizza congelada
fruit juices	jugos de frutas
fruits	frutas
fugu	fugu
garden vegetables	hortalizas
garlic	ajo
ginger	jengibre
ginseng	ginseng
ginseng root	raíz de ginseng
gluten	gluten
gluten free	sin gluten
gluten-free soy milk	leche de soya sin gluten
gluten-free cakes	tartas sin gluten
gluten-free cookies	galletas sin gluten
Goji berry	bayas Goji
grape	uva
grape seed oil	aceite de semillas de uva
grape seeds	semillas de uva
grape tomatoes	tomates grape

(Continúa)

Inglés	Español
grapefruit	toronja
green bell pepper	pimiento verde
green cabbage	berza verde
green peas	guisantes verdes
green tea	té verde
greens	verduras
ground black pepper	pimienta negra molida
ground cilantro	cilantro molido
ground cumin	comino molido
ground flaxseeds	semillas de lino molidas
gymnema leaf	hoja de gymnema
haddock	merluza
halibut	mero
halzenut	avellanas
hawthorn leaf	hoja de espino (o majuelo)
hawthorn leaf extract	extracto de hoja de espino (o majuelo)
hazelnut milk	leche de avellanas
hemp	cáñamo
hemp milk	leche de cáñamo
herbs	hierbas
herring	arenque
high-fructose corn syrup	sirope de maíz con alto contenido en fructosa
hijiki	hijiki
hoisin sauce	salsa hoisin
honey	miel
hongos porcini	porcini mushrooms
hops	lúpulo
hot sauce	salsa picante
hummus	hummus
ice	hielo
ice cream	helado
italian parsley	perejil italiano
jalapeño peppers	pimientos jalapeños
juice	jugo
kalamata olives	aceitunas kalamata

(Continúa)

Inglés	Español
kale	col rizada
kamut	kamut
kombu	kombu
Kosher salt	sal Kosher
Lacinato kale	col lacinato
lamb	cordero
lamb shanks	piernas de cordero
lean meat	carnes magras
lean poultry	aves sin grasa
leek	puerro
legumes	legumbres
lemon	limón
lemon juice	jugo de limón
lemon juice	jugo de limón amarillo
lemons	limones amarillos
lentils	lentejas
lettuce	lechuga
lime juice	jugo de limón en conserva
lime juice	jugo de limón verde
limes	limones verdes
long-grain brown rice	arroz integral de grano largo
low glicemic (low sugar) protein bar	barritas de proteína de nivel glicémico bajo (poca azúcar)
low-starch vegetables	verduras con poco almidón
macadamia nuts	macadamias
mackerel	macarela
magnolia	magnolia
maple syrup	sirope de arce
margarine	margarina
mash	puré
meat	carne
melons	melones
mercury-free fish	pescados sin mercurio
mesquite	mesquite
milk	leche
milk thistle	caldo lechoso
millet	mijo

(Continúa)

Inglés	Español
mint	menta
miso	miso
mixed greens	ensalada mixta
mixed greens	verduras mixtas
molasses	melazas
multivitamin	multivitamínico
mushroom	hongo
mussels	mejillones
mustard seeds	semillas de mostaza
natto	natto
natural peanut butter	mantequilla de cacahuete natural
navy beans	frijoles blancos
nectarines	nectarinas
nonstarchy vegetables	verduras sin almidón
noodles	fideos
nori	nori
nuts	frutos secos
nuts	nueces
oatmeal	avena
olive oil	aceite de oliva
olives	aceitunas
omega-3 eggs	huevos omega 3
omega-3 oil	aceite omega 3
omelet	tortilla
onion	cebolla
orange sweet potatoes	batatas anaranjadas
orange vegetables	verduras anaranjadas
oregano	orégano
organic	orgánico
organic cane juice	azúcar orgánica de caña
organic corn tortillas	tortillas de maíz orgánico
organic eggs	huevos orgánicos
organic ground turkey meat	picadillo orgánico de pavo
organic noncitrus fruits	frutas orgánicas no cítricas
organic tortillas	tortillas orgánicas
ostrich	avestruz
paprika	pimentón

(Continúa)

Inglés	Español
parsley	perejil
parsnips	chirivías
passionflower	granadilla
pasta	pasta
peach	durazno
peanut butter	mantequilla de cacahuete
peanuts	cacahuetes
pears	peras
peas	guisantes
pecan	pacana
pepper	pimienta
pesto	pesto
pilaf	pilaf
pineapple	piña
pinto beans	frijoles pintos
pizza	pizza
plum	ciruela
polenta	polenta
pomegranate	granada
pomegranate molasses	melazas de granada
pomegranate seeds	semillas de granada
popcorn	palomitas de maíz
pork	cerdo
potatoes	papas
prewashed arugula	rúcula prelavada
prewashed mixed greens	ensalada mixta prelavada
probiotics	probióticos
protein bars	barritas de proteína
pumpkin seeds	semillas de calabaza
purple berries	frutillas moradas
purple grapes	uvas moradas
quiche	quiche
quinoa	quinoa
raspberries	frambuesas
raw almond butter	mantequilla de almendras pura
raw almonds	almendras crudas
raw cashews	anacardos crudos

(Continúa)

Inglés	Español
raw honey	miel pura
raw pecans	pacanas crudas
raw vegetables	verduras crudas
raw walnuts	nueces crudas
red bell pepper	pimiento rojo dulce
red berries	frutillas rojas
red cooking wine	vino de cocina rojo
red chili paste	pasta de chile rojo
red lentils	lentejas rojas
red meat	carne roja
red onion	cebolla roja
red rice	arroz rojo
red rice yeast	levadura de arroz rojo
red rice yeast powder	polvo de levadura de arroz rojo
red wine	vino tinto
rhodiola root	raiz de rhodiola
rice	arroz
rice protein powder	polvo de proteínas de arroz
rolls	panecillos
romaine lettuce	lechuga romana
rosemary	romero
rutabagas	colinabos
rye	centeno
rye bread	pan de centeno
rye paste	pasta de centeno
sable (black cod)	pez sable (bacalao negro)
sage	salvia
salad	ensalada
salmon	salmón
salt	sal
sardines	sardinas
sauce	salsa
scallions	cebollinos
scallops	vieira
sea salt	sal de mar
sea vegetables	verduras marinas
seaweed	algas marinas

(Continúa)

Inglés	Español
seeds	semillas
sesame	ajonjolí
sesame oil	aceite de ajonjolí
sesame seeds	semillas de ajonjolí
shake	licuado
shark	tiburón
short-grain brown rice	arroz integral de grano corto
shrimp	camarones
silk tofu	tofu sedoso
skinless boneless chicken	pollo deshuesado y sin piel
skinless chicken breast	pechuga de pollo sin piel
slivered almonds	almendras picadas
smelt	capellán
snap peas	arvejas
sodas	gaseosas
soft drinks	refrescos
soup	sopa
soy	soya
soy cheese	queso de soya
soy hot dogs	perros calientes de soya
soy milk	leche de soya
soy oil	aceite de soya
soybeans	frijoles de soya
spelt	espelta
spices	especias
spicy	picante
spinach	espinaca
Splenda	Splenda
split peas	guisantes partidos
sports drinks	bebidas deportivas
sprouts	brotes
squash	calabacín
squash	calabaza
starch	almidón
starchy vegetables	verduras con almidón
stevia	stevia
stock	caldo

(Continúa)

Inglés	Español
stone fruits	frutas de hueso
stone-ground mustard seeds	semillas de mostaza molidas
strawberries	fresas
sugar	azúcar
summer squash	calabacín de verano
sun dried tomatoes	tomates deshidratados
sunflower oil	aceite de girasol
sunflower seeds	semillas de girasol
sweet bell peppers	pimientos dulces
sweet potato	batata
sweeteners	edulcorantes
swordfish	pez espada
table sugar	azúcar de mesa
tahini	tahini
tamari	tamari
tea	té
teff	teff
tempeh	tempeh
thyme	tomillo
tilefish	blanquillo
tofu	tofu
tomato paste	pasta de tomate
tomatoes	tomates
tribulus fruit	fruta del tribulus
triticale	triticale
tuna fish	atún
turkey	pavo
turmeric	cúrcuma
turnip	nabo
Tuscan kale	col toscana
unrefined coconut oil	aceite de coco sin refinar
unsweetened	sin azúcar
unsweetened hemp milk	leche de cáñamo sin azúcar
unsweetened soy milk	leche de soya sin azúcar
valerian root	raíz de valeriana
valerian root extract	extracto de raíz de valeriana
vanilla extract	extracto de vainilla

(Continúa)

Inglés	Español
Vegenaise	mayonesa orgánica
vegetables	vegetales
vegetables	verduras
vegetable oils	aceites vegetales
veggies	verduras
venison	venado
vitamin water	agua vitaminada
wakame	wakame
walnut	nuez
walnut oil	aceite de nuez
watercress	berro
wehani	wehani
wheat	trigo
wheat bran	salvado de trigo
wheat germ	germen de trigo
wheat-free tamari	tamari sin trigo
white beans	alubias
white cooking wine	vino de cocina blanco
white fat	grasa blanca
white fish	pescado blanco
white flour	harina blanca
white rice	arroz blanco
white sugar	azúcar blanca
white wine	vino blanco
whole chili peppers	pimientos picantes enteros
whole grains	granos enteros
whole kernel rye bread	pan de centeno de grano entero
whole soy foods	alimentos enteros de soya
wild fish	pescados silvestres
wild rice	arroz salvaje
wild salmon	salmón silvestre
wine	vino
winter squash	calabacín de invierno
wraps	rollitos
yellow bell pepper	pimiento amarillo
yellow onions	cebollas amarillas
yellow peas	guisantes amarillos

(Continúa)

Inglés	Español
yellow squash	calabacín amarillo
yellow vegetables	verduras amarillas
za'atar spice mix	mezcla de especias za'atar
zucchini	calabacita

Índice general

Índice de recetas